眠っている間に体の中で何が起こっているのか

Sleep's secret symphony

How your organs work together to restore and repair you.

西多昌規

Nishida Masaki

早稲田大学教授
早稲田大学睡眠研究所所長
精神科医

草思社

はじめに

睡眠の重要性は、この数年の間に、かなり知られるようになってきました。今では、とくにインターネットで睡眠の記事や情報を目にすることが多く、改まって本など買わなくても、スキマ時間にスマホから情報を得ることができます。

たとえば、

「ノンレム睡眠中に成長ホルモンが分泌される」

「睡眠不足だと免疫機能が落ちる」

「夜のおフロは睡眠に良い」

「寝る前のスマホは、睡眠の質を悪くする」

などの知識は、「もう知っている」「どこかで見たことがある」という人も多いでしょう。

睡眠が、病気の予防や治療、回復などわたしたちの健康にとって大切であることはいうまでもありません。睡眠不足が記憶力や思考力、運動能力など、パフォーマンスに悪影響を及ぼすことについても研究は進んでいて、ビジネス書でもよく語られています。

以前に比べれば、睡眠が重要であることは、世間に知れ渡ってきています。しかし現在でも、非人間的なブラック労働など睡眠をないがしろにする傾向は、日本社会の随処に見られます。また各調査を見ても、日本では国が定める休日や余暇は徐々に増えているにもかかわらず、睡眠時間はなかなか増えません。統計に表れない長時間労働も多いとはいえ、**わたしたち日本人には、睡眠より仕事や趣味のほうを優先させてしまう傾向が、こびりついているのかもしれません。**

生活習慣の中で睡眠をなかなか優先できないのは、睡眠の重要性についての理解が浅いことも要因のひとつだと考えています。今の世の中にあふれる断片的あるいはハウツー中心の睡眠情報だけでは、表面上では「睡眠は大事だ」と言っていても、いざ睡眠を十分に確保する習慣を実践できるかといえば、心許ないのではないでしょうか。

わたし自身も、睡眠科学の知識や理解が増すとともに、睡眠時間の確保だけでなく、自身の睡眠障害を発見し治療を行うなど、より睡眠に注意を払うようになりました。

睡眠の重要性を力説する本やネット情報は、たくさんあります。しかし、一般書やネット情報から専門の教科書に至るまで、不思議なことにこれまでまったく取り上げられてこなかった睡眠についてのテーマがあります。それは、

「眠っている間に、人間の体のさまざまな臓器は、どのようになっているのか」

というものです。

眠っている間の、体温やホルモン、あるいは脳の状態など、睡眠中に特徴が見られるものについては、これまでたくさんの本やネット記事で説明されています。

しかし皆さん、たとえばいちばん身近な臓器である「胃」が、眠っている間にどうなっているか、ご存じでしょうか。あるいは、睡眠中の「筋肉」は、どのような活動をしているか、聞いたことはあるでしょうか?

実は、**眠っている間の体の動きや変化を、臓器別に解説した本は、意外なことにこれまでにありませんでした**。このテーマは必要性が大きいにもかかわらず、ちゃんとした本がないことが、本書執筆の動機です。

そこで、どうしてこの本を書こうとしたかは、わたしのこれまでのキャリアと深く関わっています。私の本職は、精神科医です。専門分野は睡眠医学で、日本睡眠学会総合専門医でもあり、現在でも週に一度、不眠症や過眠症、日中の眠気の問題などを持つ患者の診療に当たっています。これまで大学病院や公立病院、精神科病院、メンタルクリニック、企業産業医、スポーツドクターなど、いろいろな経験をし、さまざまな患者を診察してきました。

あまり知られていないかもしれませんが、ほぼすべての精神障害には、不眠あるいは過眠、日中の強い眠気など、睡眠の問題が伴います。憂うつや不安などは把握が難しく、どうやって治療していくか手探りで進める中で、**睡眠を良くすることが、治療への確実な第一歩になること**に興味を覚えました。不眠は、毎晩必ずやってくる恐怖経験です。しかし、この不眠をどうにかすれば、患者も医者も、「なんとか良くなりそう」という期待が湧いてきます。

こういったことが、わたしが睡眠に関心を持つようになったきっかけです。

2017年から早稲田大学スポーツ科学学術院という、一見精神科医とはあまり縁のなさそうな職場に移りました。理由は、わたしが睡眠を専門にしているメンタルヘルスの専門家になっていたからです。

睡眠は、日中にどれだけ元気よく活動しているかの反映でもあります。スポーツの世界でも、パフォーマンスやメンタルヘルスが注目され始めたこともあって、わたし自身はアスリートでもなく、学生スポーツで活躍したわけでもまったくない文科系の人間なのですが、大学病院から一般大学体育学部に思い切って活動の場を移しました。

早稲田大学では、身体運動やスポーツと睡眠、メンタルヘルスについて、学生に講義し研究も行うようになりました。大学生アスリートに、睡眠や生活リズムの整え方や効果的な休養方法などのコンディショニングについてアドバイスをする機会も増えました。アスリートに特徴的な抑うつや不眠、オーバートレーニング、摂食障害などの相談や治療にも携わっています。

大学病院で精神科医として働いていたときは、脳波を専門にしていたこともあって、脳のことばかりに関心を向けていました。睡眠中の脳活動や、抗うつ薬など精神にはたらく薬が脳に与える影響、うつ病や発達障害の睡眠、などです。

しかし、早稲田大学に移って、スポーツ選手とのつきあいが増える中で、**睡眠は脳だけではなく、体すべてに影響を与える重要極まりない生活習慣であることを再認識させられました。**脳ばかりに注意を向けていては、大切な体への影響をなおざりにしてしまうという思いを新たにしました。

睡眠が、脳以外の人間の臓器全体にとっても重要であることを説明するためには、睡眠中の人体内部の動きやはたらきについて、臓器やシステム別に、具体的に説明することが有効であると考えました。結果的に、それが本書の特徴となっています。

睡眠科学・睡眠医学については、世界の第一線で活躍する研究者や、豊富な臨床経験を持つ医師による良書が出版されています。しかしあくまで、脳が主役となった睡眠の本がほとんどです。本来ならば、それぞれの臓器の専門家が書けば、しっかりとした内容の本ができるのでしょう。しかし、「肺と睡眠」「心臓・血管と睡眠」の専門家はいらっしゃるのですが数が少なく、しかも多忙で一般書を書いている時間はありません。また「筋肉と睡眠」「免疫と睡眠」を専門にしている研究者は、海外では少ないながらいますが、日本ではわたしの知る限りでは思いつきません。

臓器別に専門家が執筆するのは現実的に難しいこともあり、「わたしが書くしかない！」と思い、詳しくない分野も含まれる不安はありましたが、思い切って筆を執りました。脳以外はほぼしろうとのわたしですが、一人の著者がすべて書き上げたほうが、内容や表現を統一できて読みやすいのは、本書のウリです。


この本では、わたしの専門である脳を含め、心臓や肺、胃腸、骨や筋肉、免疫、内分泌、泌尿器、皮膚などが、睡眠中にどのような状態になっているのか、また睡眠不足によってどのようなダメージを受けるのかについて、過去の研究をひもときながらまとめています。

ただ、教科書や論文のような書き方では、どうしても退屈になってしまいますので、読者の皆さんが体内を冒険しているような感覚で読めるように工夫しています。睡眠中の臓器の様子を、まるで体内に潜入して見るかのように、リアリティをもって読み進めることができると思います。

本の構成ですが、第1章で心臓や肺、胃腸など臓器別の話題を読むための、睡眠の基礎知識を説明しています。レム睡眠やメラトニン、深部体温など、おなじみの情報もあるでしょう。「もう知っているよ」という内容があれば、スキップするか、さらっと目を通していただく程度でかまいません。

そのあとに、内分泌、免疫系が続きます。内分泌や免疫系の内容は、やや難しく、前半に置くのはどうかと迷いましたが、ホルモンや抗体など全身の健康に関わる重要なシステムですので、やはりはじめのほうに配置しました。それ以降は、胃腸を扱う消化器系、肺を扱う呼吸器系など、健康診断でもなじみのある重要な臓器について記述していきます。

今回、眼科や産婦人科、歯科など、含めることができなかった分野もありますが、紙面に限りもありますので、ご容赦願えればと思います。

コスパ、タイパが重視される時代ですが、人生で眠っている時間は、決して無駄な時間ではありません。しっかり寝ることがどれほど大事なことなのかを、深く理解することが大切です。本書を一読してもらえれば、**これまでの睡眠についての知識が、少し高いレベルにアップデートできると信じています。**

科学的に裏付けのある知識を学習することで、今後も世にあふれる睡眠についての玉石混淆《ぎょくせきこんこう》の情報を、より鋭い、批判的な視点で見ることができるようになります。本書による学習効果は、長い目で見れば、「快眠本」「ネット記事」から得られる即時的なコツよりも、生活習慣や行動をプラスに変容させていくことでしょう。

では、眠っている間の人体の神秘について詳しく見ていきましょう。

眠っている間に体の中で何が起こっているのか 目次

第1章 睡眠・生体リズムの基礎

第2章 眠っている間に内分泌系では何が起こっているのか

第3章 眠っている間に免疫系では何が起こっているのか

第4章 眠っている間に消化器系では何が起こっているのか

第5章 眠っている間に呼吸器系では何が起こっているのか

第6章

眠っている間に循環器系では何が起こっているのか

第7章

眠っている間に脳神経系では何が起こっているのか

第8章 眠っている間に筋骨格系では何が起こっているのか

第9章 眠っている間に泌尿器系では何が起こっているのか

第10章 眠っている間に皮膚では何が起こっているのか

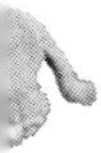
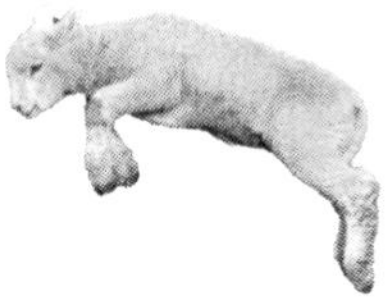

第1章

睡眠・生体リズムの基礎

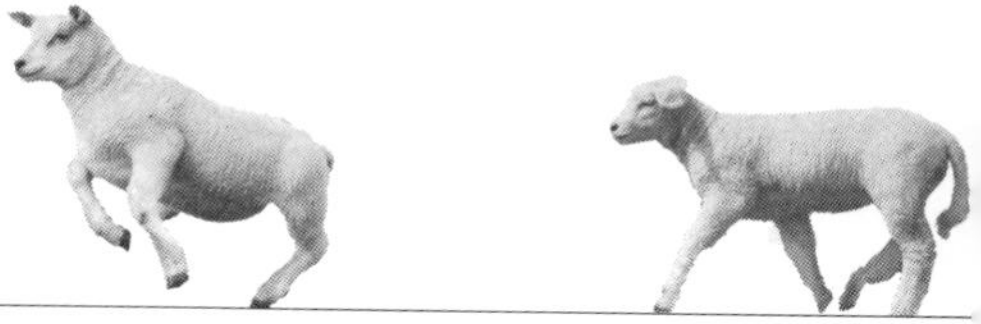

1　睡眠段階　ノンレム睡眠とレム睡眠

浅い睡眠も深い睡眠も含むノンレム睡眠

睡眠の話は、やはりノンレム睡眠とレム睡眠から始めましょう。睡眠の本を読むと、ノンレム睡眠とレム睡眠の説明が必ず出てきます。よくノンレム睡眠は深い睡眠で、レム睡眠は浅い睡眠だという人もいますが、かなり雑な説明です。

人間は眠ると、ノンレム睡眠に入ります。まず浅いノンレム睡眠、次に深いノンレム睡眠（徐波睡眠）を経て、レム睡眠へと移ります。その後、またノンレム睡眠に移って深い眠りに入ったあと、眠りが浅くなってレム睡眠に再度移ります。ちなみにノンレム睡眠は「レム睡眠ではない睡眠」の意味なので、浅い睡眠や深い睡眠が混じる均一性がない睡眠です。

このような約90分の周期が、一晩に3〜5回繰り返されます。睡眠の前半は、ノンレム睡眠の深い眠りが多く、後半になるにつれて浅いノンレム睡眠とレム睡眠が増えてきます。そして朝になって、目が覚めて覚醒します。

ノンレム睡眠は、以前は4つの睡眠段階に分けられ、ノンレム睡眠段階1、2は浅い眠り、ノンレム睡眠段階3、4は深い眠りとされていました。近年のアメリカ睡眠医学会の決まりでは、ノンレム睡眠段階3、4はまとめてN3（徐波睡眠）として、ノンレム睡眠はN1、N2、N3の

図1−1　人間が寝ている間の睡眠段階

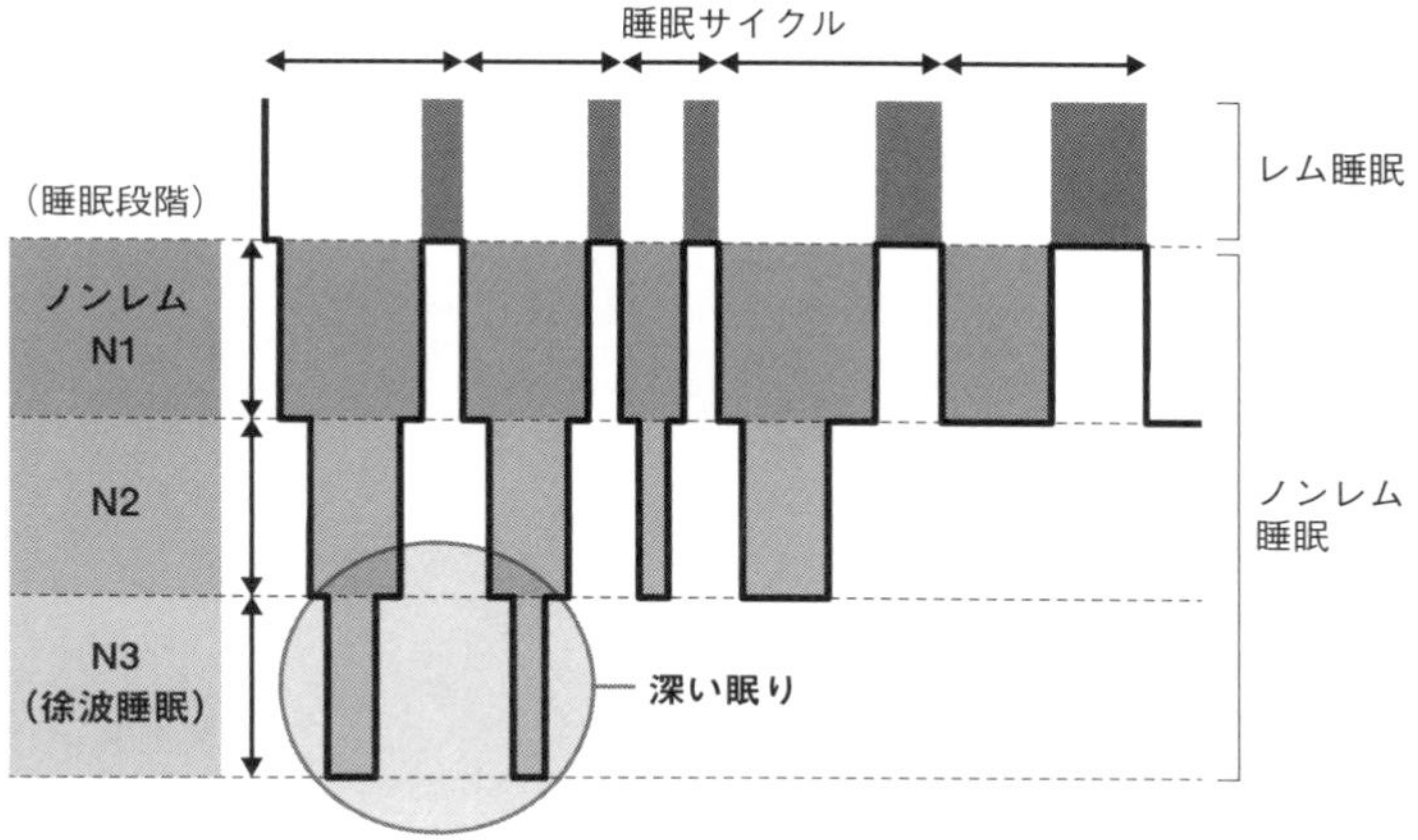

3段階に分類し、N1とN2は浅い眠り、N3は深い眠りとしています。[1]

ノンレム睡眠、レム睡眠での脳や体の動きや変化については、この本の中で、体をいろいろなパーツに分けて、説明していきます。睡眠段階は脳波で判定するので、第7章の脳神経系のところで神経細胞の動きも含めてお話ししましょう。ここでは、ノンレム睡眠とレム睡眠の特徴と違いを簡単に説明しておきます。

浅い睡眠ではない？短いと短命？
謎の多いレム睡眠

ノンレム睡眠は、浅い睡眠（N1、N2）と深い睡眠（N3、徐波睡眠）に分けられます。ノンレム睡眠は脳と体の休息であり、疲労回復のために大切だといわれています。間違いではないのですが、ノンレム睡眠の間に活発になるホルモンや細胞もありますので、完全に休息しているわけではありません。

一方、**レム睡眠の特徴は、レムの名前の由来となった急速眼球運動です**[註1]。あたかも覚醒しているときのように、眼がキョロキョロ動きます。レム睡眠は、成人の睡眠の20～25%を占めています。レム睡眠中には、鮮明なイメージや感情を伴うストーリーを持つ夢をよく見ます。

レム睡眠中に夢をさかんに見ることから、以前は記憶の整理に関わっていると考えられていました。しかし近年の研究では、記憶の整理や固定には、ノンレム睡眠のほうが重要だという証拠が揃ってきています。おそらく、ノンレム睡眠もレム睡眠のどちらも、異なるメカニズムで、記憶の固定や整理整頓に関わっているという説が有力です。

レム睡眠中は大脳が活発に活動しているので、脳の休息という点から見ると「浅い睡眠」といわれますが、これは睡眠の専門家からはダメ出しをされる表現です。レム睡眠は、浅い、深いでは表せない、質的にまったく異なる睡眠だからです。

よくビジネスパーソン向けの講演会などで、「疲労回復を効率的に行いたいので、深いノンレム睡眠だけ効率的にとって睡眠時間を短くしたい。どうすればいいでしょうか」といった質問を受けます。こういった場では、レム睡眠に関する質問はほとんどありません。レム睡眠は、現代社会で重視されている生産性やパフォーマンス向上のためには、あまり関心を集めないのかもしれません。

役割はノンレム睡眠よりもよくわかっていないレム睡眠ですが、生命にとっては重要な役割を果たしている可能性があります。マウスを使った実験では、レム睡眠に入った瞬間に起こしてレム睡眠をとらせないようにし続けると、ノンレム睡眠をとっていても死んでしまいます。**人間においても、スタンフォード大学の研究で、レム睡眠が短いと死亡率も高く、寿命が短い**ことがわかりました。[2]

人間が生きていくためには、ノンレム睡眠、レム睡眠どちらも必要です。では、そもそも「睡眠」は、人間の体のどこから発生しているのでしょうか。何か睡眠スイッチのような仕組みが人体にあるのか、あるいは川の源流のように、睡眠が生じる原点があるのか。次に「睡眠」のルーツについて、見ていきましょう。

2 睡眠はどこから生まれるのか？ 睡眠中枢の話

パンデミック感染症からわかった睡眠中枢

睡眠は、人間の体のどこから生じているのでしょうか。いい換えれば、睡眠を生み出す睡眠センター、すなわち「睡眠中枢」は、人体のどこにあるのかという話になります。

先に答えをいうと、睡眠中枢は、脳の視床下部にあります。さらに詳細な部位としては、**視床下部の前部にある視索前野という部位が、睡眠中枢と考えられています。**

睡眠中枢が視索前野にあることは、意外にも、感染症患者の病理解剖からわかりました。スペイン風邪によるパンデミックが猛威を振るっていた1900年代初めに、別の感染症が流行っていました。ヨーロッパと北米で大流行した、嗜眠《しみん》性脳炎という病気です。この病気にかかると、こんこんと眠り続け、最後には死んでしまうという恐ろしい病気でした。まさに、「死に至る眠り病」です。ところが一方で、まったく逆に、ひどい不眠に陥る患者もいました。眠り病もあれば不眠症もあるという、睡眠に関わる不治の、謎の病気として、恐れられていました。

この不思議な病気が、脳のどこに原因があるのかを明らかにしたのが、感染が流行していたウィーンの神経病理学者、コンスタンチン・フォン・エコノモ医師でした。エコノモ医師は、死亡した患者の脳を解剖して、特徴的な病変がないか調べました。その結果、嗜眠すなわち眠り病に陥った患者では、視床下部の後部から脳幹にかけて炎症が広がっていました。逆に、不眠に陥った患者では、視床下部の前部に感染による病変が見られました。

視床下部の前部がダメージを受けると、眠れなくなってしまうことになります。視床下部の前部にあるのが、はじめに触れた「視索前野」です。ここに睡眠を司る睡眠中枢があったのです。

眠気は覚醒中枢と睡眠中枢のバランス感覚

睡眠中枢のある場所はわかったとして、睡眠中枢である視索前野のニューロン[註2]のはたらきを見てみましょう。視索前野には、睡眠時だけ活動する神経細胞（睡眠ニューロン）があります。この

図1―2　睡眠中枢は脳の視床下部にある

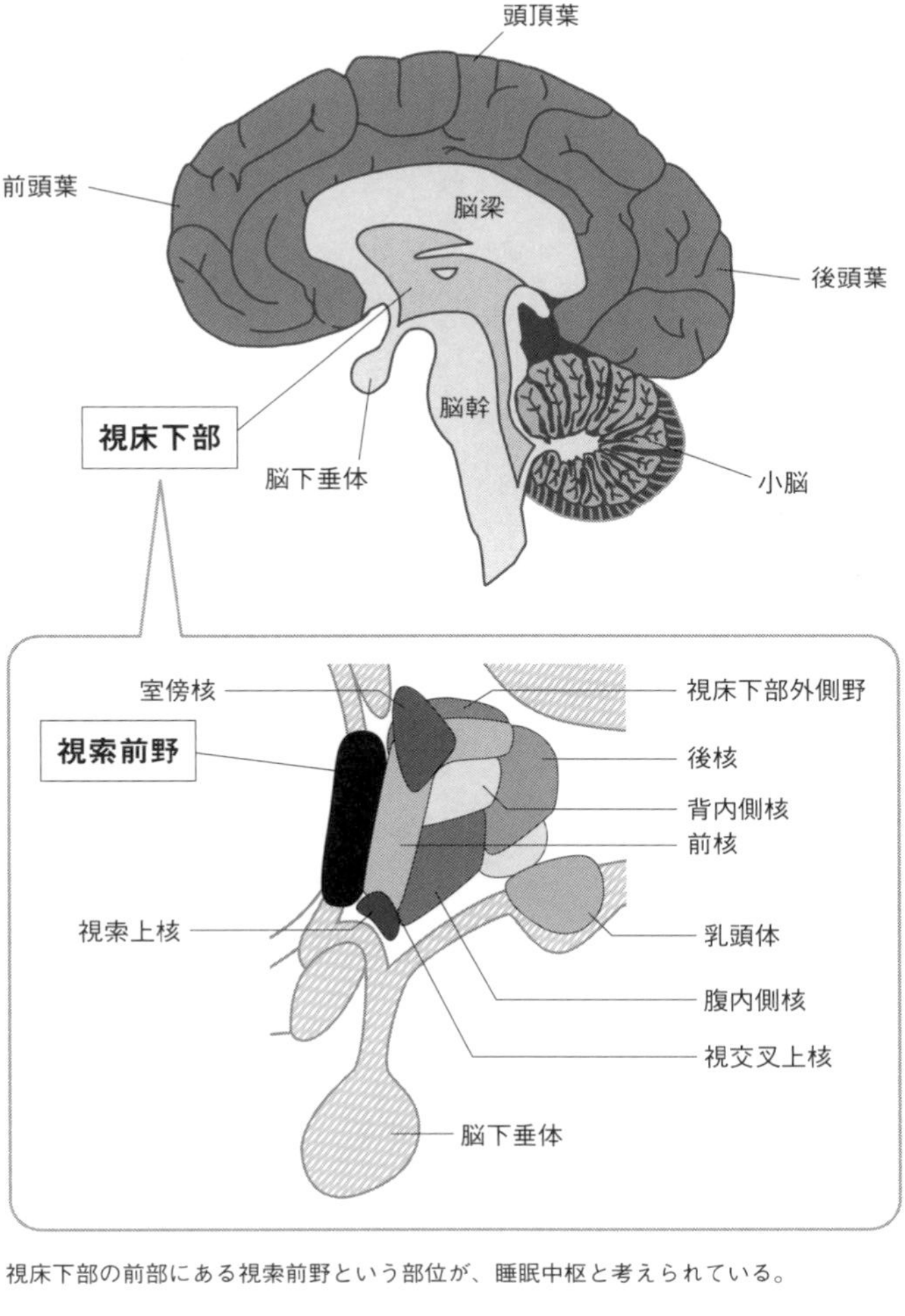

視床下部の前部にある視索前野という部位が、睡眠中枢と考えられている。

ニューロンは、神経のはたらきにブレーキをかけ抑制する神経伝達物質であるＧＡＢＡ作動性です。[註3] 具体的には、覚醒を導き出すニューロンのはたらきを強く抑制し、眠らせるようにします。

睡眠は、覚醒とペアで考える必要があります。話を少し前に戻すと、眠り続けてしまう嗜眠性脳炎患者の病変は、視床下部の後部から脳幹にありました。したがってこの場所が、覚醒中枢ということになります。ここがダメージを受けると覚醒できなくなり、眠り続けてしまうのです。

脳幹にある覚醒中枢は、ドーパミンやノルアドレナリン、セロトニン、アセチルコリンなど、聞き覚えのある神経伝達物質が作用しているニューロンがはたらいています。

重要なのは、「睡眠」と「覚醒」は、お互いに影響し合う、シーソーのような関係になっているということです。**睡眠の状態になるか、覚醒の状態になるかは、視索前野の「睡眠中枢」と、脳幹にある「覚醒中枢」の力関係で決まります。**

睡眠のスイッチがオンになれば眠り、オフになれば目が覚めるという単純なものではないのです。睡眠システムと覚醒システムとの、バランスの上に成り立っています。睡眠中の脳や体の動きも、この睡眠─覚醒バランスに基づいています。

この睡眠と覚醒のバランスをコントロールする物質が、「オレキシン」です。最近の睡眠薬のメカニズムにも関わる、重要な物質です。

3 覚醒を制御するオレキシン 覚醒と睡眠のコントローラー

食欲の物質と思われていたオレキシン

覚醒と睡眠のオン・オフを担当している物質が、オレキシンです。オレキシンはアミノ酸がつながったもので、睡眠科学や睡眠薬を語るときには、外してはならない物質になりました。

オレキシンが、日本の柳澤正史先生と櫻井武先生によって発見されたことは有名です。[3] 発見にまつわるエピソードは『睡眠の科学 改訂新版』(講談社ブルーバックス、2017年)に、ドキュメンタリー的な描写をもって語られています。同じ時期に、スタンフォード大学の研究チームが、オレキシンと同じ物質を「ヒポクレチン」と名づけて発表したので、ヒポクレチンとも呼ばれます。[4]

オレキシンは、摂食中枢である視床下部の外側(視床下部外側野)に分布していました。したがって、発見時には食欲に関係ある物質だと予測されたので、ギリシャ語の食欲を意味するオレクシス(orexis)にちなんで、オレキシンと名づけられました。本来ならば、睡眠で有名な物質ですので、睡眠を意味するギリシャ語のヒュプノス(hypnos)、あるいは視床下部(ヒポタラムス)で生産される物質なのでヒポクレチンのほうがマッチしているのですが、本書ではすでに普及している名称であるオレキシンを使います。

当初は食欲にしか関連しないと思われていたオレキシンですが、オレキシンを欠損させたマウ

図1—3　睡眠と覚醒を司るオレキシン

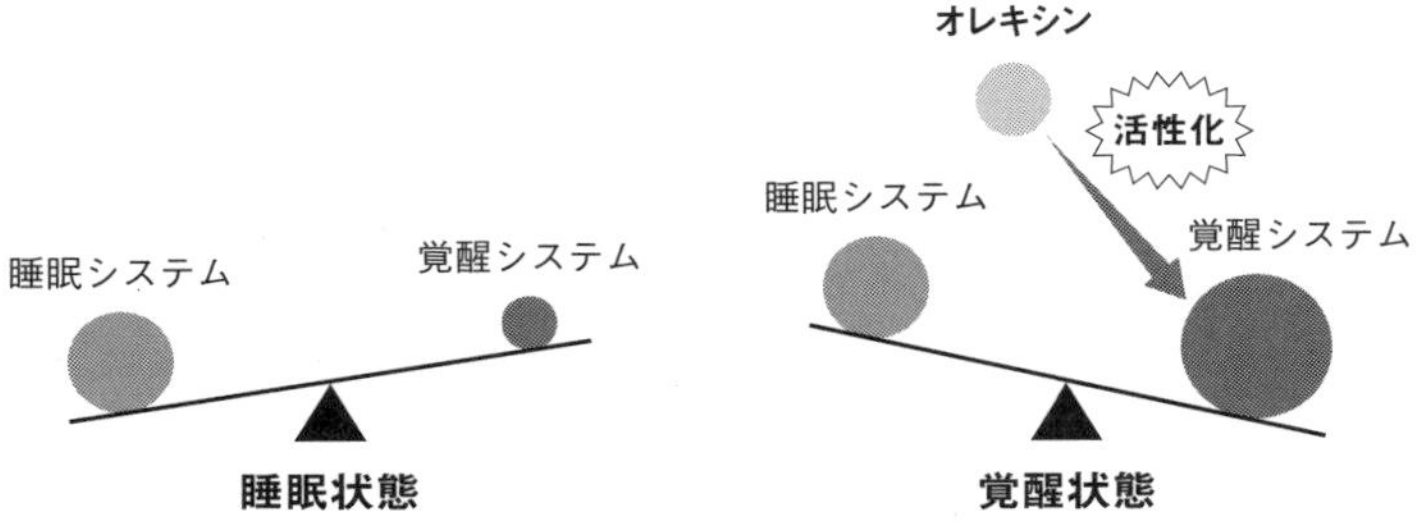

スで、突然発作的に睡眠と脱力が生じるナルコレプシーという睡眠障害の症状が出現したことから、睡眠科学・睡眠医学の研究が一気に進みました。

オレキシンは、覚醒中枢を後押しして、「覚醒を安定させている」物質です。オレキシンのはたらきがなければ、眠り病のように眠ってばかりになるでしょう。先に述べたナルコレプシーという過眠性の睡眠疾患は、オレキシンの不足あるいは機能不全によって生じていると考えられています。

覚醒中枢では、ドーパミンやノルアドレナリン、セロトニン、アセチルコリンなどの神経伝達物質が作用しているニューロンが主役としてはたらいています。オレキシンはこのドーパミンやノルアドレナリン、セロトニン、アセチルコリンがはたらいている神経を刺激して、わたしたちを覚醒させています。

睡眠の本で頻繁に登場するようになったオレキシンは、「睡眠」というより、「覚醒」の物質だったわけです。睡眠という意味のギリシャ語ヒュプノスにちなんで「ヒュプノス」と名づけなかったのは、正解だったかもしれません。

「なかなか寝つけない」「寝ても疲れがとれない」「寝てもすっきりしない」といった不眠症状を感じている人は、オレキシンが多く分泌され、脳のはたらきが必要以上に活発になっていることが考えられます。わたしたちが睡眠状態になるためには、覚醒を後押しするオレキシンのはたらきが十分に弱まっていなければなりません。

不眠症治療を変えたオレキシン

オレキシンは、不眠症治療を劇的に変えました。これまではベンゾジアゼピン系、あるいは〝Z-drug〟[註4]という、GABA受容体にはたらいて脳活動を全体的に抑制する薬剤が主流でした。こういった薬剤は、催眠効果はあるのですが、記憶力や注意力が落ちるなど、どうしてもマイナスの影響が出てしまいます。

オレキシンをはたらかないようにすれば、覚醒が難しくなり、睡眠がとれそうです。**オレキシン受容体に結合してオレキシンのはたらきをブロックする、オレキシン受容体拮抗薬（ブロッカー）が、2014年頃から不眠症の薬物治療では主流になってきました。**わたしも診療では、不眠で初めて睡眠薬を使う患者や、ストレスなどで一時的な不眠で薬剤を使わざるをえないときは、スボレキサント（ベルソムラ®）やレンボレキサント（デエビゴ®）など、オレキシン受容体拮抗薬を使うことがほとんどです。[註5] GABAにはたらくZ-drugやベンゾジアゼピン系薬剤は、依存性などの問題もあり、出番が減ってきています。

さて、ノンレム・レム睡眠から睡眠の発生部位、有名な睡眠物質（実は覚醒に関わる物質でしたが）と、睡眠の基礎を見てきましたが、実は睡眠を知るにはまだ十分ではありません。睡眠は、朝―昼―夜の生体リズムにうまく乗らないと、ぐっすり眠ることはできません。今度は生体リズム、俗にいう体内時計の話に、移っていきます。

4 朝の光を視交叉上核がキャッチして、交感神経を刺激する

内臓、筋肉、皮膚、人間の体のすべての細胞が体内時計を持っている

人間の眠りをつくり出すメカニズムを説明してきましたが、もうひとつ、眠りを生み出す大切なものがあります。体内時計です。海外旅行に行くと時差ボケになり、眠気やだるさを感じますが、これは体内時計のリズムが狂ってしまうからです。時差ボケではなくても、夜になると眠くなるのは、体内時計のはたらきによる現象です。

体内時計が刻む24時間リズム（厳密には、24時間より少し長いので、おおよその「概」という頭文字をつけて、概日リズムといいます）は、生体リズムと呼ばれます。体内時計と同じと考えてもらっても大丈夫です。生体リズムは、細胞に備わっている「時計遺伝子」によってつくり出されます。

生体リズムは脳にしかない、というのは間違いです。胃腸や肝臓、心臓、腎臓、皮膚、筋肉など、あらゆる末梢の組織に生体リズム、つまり時計遺伝子がインストールされています。

この末梢性の体内リズムは、実はあまり安定してはいません。動物実験で、胃や腸などの細胞を体外に取り出して培養すると、3日から1週間ほどで、リズムは失われてしまいます。

たとえると胃腸や肝臓、心臓、腎臓、皮膚、筋肉は、オーケストラでいえば各楽器のようなもので、指揮者がいなければバラバラで目も当てられない演奏になってしまいます。末梢の生体リズムをきちんと整える指揮者役が必要ですが、人体にはちゃんと備わっています。

「朝が来た」1日のリズムをつくり出す体内時計、視交叉上核

生体リズムの24時間リズムを刻む指揮者、すなわち**中枢時計は、脳の「視交叉上核《しこうさじょうかく》」**です。視交叉上核は、両眼の網膜からの視神経が交叉する視交叉の真上にあり、脳に入ってきた光の情報が真っ先に届く場所です。

視交叉上核は、左右1対ずつあり、人間では大きさが2㎜しかありません。このミクロなところが、人間の末梢にある生体リズムをすべてコントロールしています。胃腸や皮膚の体内時計が子時計ならば、視交叉上核は親時計ということになります。

視交叉上核は、強い自律性と持続性を持つ神経細胞の集まりです。先ほど示した、体内から細胞を取り出す実験でも、視交叉上核だけは、培養して細胞が生き続けている限り、ほぼ永遠に24

時間リズムを刻み続けます。

視交叉上核はそのままでも生体リズムを刻みますが、周期はきっちり24時間ではなく、個人差はありますが、24・2時間程度だと考えられています。24時間より12分ほど遅いわけで、このままのリズムで過ごすとすると、毎日12分ずつズレていきます。大したことないように思えますが、このペースでズレていくと、30日後には6時間遅くなり、昼夜逆転になってしまいます。

生体リズムのズレをリセットして、どんどん後ろにズレていかないようにしているのは、朝の光です。光は、もっとも強力な生体リズムのコントローラーです。[註6]

光は、まず目に入り眼の網膜に入ります。網膜に分布している視細胞、正確には桿体《かんたい》細胞という細胞が光の信号を感知して、視交叉上核に送ります。そして、視交叉上核が全身の末梢の生体リズム（子時計）を制御する親時計のリズムをつくり出します。

朝に光を浴びれば交感神経が活性化する

では、朝に光を浴びることで、視交叉上核で発生した「覚醒」の生体リズムは、どのように伝わって、体中の細胞に1日の始まりを伝えるのでしょうか。リズムの伝達には、自律神経が関わっています。生体リズムは、自律神経である交感神経系（正確には、上頸《じょうけい》神経節という部位）を伝わって、「副腎」という臓器に達します。このようにして、**朝に光を浴びると、活動のアクセル役である交感神経が活発になるわけです。**

図1—4　体内時計のシステム

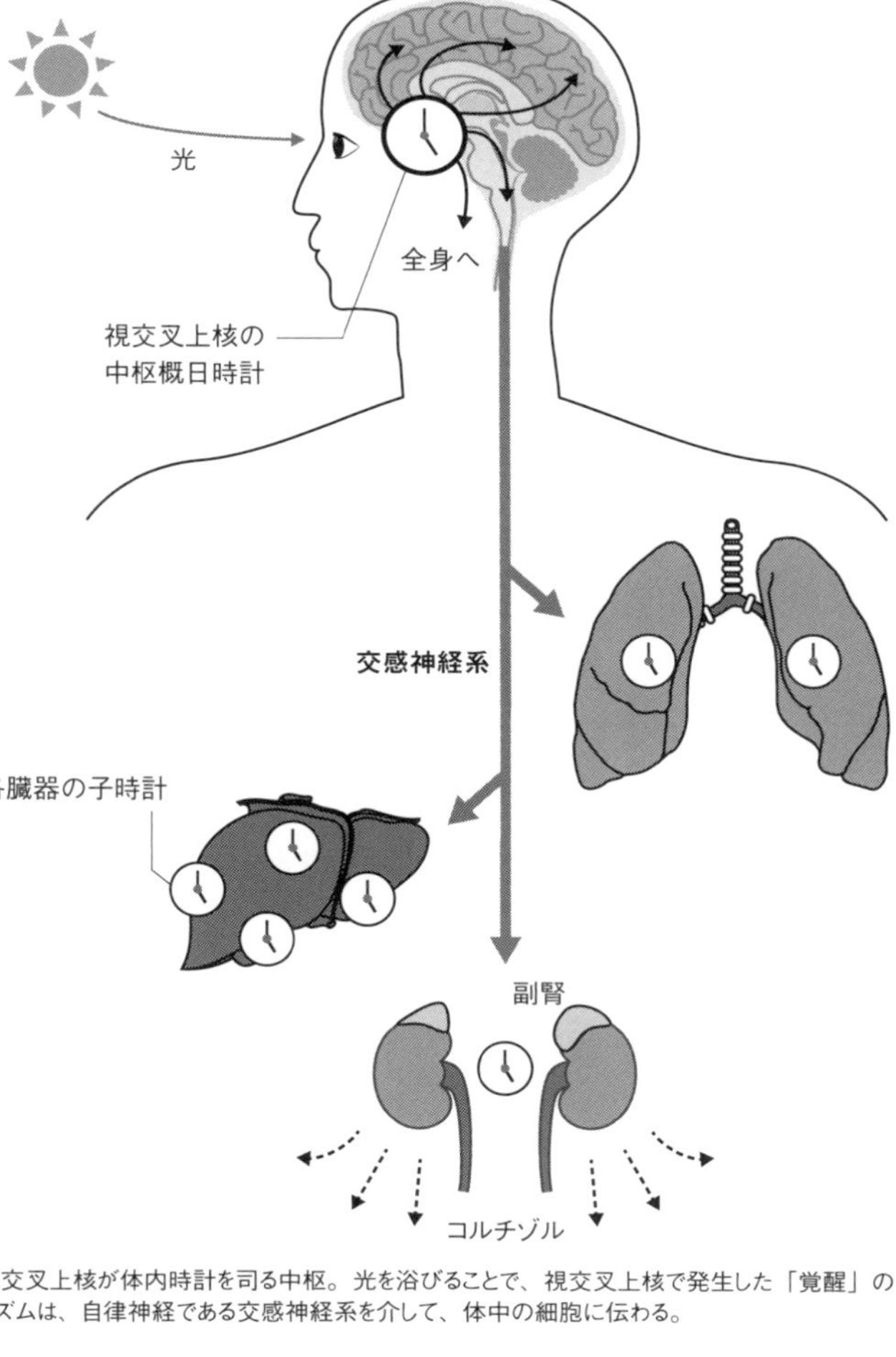

視交叉上核が体内時計を司る中枢。光を浴びることで、視交叉上核で発生した「覚醒」のリズムは、自律神経である交感神経系を介して、体中の細胞に伝わる。

副腎は、伝わった生体リズムをもとに、表面の副腎皮質からストレスホルモンであるコルチゾルを分泌します。全身の細胞はこのコルチゾルをキャッチして、「朝が来た」と1日の始まりを認識し、脳も体も活動モードに入るわけです。

このことからも、朝に光を浴びることが、脳だけでなく全身を目覚めさせるためにも、欠かせないことがわかります。しかし、光は「交感神経→コルチゾル」という仕組みだけで、生体リズムをコントロールしているわけではありません。朝の光は、夜の睡眠を生じさせる伏線でもあります。光が生体リズムに影響を与えるメカニズムの中で、鍵となる物質は、眠りのホルモン「メラトニン」です。

5 眠りのホルモン？ 謎の多いメラトニン

朝に光を浴びれば「夜のホルモン」メラトニンは増加する

メラトニンは、ホルモンです。[註7] このあとの内分泌系の章で説明しても良いのですが、睡眠・生体リズムの基礎となる物質ですので、この場で紹介しておきます。

メラトニンは、脳の松果体というところから分泌されるホルモンです。[註8] メラトニンは、昼はまったくといっていいほど分泌されません。**起床して朝の光を浴びた約15時間後**（就寝予定時間の約

1～2時間前）、つまり通常は夜になると急激に分泌量が増加します。メラトニンが、「夜のホルモン」といわれる所以です。

メラトニンは、脳の視交叉上核にあるメラトニン受容体にはたらいて、神経活動を抑制することで、催眠作用を発揮します。日中にメラトニンを飲むと、眠くなることからも明らかです。

しかし眠気ももちろんですが、生体リズムすなわち体内時計を調節しているはたらきのほうが、特徴的です。たとえば夕方にメラトニンを飲むと、生体リズムは前倒しになり、早寝早起きにシフトします。逆に夜明けや朝に飲むと、遅寝遅起きにシフトします。あとで早寝早起きにさせる治療の話について触れますが、メラトニンが生体リズムを変化させる、大切な機能に基づいています。

メラトニンは、夜間に光が当たると分泌が急に停止するので、光によって抑制されることもわかっています。**夜のスマホが睡眠に良くないとされる一因は、光によってメラトニンが抑制されるためです。**

メラトニンのはたらきについては、生体リズムだけでなく、抗酸化効果によるアンチエイジングや抗ガン作用、発見のきっかけともなった抗色素作用（註7を参照）などが考えられていますが、いまだに謎の多いホルモンです。たとえば夜行性の動物はメラトニンの多い時間に活動しますので、動物の場合は一概に「睡眠のホルモン」とはいえません。また鳥類や哺乳類では、メラトニンの持続時間を夜と認識しているので、この性質を使って、季節を感知しているのではないかと考えられています。

「朝起きられない」夜型人間に効くメラトニン

不眠症や時差ボケにメラトニンが効くといわれ、海外ではサプリメントとしてドラッグストアで購入できます。ただ効果には個人差が大きく、服用タイミングも難しいです。過剰に摂取した場合には、卵巣機能の異常などの性ホルモンへの影響もありうるため、個人的にはあまりおすすめはできません。

メラトニンそのものではなく、メラトニンを操作する薬剤が発売されています。視交叉上核に存在するメラトニン受容体に結合する薬剤（ラメルテオン）です。ラメルテオンを、朝に起きられないリズム障害の人に用いた研究があります。**微量（14分の1錠など、薬剤師さん泣かせですが）を夕方に服用することで、生体リズムが前進、すなわち少しだけですが早寝早起きになる**ことがわかりました。[5] わたしもクリニックの診察では、朝起きられないリズム障害が疑われる人にラメルテオン微量を処方し、リズムによって服用時刻を変えていき、日常生活リズムを前倒しにしていく治療を行っています。[註9]

さて最後に、計測が難しい生体リズムも、各時間のメラトニンを測れば、生体リズムもモニターできそうに思えます。夜間にメラトニンが十分に分泌され、逆に日中に分泌が抑えられていれば、理想的な生体リズムであり、睡眠の質も悪くないからです。しかし、実際にはなかなかそう

図1―5　1日を通してのメラトニンの分泌量

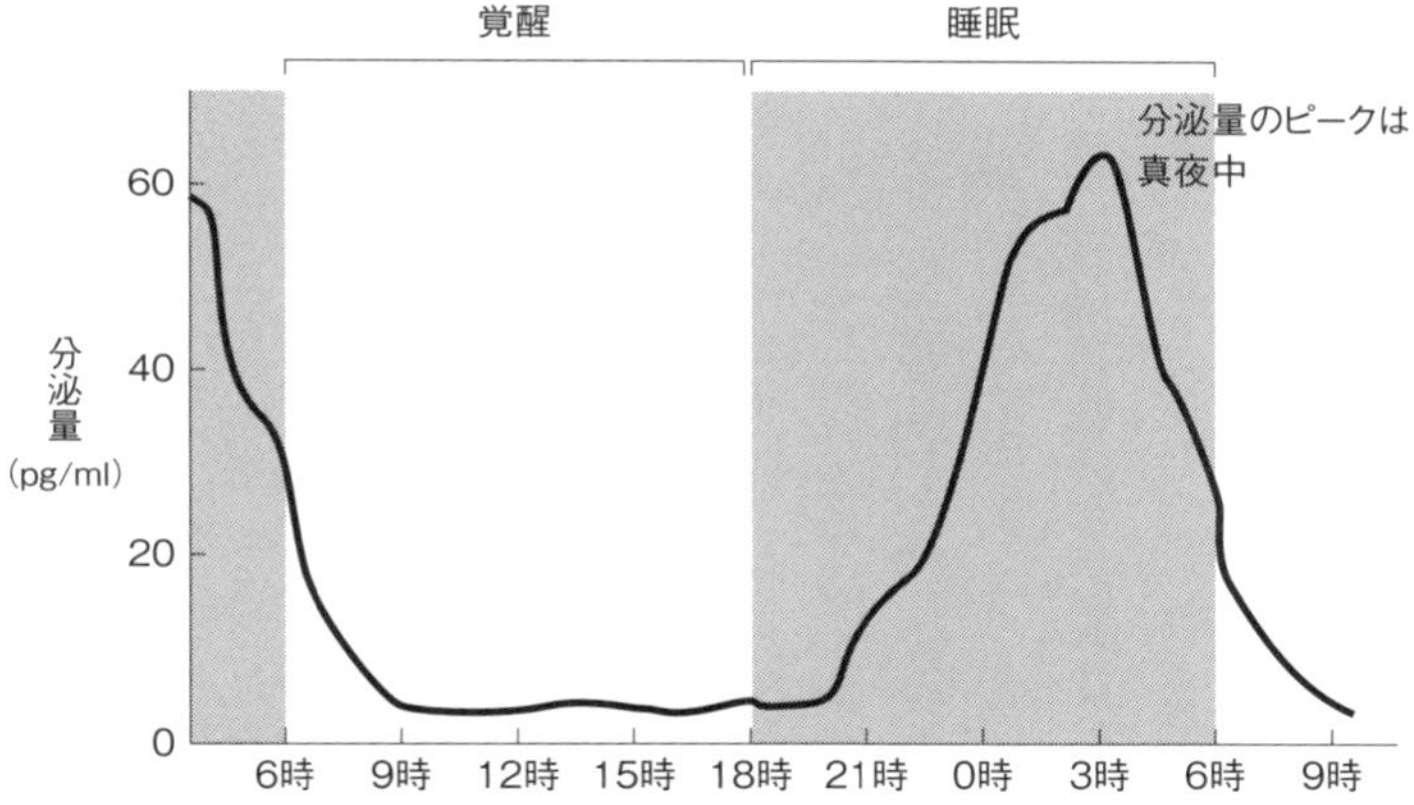

夜になると急激に分泌量は増加、朝にかけて分泌量は減り、昼間はほぼ分泌されない。

図1―6　光を浴びるとメラトニンの分泌は止まる

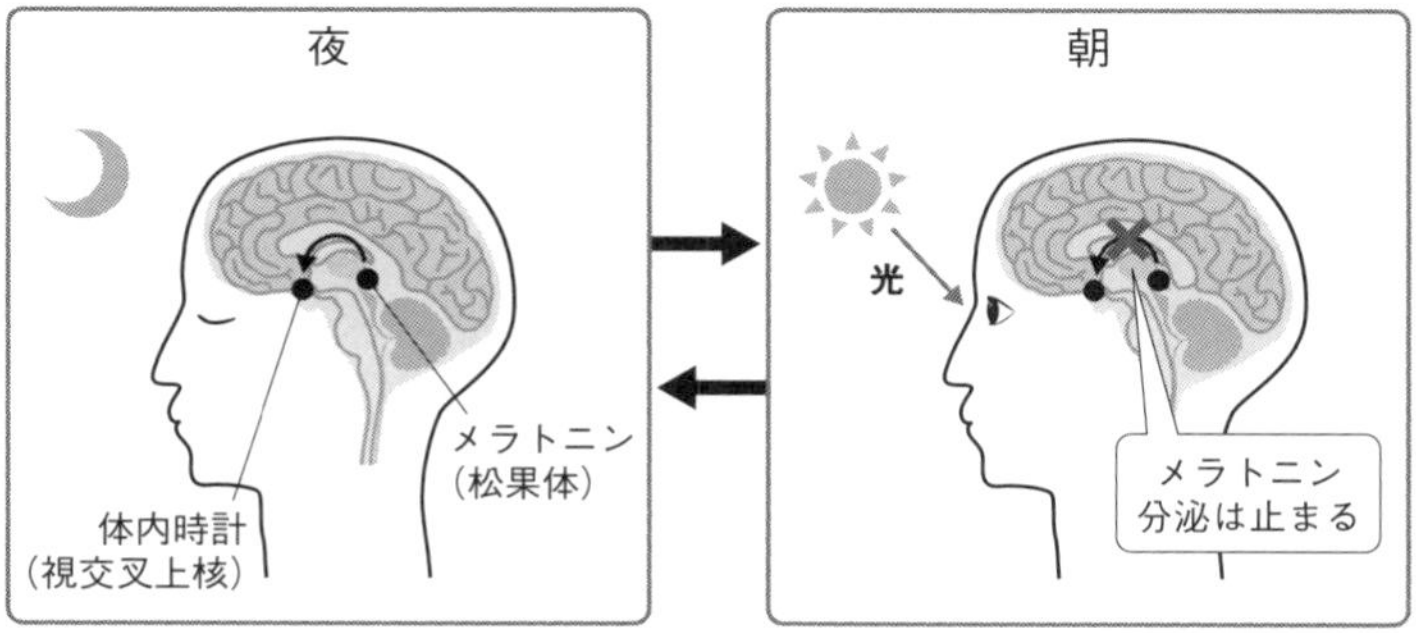

いうわけにはいきません。メラトニンをモニターするには、1日1回の採血では話にならないので、1時間後ごと、あるいは30分ごとなどの間隔で、24時間続けて採血し続ける必要があります。こんな拷問のような実験には、誰も参加したくないでしょうし、倫理的にも許可が下りないでしょう。

静脈に点滴管を入れれば、夜間の睡眠中も注射の痛みを与えずに血液をとることは可能ですが、あくまで研究用であって、医療や日常検査用ではありません。また、濃度が低い物質なのでコストもかかります。

では、人間の生体リズムを客観的に知ることは不可能なのでしょうか。そこそこキツいのですが、何回も採血されるよりはマシな方法があります。それは、「深部体温」を測ることです。

6 深部体温でわかる生体リズム

お尻で測る深部体温は生体リズムのバロメーター

生体リズムを刻むのは、視交叉上核です。しかし、実際の生体リズムについては、グラフや時計のように、ダイレクトに知ることはできません。

眠くなったらリズムが落ちてきて、目が覚めて調子が良ければリズムが上がっているという表現では、あまりに主観的です。「生体リズムをどうやって知るか、測るか、見える化するか」は、生体リズムの研究でも、もっとも大切なポイントです。

メラトニンを5分ごと、30分ごとなど、連続して測ればいいのですが、実際には難しいことは説明しました。実は、血液中の物質などではなく、風邪をひいたときに上がる「体温」が、指標になります。ただ、わたしたちが脇の下で測る体温ではありません。「深部体温」です。

人間の生体リズムをもっとも反映し、計測が可能なのは、「深部体温」です。[6] 文字通り体の内部・奥のほうの、強いていえば脳や内臓、脂肪などが占める体の中核部分が示す温度のことです。体の「芯」の温度のほうが、わかりやすいでしょうか。

メラトニンを測るよりはマシとはいえ、深部体温も、測るのが一苦労です。いちばん正確な測り方は、肛門からプラスティック状の柔らかい細い管を直腸に挿入して測る直腸温です。しかし、お尻に管を挿したまま生活するのは、みんな嫌がります。最近では、耳の鼓膜温が深部体温を表すデータもあって、鼓膜温で測ることも多くなっています。イヤホンのような機器で測れるので手軽なのですが、直腸温ほどの精度はまだ得られていません。

温まった体の「芯」が冷めてくれば、眠くなってくる

人間のような昼行性動物では、深部体温は夜間に低く、日中から夕方にかけては高く設定されています。 深部体温が高い夕方になってくると、内臓の機能を調節する神経である交感神経のは

たらきがピークになります。この時間帯は、昼間の活動によって筋肉が必要とする血液量が最大となり、それに伴って脳や内臓が必要とする血液量も増え、心拍数や血圧が上がってきます。スポーツなど体を動かす活発な運動に向いていて、好記録も出やすい時間帯です。

そしてこれは快眠のための非常に重要な基礎知識で、ご存じの方も多いと思うのですが、**睡眠は深部体温の低い時間帯**（**夜**）**に起こりやすく、深部体温の高い時間帯**（**遅い午後〜夕方**）**には起こりにくい**ことがわかっています。[7] 深部体温が下がると、体内の酵素反応の活動が静まり、エネルギーを分解する代謝が下がり、脳を含んだ全身の休息状態がつくり出されます。深部体温の24時間の動きを調べれば、生体リズムを知ることができるわけです。

冷え性の眠りにくさは「毛細血管」からの放熱不足

深部体温が下がれば眠くなるのですが、いかに効率的に深部体温を下げられるかが、良い入眠に関わってきます。熱いお茶を冷ますならば、冷たいところに置く、冷水か氷を足すなどでしょうが、人間にはもう少し巧みな深部体温冷却システムがあります。人間の体の中では深部体温が下がる少し前に、皮膚の毛細血管の血流が増加します。この**毛細血管の血流増加によって、深部の熱が皮膚表面から逃げて放熱できて、深部体温が下がる**ことがわかりました。[8] また、深部体温が外部に逃げることで皮膚温度が上がりますが、皮膚温度の上昇幅が大きいほど、眠気が強くなり、寝つきやすくなります。[9] 体の「芯」が冷めれば、眠くなるのです。

図1−7　体温と睡眠の関係

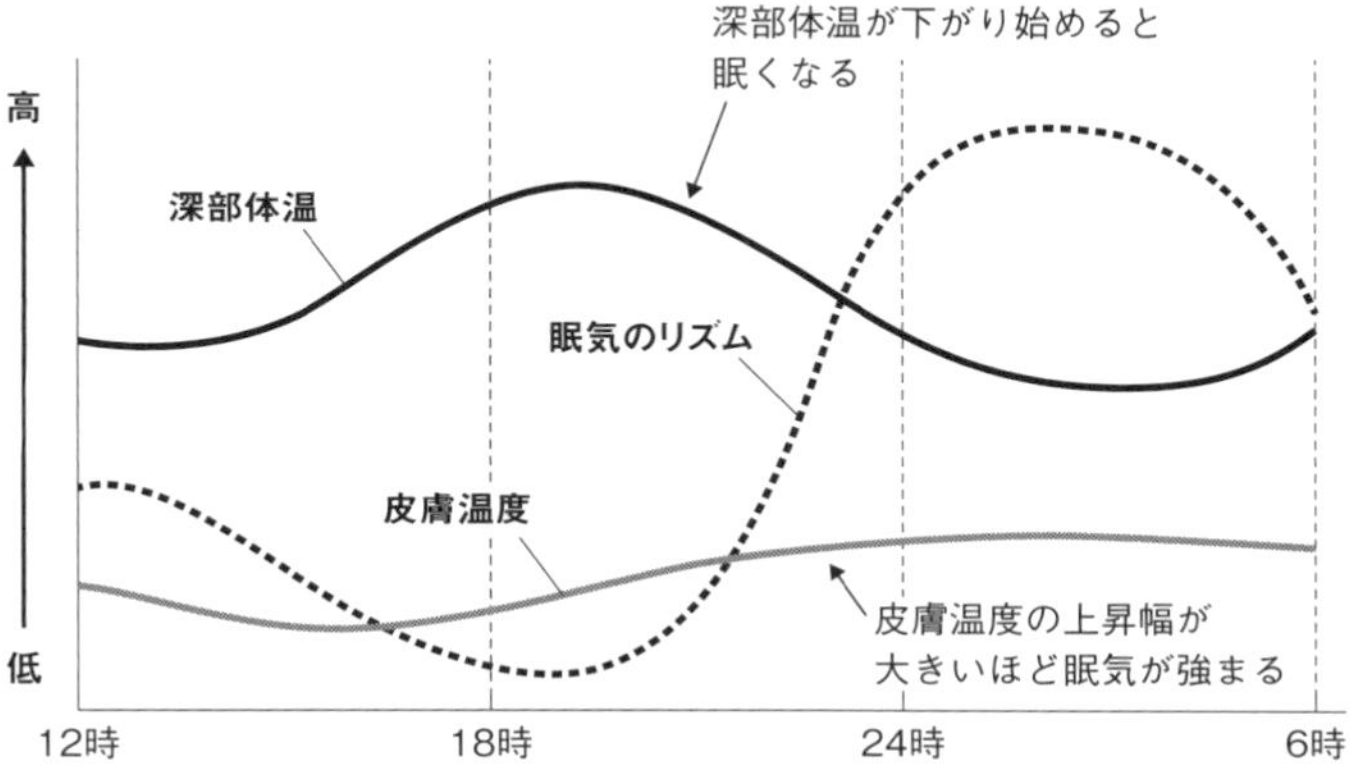

朝6時起床の場合

出典：Kräuchi et al., 1999をもとに作成

冷え性の人の寝つきが悪いのは、皮膚の血液循環が悪く、深部体温が外に逃げにくく熱放散効率が悪いので、深部体温を下げることができず、入眠しづらくなるからだと考えられます。

体温と睡眠の話をしましたが、人間の睡眠と覚醒は、生体リズムの目印である深部体温だけでコントロールされているわけではありません。たとえば、徹夜や夜勤の場合、翌朝は睡眠不足でつらいのはもちろんですが、朝から深部体温はどんどん上昇していきます。徹夜や夜勤から朝帰宅して眠ろうとしてもぐっすりと眠れないのは、昼間なので深部温度が上昇したままだからです。

睡眠と生体リズムのまとめの話を、次の項目でお話しします。

7 徹夜明けなのに眠りが浅いのはなぜ?

睡眠不足になるほど眠くなるわけではない

人間の覚醒と睡眠のバランスも、いろいろな要因や物質が関わってきて、複雑だということがおわかりになったかと思います。では人間が覚醒するか、睡眠に入るかについての、もっとシンプルな説明はないのでしょうか。

「2-プロセスモデル」という考え方があります。[10] 1982年に薬理学者アレクサンダー・ボルベイが提唱したモデルで、現在でも睡眠の教科書には必ず書いてある重要な考え方です。

2つのプロセス、すなわち睡眠不足と生体リズムのバランスから人間の覚醒と睡眠は決まるという、シンプルなモデルです。睡眠不足がたまってくると、眠くなります。しかし人間の睡眠は、眠れば眠気が晴れる、眠っていない時間が長いほどよく眠れる、という単純なものではありません。

日中の7時間睡眠は、夜の7時間睡眠とイコールではない

徹夜した次の日のことを思い出してみてください。徹夜明けで寝るとして、一晩眠っていないので、眠れることは眠れるでしょう。しかし、睡眠が浅かったり、中途半端な時間で目覚めてし

まったり、それからは眠れないなど、日常で夜に眠っている睡眠とは、異なる感覚があるものです。

それは、もうひとつのプロセス、生体リズムの変化のためです。徹夜明けの朝は、睡眠不足はピークに達していても、朝になると体内時計はオン状態になり、脳と体を覚醒させようとします。このアンバランスから、徹夜明けの睡眠は、いくら寝不足の状態でも浅くなってしまいます。

2-プロセスモデルに従えば、**夜23時から7時間眠るのと、朝11時から7時間眠るのでは、同じ7時間でも、眠りの質はまったく異なる**ことになります。もっとも朝11時から7時間眠るのは、体内リズムはどんどん活発になる時間帯なので、通常なかなかできませんが。

睡眠と生体リズムについて、一冊の本でも足りないようなことを、数十ページにまとめてみました。しかも、最近になってわかったことも少なくないので、まだまだ未知の部分が隠されているともいえるでしょう。

最後に、関心を持っている人も多い「自律神経」の活動が、睡眠中にどうなっているかを、チェックしましょう。

8　睡眠中に活動が低くなる交感神経、活発になる副交感神経

自動運転のアクセル役が交感神経、ブレーキ役が副交感神経

「自律神経」について書かれた書籍はたくさん出版されているので、すでに知識を持っている人も多いと思います。自律神経とは文字通り、体「自ら」がそのはたらきを「律する」神経です。心臓や血管、呼吸、消化のはたらき・体温調節など、いずれも人間が生きていくには欠かせない機能です。しかし、わたしたちは、血圧や脈拍を自分で自在にコントロールしたり、胃腸の動きを止めたり、汗を出したり止めたりして体温を操ることはできません。

こういった、自分では自由に操れない機能を、起きている間も寝ている間も無意識のうちにコントロールしてくれているのが、自律神経です。自律神経は、「交感神経」と「副交感神経」の2種類の神経に分けられます[註10]。

交感神経は、体を緊張させるはたらきがあります。心臓の鼓動は速まり、呼吸は浅く、速くなります。血管は収縮して、血圧は上がります。胃腸の動きは鈍くなり、消化は遅くなります。皮膚の毛細血管は収縮し、血流が悪くなります。精神面での緊張も高まります。

副交感神経は、交感神経と真逆のはたらきをします。心身をリラックスさせる機能があり、心臓の鼓動は遅くなり、呼吸は深く、ゆっくりになります。血管は弛緩して、血圧は下がります。

胃腸の動きは活発になり、お腹が減ってきます。皮膚の毛細血管も拡張するので、血流が良くなります。精神面でリラックスできる状態になります。

交感神経がアクセル、副交感神経がブレーキにたとえられますが、自分で運転する自動車は自分の意志でアクセルを踏んだりブレーキをかけたりできるので、自動運転の車のアクセル・ブレーキが正しいたとえになりますね。

このように、交感神経と副交感神経は真逆の機能を持ちながら、シーソーのように互いにバランスを取りつつ体の機能を維持しています。しかし、このシーソーは、いつも水平であるわけではありません。

レム睡眠中に交感神経は最高潮

アクセル、ブレーキを例に出しましたが、別の比喩としては、**交感神経は「日中の自律神経」**、**副交感神経は「夜の自律神経」です**。交感神経は、日中に活動が活発になります。体内リズムのところでもお話ししましたが、視交叉上核で生まれた体内リズムは、交感神経に伝わることで、体が活性化してきます。逆に副交感神経は、夜の睡眠中に活動が活発になります。昼は、シーソーは交感神経側に、夜は副交感神経側に、傾いているわけです。

では、交感神経と副交感神経のはたらきを測るには、どうすればいいのでしょうか。まず、睡眠中の交感神経の活動を、微小電極の針を末梢神経内に差し込んで、直接測った研究があります。

その結果、交感神経の活動は、ノンレム睡眠中は覚醒時よりも低かったのは予想通りでしたが、レム睡眠中ではむしろ覚醒時よりも活発でした。[11] **レム睡眠に限れば、交感神経も「夜の自律神経」に当てはまります。**

この研究では、痛そうな特殊な機器を使いましたが、現代では、心電図を記録して心拍の変動を解析すると、それぞれの自律神経がどの程度はたらいているかが、わかります。心拍変動（ＨＲＶ：Heart Rate Variability）とは、心拍の揺らぎであり、自律神経機能を反映する数値で、自律神経の研究では必ずといっていいほど使われます。

心拍変動解析でも、**交感神経は、ノンレム睡眠中はお休み状態ですが、レム睡眠では起きているとき以上に活性化しています。副交感神経は、睡眠全般を通して活発な状態でした。**[12]

睡眠は、脳で測るノンレム睡眠、レム睡眠も重要ですが、この睡眠段階に応じて変化する自律神経のバランスも、大切です。睡眠不足や睡眠覚醒リズムの乱れは、このバランスを崩し、わたしたちの脳や体の自動調節機能を壊してしまうことになります。

睡眠と生体リズムなどについて、いろいろな点から眺めてきましたが、複雑なシステムで制御されていることがわかります。さて、次章からは、人体をシステム・臓器別に分けて、睡眠中に体の中ではどのような活動が行われているかを見ていきましょう。この章で述べた物質や特徴などの名前が、再登場することになりますが、なるべくこの章に戻らなくても済むように、その都度説明をつけるようにしています。

図1−8　睡眠中の交感神経の活動

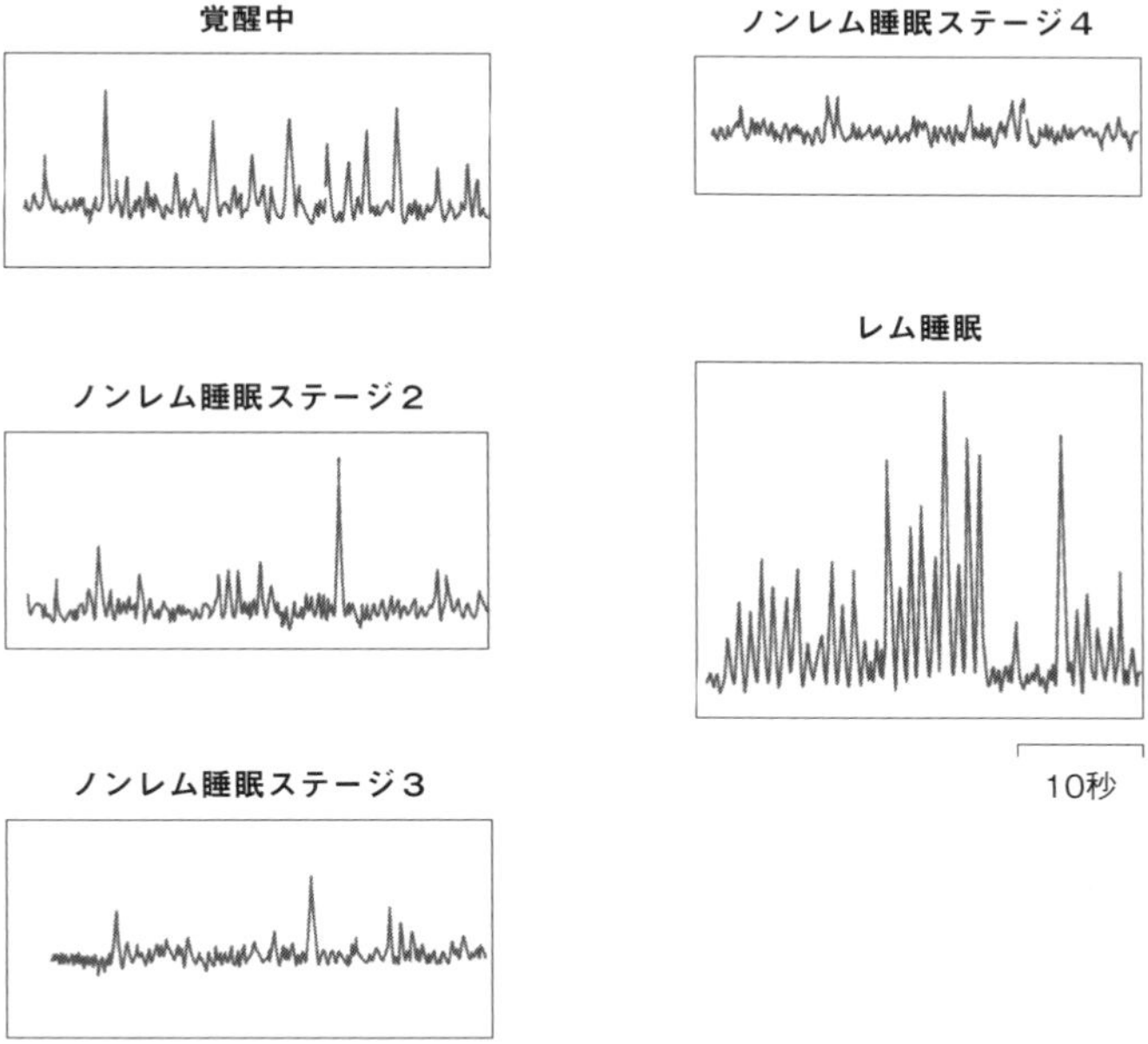

交感神経の活動はノンレム睡眠中は低い。ところが、レム睡眠中の活動は覚醒時よりも高い。

出典：Somers et al., 1993をもとに作成

コラム

睡眠中の寝返りは少ないほうがいい？

意外に知らない自分の睡眠時の姿勢

眠っているときの姿勢や寝返りについては、意外なことにあまり研究されてきませんでした。それよりも、睡眠中の脳のはたらきや化学物質の変化、病気の治療のほうに重きが置かれてきたので、仕方ないところもあります。

一般的には、適度なペースで寝返りを打って、仰向けばかりなど同じ姿勢が長時間続かないようになるのが、良いといわれています。では、皆さんは寝ているときに、仰向け、左向け、右向け、うつ伏せ、どの姿勢で寝ている時間が長いでしょうか。[註11]

睡眠中の姿勢や体位もわかるウェアラブル機器で、自分の睡眠中の姿勢を確認したことがあります。わたしの場合、横向きの時間が長く、横向きの7割は右を向いていました。左に妻が寝ていたせいでしょうが、睡眠中の体勢は、その人の体型や就寝環境によって異なります。

ベッドや枕、寝衣は、個人や国の文化によっても、好みが異なります。このような理由で研究は多くはないのですが、近年は簡単に装着できるウェアラブル機器の進歩で、自宅にいても寝ているときの体位や姿勢を記録できるようになってきました。ウェアラブル機器を使ったノルウェー科学技術大学の700人弱の寝相を調べた調査では、側臥位（横向き）54・1％、背臥位（仰向け）37・5％、前臥位（うつ伏せ）7・3％でした[13]。睡眠時間の半分は、横を向いて寝ていることになります。ただ、わたしのように、左側にパートナーがいると反対側ばかり向くなど、左右差がある場合が多いのかもしれません。

また、歳をとる、あるいは肥満傾向ほど、横向きの時間が増えたとのことです。ノルウェーの対象者は日本人に比べ大柄なので、日本人は仰向け寝の時間がもう少し長いかもしれません。また、中高年と肥満では睡眠時無呼吸症候群になりやすいので、息が止まりやすい仰向け寝よりは、自然に横向き寝になっている可能性があります。

睡眠中の姿勢を変えるには、寝返りが必要です。寝返りは、睡眠の質を保つために、必要な動作です。マットレスと接触している皮膚が体重で圧迫されるのを防いだり、ふとんの中の空気を撹拌したりすることで、体温を調節する効果があります。結果的に、睡眠の質を良くします。

先ほどのノルウェーで行われた寝相の研究では、寝返りの回数も計算されていて、1時間あたり平均1・6回でした。7時間睡眠だと、10回ほど寝返りを打っていることになりますが、わたしから見れば、かなり少ない印象です。ウェアラブル機器の精度の問題もありそうですが、寝返りはマットレスによって大きく異なります。沈み込むような低反発マットレスでは寝返りは少なく、弾力のある高反発マットレスでは多くなります。また、ベッドの広さや掛けふとんの重さなど、要因はたくさんあります。実際には、一晩に20~30回寝返りを打っていると考えられます。

寝返りは、睡眠のいつ頃に多いのでしょうか。寝返りがいちばん多いのは浅いノンレム睡眠のときで、浅いノンレム睡眠が続く睡眠の後半で寝返りが多く見られます。深いノンレム睡眠やレム睡眠では、寝返りは少なくなります。また、睡眠脳波を判読してきたわたしの経験から、レム睡眠が始まるときと終わるときは、寝返りがよく出現します。

つまり、**深いノンレム睡眠が優位に出現する睡眠前半では寝返りが少なく、浅いノンレム睡眠や、レム睡眠の移り変わりが多い睡眠後半では多くなる**傾向があります。

しかし、睡眠の質が悪くなかなか深い睡眠に入らない人は、睡眠前半から寝返りが多く、苦しい夜を過ごすことになります。

寝返りは、多ければいいというものでもなく、少なければいいというものでもありません。適度に寝返りが打てるベッドやマットレスの質、広さが、やはり物をいいます。寝具選びの際は、この点も気に留めて選んでみてください。

註

［註1］急速眼球運動（Rapid Eye Movement）の頭文字をとって、ＲＥＭ睡眠と名づけられた。

［註2］「ニューロン＝神経細胞」である。ニューロンは、核を持つ神経細胞体とそこから細長く伸びた樹状突起と、神経細胞体からコードのように伸びる軸索（神経突起）、軸索終末（神経終末）からなる。そして、次のニューロンとシナプス（ニューロン同士の結合）を形成する。人の脳には、約１０００億ものニューロンがあり、大脳皮質には１４０億のニューロンが存在している。ニューロンは、細胞の中心である細胞体があり、細胞体から電気コードのように出ている軸索が情報を送り出している。情報を受け取るのは、細胞体から枝を出している樹状突起という、棘のようなところである。ニューロンはつながり合うことで、複雑なネットワークをつくっている。わたしたちが記憶や学習などで脳を使っているとき、このネットワークが太くなったり、機能を高めたり、新しくできたりする。記憶や思考、判断など脳の活動は、ミクロなレベルで見れば、この神経ネットワークの活動にほかならない。脳の機能は情報の伝達・処理であり、ニューロン（神経細胞）のはたらきによって行われている。

［註3］ＧＡＢＡとは、γ-アミノ酪酸（Gamma Amino Butyric Acid）の略語で、アミノ酸の一種である。抑制性の神経伝達物質で、ニューロンの活動を低下させることで、不安をやわらげたり、鎮静や睡眠などリラックスさせたりする効果をもたらす。ベンゾジアゼピン系睡眠薬はＧＡＢＡ受容体に結びついて、抗不安・入眠効果を生じさせる。ＧＡＢＡを含む健康食品が人気だが、摂取したＧＡＢＡは胃から吸収され血液中に入っても、脳内にはほとんど入らない（脳には血液脳関門という関所のような機能があり、ＧＡＢＡはブロックされてしまう）。しかし、経口摂取したＧＡＢＡによる精神安定作用、降圧作用を示すデータはある。メカニズムとして、血管や末梢神経などにはたらく末梢性の作用、ＧＡＢＡが分解された物質が脳内に入ることができる、などの可能性が考えられる。もちろん、プラセボ効果の可能性もないわけではない。

［註4］Z-drugとは、日本のメンタルクリニックで非常によく使われる睡眠薬。ゾルピデム、ゾピクロンなど、一般名の頭文字にZがつくので、Z-drugないしZ系睡眠薬と俗に呼ばれる。精神薬理学の教科書では、ベンゾジアゼピン系薬剤と化学式が異なるため、非ベンゾジアゼピン系睡眠薬という種別に分けられているが、GABAに作用する点は、ベンゾジアゼピン系睡眠薬と変わりない。

［註5］海外で承認されているダリドレキサントが、第三のオレキシン受容体拮抗薬として日本で上市予定である。

［註6］食事も生体リズムに影響を与える因子であり、食事に影響を受ける生体リズムを「食餌同期性リズム」という。食餌同期性リズムとはいってみれば「腹時計」である。満腹になると、眠くなる。動物であれば、空腹時は餌にありつくために、眠くなっている場合ではない。逆に満腹になれば、エネルギーを温存しようとする。このように食事の時間に合わせて覚醒や行動、体温などを最適化して、餌にありついて生存可能性を高めようとする、動物的なリズムだと考えられる。覚醒を後押しするオレキシン作動性ニューロンは、空腹になると活動が高まり、眠りにくくなる。逆に満腹になると、オレキシン作動性ニューロンの活動は弱まり、覚醒度が下がる、すなわち眠気が生じる。この食餌同期性リズムはオレキシンと関連があるようだが、詳しいことはまだわかっていない。肥満やダイエットに関わる身近な問題であり、今後の研究が期待される。

［註7］メラトニンは、1958年にイェール大学皮膚科教授、アーロン・ラーナーによって発見された。[14] ラーナーは、皮膚のシミのもととなるメラニン色素の研究の中で、新しいホルモンを発見した。この物質は、メラニン色素を減らす作用があり、そしてセロトニンからつくられることから「メラ＋トニン」と命名された。しかし、メラトニンを摂取すればシミが消えることを示すデータは、残念ながら乏しい。

［註8］松果体は、左右の大脳半球の間にある、5〜8㎜程度の小さな器官である。17世紀頃に、松ぼっくりに形が似ていることから、松ぼっくりのラテン語（Pinea）にちなんで命名された。松果体がメラトニンを分泌することがわかったのは、メラトニンの発見と同じく、60年ほど前である。それまでは、脳内の奥深くにあることから、松果体には特別な機能があると考えられていた。哲学者ルネ・デカルトは、松果体を「魂の主要な場所であり、わたしたちのすべての考えが形成される

場所」と定義している。[15] デカルトの説は否定されたが、松果体についてはいまだに謎が多い。

［註9］ドーパミンの機能を調整するアリピプラゾールという薬剤も、体内時計のリズムを前進させる作用が報告されており、わたしも実際に朝起きられない若者の治療に用いている。

［註10］交感神経ではたらくホルモンはアドレナリンであり、神経伝達物質は、ノルアドレナリンである。副交感神経ではたらく神経伝達物質は、アセチルコリンである。ノルアドレナリンとアドレナリンは間違えやすいが、ノルアドレナリンは、脳内で神経伝達物質として分泌されるため、恐怖や怒り、不安などの精神的な作用に関わっている。一方、アドレナリンは脳内ではほとんど分泌されず、副腎髄質で分泌され、ホルモンとして作用する。アドレナリンは血液脳関門を通過することができないので、精神的な作用には関与しない。

［註11］寝つきの悪い人は、仰向けで過ごす時間が長いという論文がある。[16]

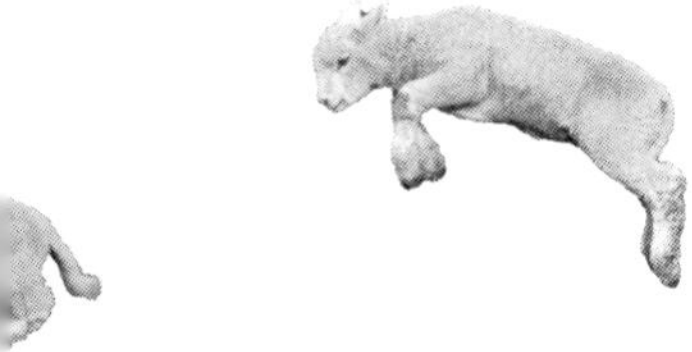

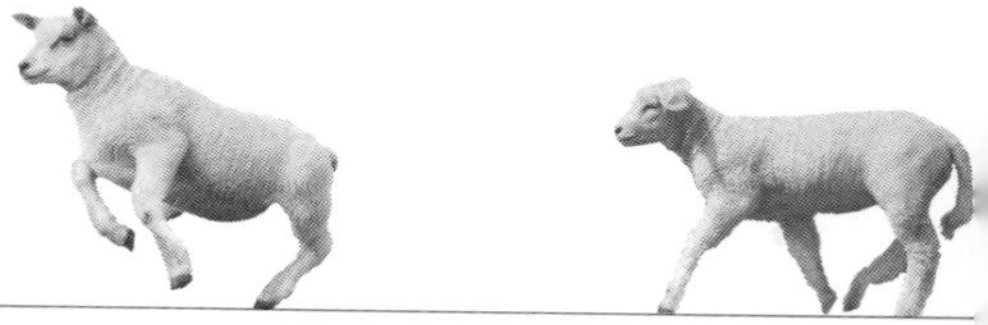

第2章 眠っている間に内分泌系では何が起こっているのか

1　内分泌系にとって睡眠はなぜ重要なのか

サウナに入っても体温100度にはならない「ホメオスタシス」

暑いところでは、わたしたちの体は汗をかいて、体温を下げようとします。サウナの温度は80～100℃ですが、サウナに入っても体温は100℃にはさすがに上がりません。また、塩分の濃いラーメンを汁まで飲んでも、血圧は上がるかもしれませんが、血液中のナトリウム濃度は一定に保たれます。

このように、わたしたちの体には、絶えず変化する外部の環境に適応し、体の状態を一定に保つ仕組みが必要です。**生体が変化に適応して、体を同じ状態に維持しようとするはたらきを「ホメオスタシス（恒常性）」と呼びます。**ホメオスタシスに関わっているのは、自律神経系や免疫系、そしてホルモンを生成する内分泌系です。

内分泌系とは、ホルモンを介して体の機能を調節するシステムです。ホルモンは、脳下垂体をはじめさまざまな器官から分泌される物質で、多くは血液によって全身の組織や細胞に運ばれて、そこでいろいろな作用を発揮します。

すべてのホルモン分泌は時間で変動する

ホルモンは、24時間365日、源泉掛け流しの温泉のように、一定の割合で分泌され続けているわけではありません。必要な時期に、必要な量が、必要な期間だけ、分泌されます。ホルモンの分泌量ももちろんですが、ホルモンが分泌されるリズムやタイミングのほうも、分泌量に劣らず大切です。

ホルモン分泌のリズムやタイミングを決める大きな要因として、睡眠と体内時計（生体リズム）があります。たとえば、前章で出てきたメラトニンは体内時計でコントロールされており、光を浴びてから約15時間後に分泌のピークを迎えます。

睡眠とホルモンといえば、成長ホルモンが有名です。成長ホルモンは、ぐっすり眠っている間に分泌されるので、睡眠が損なわれると分泌量が減り、体の成長はもちろん、傷の修復や皮膚の新陳代謝などを損ねてしまいます。

重要なことは、成長ホルモンだけではなく、**ほとんどすべてのホルモンが、睡眠と体内時計の影響を受けて、分泌が時間によって変動する**ということです。この事実は、意外にあまり知られていません。

内分泌系は、医学部の講義でも難解なところで、わたしも含めて苦手な人も多い分野です。しかし、このあとの消化器系や呼吸器系、脳神経系といった章でも、ホルモンの話はちょくちょく登場します。なぜならホルモンは血液に乗って、体のいろいろな臓器や器官の細胞に運ばれて全身に作用するからです。

この章では、成長ホルモンをはじめとして、人間の体の主要なホルモンが睡眠や体内時計の影響によって、どのような分泌パターンをとるのか、そしてその分泌パターンが心身にどのような変化や影響を与えるかを見ていきます。

2　内分泌系の基礎　ホルモンとは何か

人体を「呼び覚ます」ホルモン

人体の話をするときに、「ホルモン」という言葉が出てきます。ホルモンというと、どうしても焼肉のホルモンを連想してしまいますが、元の意味は「呼び覚ます」という意味のギリシャ語です。

大学の医学部ではホルモンは「内分泌系」という項目で講義されます。大きな病院では「内分泌科」という診療科がありますが、ホルモンに関わる病気を扱う科です。

「内分泌系」の説明に入る前に、「内分泌」と「外分泌」との違いを見ておきましょう。「内分泌」とは、細胞から物質が血液に放出され、離れた細胞に作用する、いわば、体の内部の情報伝達です。それに対し「外分泌」は、唾液や涙のように、体の外部に放出されます。

この「内分泌」機能がシステム化されたものが、「内分泌系」です。わかりやすくいえば、**内分泌系は、細菌やウイルスなど体の外からの異物による攻撃や環境変化などのストレスが生じたときに、シグナルを全身の細胞や臓器に素早く伝えて刺激に反応し、体内の状態を維持しようとするための防御システムです。**細胞から血中に分泌されて、ほかの臓器や細胞に作用するメッセンジャー役が、ホルモンです。

ホルモンは、1902年にイギリスの生理学者アーネスト・スターリングによって発見されました。「セクレチン」という、小腸でつくられて血流に乗って膵臓に運ばれ、膵液の分泌を増やすはたらきをする物質です。このセクレチンのように、血液によって運ばれ、離れた臓器に効果を及ぼす物質を「ホルモン」と名づけました。

人間の体には、現在100種類以上のホルモンが確認されています。新たなホルモンやホルモン類似物質も発見されており、これからも増えていくと考えられます。

ホルモンはどこでつくられるのか?

ホルモンは、全身いたるところでつくられています。ここでは、ホルモンを生成する代表的な内分泌臓器を挙げておきます。

①　脳下垂体

文字通り、脳からぶらさがっているエンドウマメ大の器官です。頭蓋骨のほぼ中心に位置し、眉間の奥の7cm前後のところにあります。小さなホルモン生成臓器ですが、8種類ほどのホルモンが出て、全身のホルモンを分泌する臓器にはたらくことから、内分泌中枢ともいわれます。また脳下垂体は、すぐ上に位置している視床下部によって大部分をコントロールされています。

②　甲状腺

甲状腺は、のどぼとけの下にある蝶が羽を広げた形をした臓器で、甲状腺ホルモンというホルモンを生産しています。甲状腺ホルモンは、体のいろいろな臓器に運ばれて、新陳代謝をさかんにし、脈拍や体温、自律神経のはたらきを調節し、エネルギー消費を一定に保つ役割を担っています。たとえば甲状腺ホルモンが低下すると、だるくてなんとなく調子が悪いという、代謝が落ちた症状が出てきます。

③　副腎

副腎は、左右の腎臓の上に位置する約2～3cm、約4～5g程度の小さな三角形の臓器です。非常に小さな臓器ですが、人が生きるために必要なホルモンを分泌する、とても重要な臓器です。

副腎は、皮質と髄質に分けられます。皮にあたる表面部分を皮質といい、血圧維持やス

図2—1　主な内分泌腺とホルモン

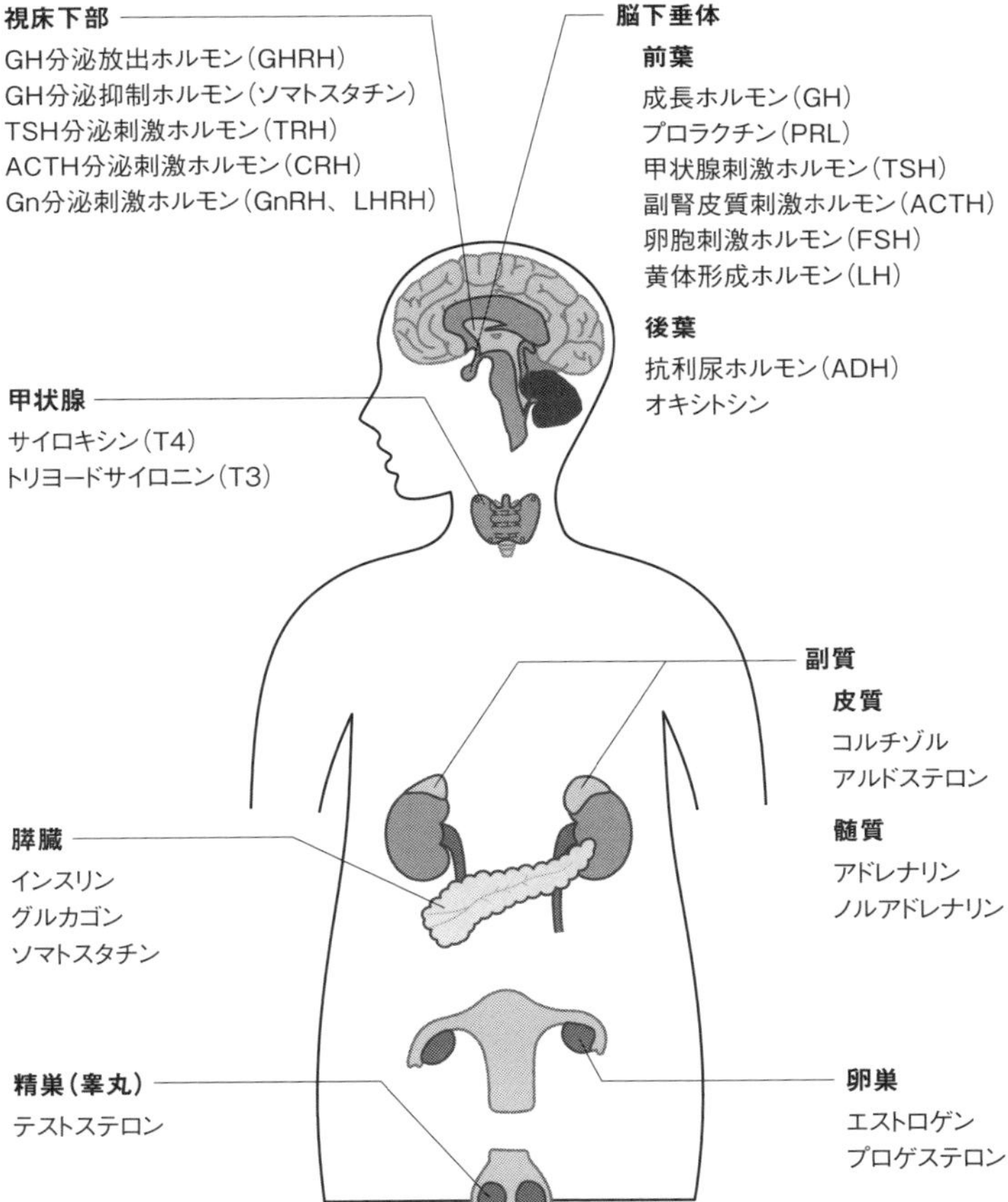

これらのほかに、心臓、消化管、腎臓、肝臓、脂肪組織、胎盤などからもホルモンは分泌されている。

トレス時に必要なステロイドホルモンが出ます。中身の部分は髄質と呼ばれ、アドレナリンとノルアドレナリンが分泌されます。

④ 膵臓

胃の後ろ側という腹部の深いところにある、長さ15～18㎝、厚さ2㎝ほどの細長い臓器です。膵臓からも、多くのホルモンが分泌されています。血糖値を調整するインスリン、グルカゴンが代表的なホルモンです。

膵臓のもうひとつの大きなはたらきとして、「外分泌」があります。消化液である膵液をつくり、十二指腸に直接分泌します。

⑤ 腎臓

腎臓は、血液を濾過して、老廃物や余分な塩分を尿として体の外へ排出します。この尿をつくるはたらきは有名ですが、それ以外にも腎臓は重要なはたらきを持っています。赤血球を増やすエリスロポイエチン、血圧に関連するレニンというホルモンをつくっています。

⑥ 精巣・卵巣

男性ホルモン、女性ホルモンなど、性腺ホルモンを分泌する臓器です。性腺ホルモンは種類も多く、エストロゲンやアンドロゲン、プロゲステロンなどが該当します。

アンドロゲンとエストロゲンは、複数ある性腺ホルモンの総称です。たとえば女性ホルモンであるエストロゲンであれば、エストロン、エストラジオール、エストリオールなどに分けられます。男性ホルモンであるアンドロゲンには、代表格のテストステロンがあります。

性腺ホルモンの作用は、生殖器に対してだけではありません。女性ホルモンは骨粗しょう症を防ぎ、男性ホルモンは筋力の維持・増強に関わっています。

以上挙げたほかにも、心臓や血管、胃や腸など消化管、脂肪、神経など、体のあらゆる臓器から、ホルモンがつくられて分泌されていることがわかってきています。

パフォーマンスの乱れはホルモンの乱れ

ホルモンは、それぞれが異なるはたらきを持っています。ホルモンのはたらきを一言でまとめると、「ホメオスタシス」に欠かせない物質ということになります。ホメオスタシスは、本章冒頭のサウナのたとえで説明しましたが、体を一定の状態にキープしようとする機能です。暑いところでも寒いところでも、体温を36℃前後で一定に保つ作用は、代表的なホメオスタシスの機能です。

ホルモンのはたらきがなければ、人間は恒常性を維持できなくなり、生きていけなくなります。しかも、健康にとっては、ホルモンは適切な量が、適切なタイミングで分泌されることが求められます。多すぎる、あるいは少なすぎるホルモン分泌は、病気の可能性があります。さらにおかしなタイミングでホルモンが分泌されるリズムの乱れは、パフォーマンスが上がらないなど、コンディショニング不良の要因となります。

3　ホルモンの24時間リズムは多種多様

朝に活発になるストレスホルモン、コルチゾル

すべてのホルモンは、それぞれの分泌リズムを持っています。パッチリ覚醒時に分泌が活発になるホルモンもあれば、ぐっすり眠っている深い睡眠のときに、分泌がピークとなるホルモンもあります。

ホルモンが示す24時間のリズムは、わたしたちの体内時計によってコントロールされています。これに、夜更かしや睡眠不足などが加わると、リズムも影響を受けます。

覚醒時も含めて、眠っている間の1日24時間のホルモンの動きに関わっているのは、視床下部から分泌される、ホルモンを調節する物質（これも、ホルモンなのですが）です。

たとえば、ストレスホルモンとして知られるコルチゾルは、哺乳類の中でももっともメリハリのある概日リズムを持ちます。**コルチゾルは、覚醒する前から午前にかけて分泌が活発になり、遅**

い午前から夕方にかけて徐々に低下して、深夜にはもっとも分泌が低くなります。眠っている状態から朝起きて活動するということは、やはり相当なストレスになるわけです。

運ばれてきたコルチゾルをキャッチして作用する受容体は、脳や胃腸、筋肉など体のすべての部分に遍在し、免疫や炎症、代謝、認知機能、気分、成長、生殖、心血管機能、ストレス反応など、コルチゾルの多種多様なはたらきを媒介しています。

ホルモンの分泌リズムにも多様性がある

コルチゾルをはじめに取り上げましたが、ほかのホルモンも朝昼夜で、かなり違った分泌パターンをとります。図2-2は、いろいろなホルモンの1日の動きをそれぞれ示したものです。どうやってこのホルモンの動きを測ったかというと、被験者は試験中ずっと横になって、静脈内に点滴管を留置されます。そこからホルモン計測用の血液を抜かれていきます。食事による影響を最小限にするため、ブドウ糖を静脈の中に注入することで栄養補給が行われました。

時間軸の左のグレーの区間は自然な夜間睡眠、薄いグレーの区間は断眠（寝させない）、右の濃いグレーの区間は、断眠後の日中の睡眠を示しています。生命の維持に欠かせないコルチゾルは、たとえ一晩徹夜したとしても、ホルモンの24時間リズムは、そうやすやすとは崩れないことがわかります。

一方で、**成長ホルモンは、睡眠不足の影響を受けやすい**こともわかります。また、甲状腺刺激ホルモンは夕方～夜にかけて高くなり、眠らないと分泌レベルが高くなります。

わたしたちが夜眠っている間に、お休み状態になるホルモンもあれば、夜行性の動物のように活発になるホルモンもあります。ホルモンは、体内リズムに従った独自の動きを持っています。そして、睡眠不足によって分泌リズムに影響を受けやすいホルモンもあれば、なかなか変化せずに自身のリズムを頑固に保とうとするホルモンもあり、多様であることがわかります。

次の項目では、ホルモンが睡眠中に示す動きと、睡眠不足になった場合にどのような悪影響が生じるのかを、代表的なホルモンについて個別に見ていきます。

4　成長ホルモン「寝る子は育つ」は正しい？

分泌パターンに男女差のある成長ホルモン

「寝る子は育つ」とは、よくいわれる諺ですが、本当なのでしょうか。たしかに、睡眠前半のノンレム睡眠のときに、成長ホルモンの分泌はピークに達します。成長ホルモンは成長や新陳代謝にとって重要ですので、睡眠前半（22時～2時頃）は、「睡眠のゴールデンタイム」とも呼ばれます。

まったく間違いというわけではないのですが、この本を読む人は、もう少し詳しいメカニズムを知りたい人が多いはずです。その前に、成長ホルモンがどうコントロールされているかについ

図2—2　主要なホルモンの日内変動

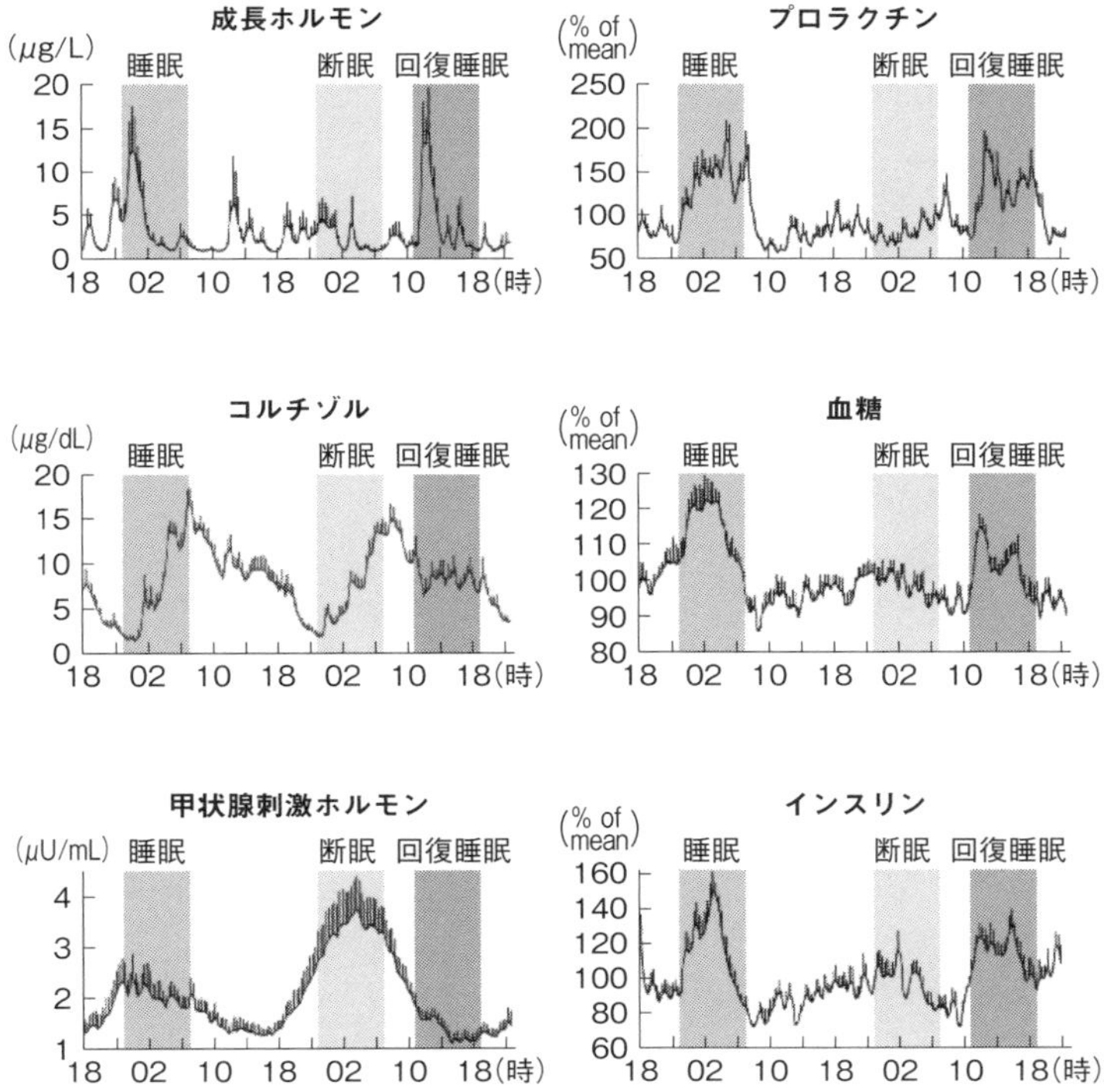

% of mean：平均値に対する割合

出典：Hanlon EC et al. Endocrine Physiology in Relation to Sleep and Sleep Disturbance. Principles and Practice of Sleep Medicine, 7th Edition. をもとに作成

図2−3　成長ホルモンの仕組み

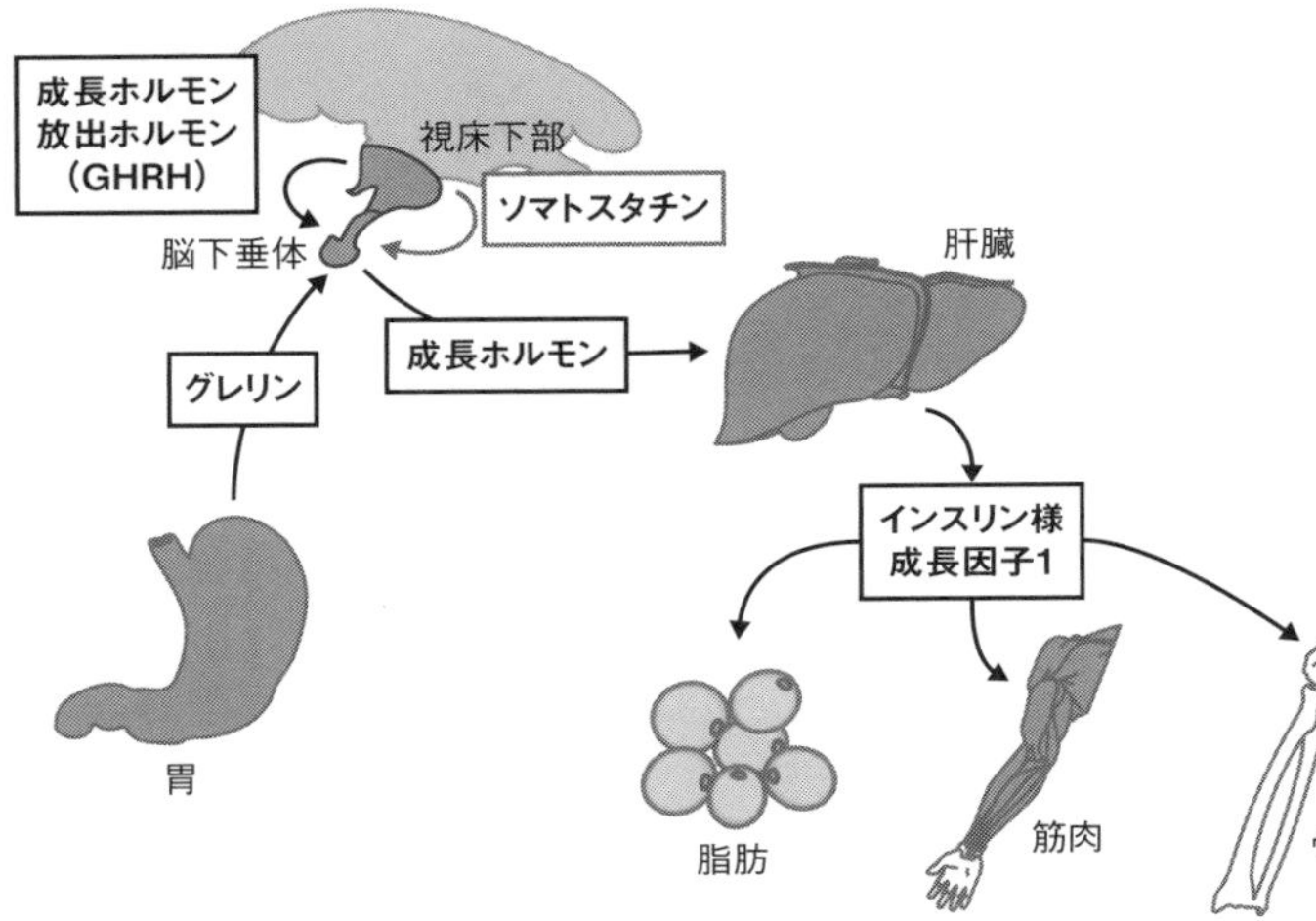

て、知ってもらう必要があります。

成長ホルモンは、脳下垂体から分泌されます。しかしながら、脳下垂体が自ら分泌をコントロールしているわけでなく、より上位の中枢である視床下部から分泌される成長ホルモン放出ホルモン（GHRH）により脳下垂体が刺激され、成長ホルモンの分泌が活発になります。一方、視床下部から主に分泌されるソマトスタチンというホルモンは、成長ホルモンの分泌を抑制します。

あまり知られていないのですが、胃から分泌されるグレリンも、成長ホルモンの分泌を刺激するホルモンです。[1]

睡眠中の成長ホルモンの分泌をコントロールしているのは、①成長ホルモン放出ホルモン（GHRH）刺激、②夜間のグレリン分泌量の増加、③夜間のソマトスタチン分泌量の低下、であり、この3つの要因が組み合わさり、相乗的な役割を果たしているからだと考えられています。

成長ホルモンの分泌は、24時間通して見ると、低い濃度で推移しています。しかし、あるときに分泌量が急激に増加し最高値をとって、ピークを迎えます。それが、入眠直後です。

この成長ホルモンの睡眠中の動きには、男女差があります。男性では、入眠後の分泌ピークがもっとも大きく、24時間を通じて観察される唯一のピークです。一方女性では、成長ホルモンのピークが日中にもしばしば見られます。入眠後にも分泌ピークはあるのですが、男性と違って24時間の分泌量の大部分を占めることはありません。この男女差がどうして生じるかは、はっきりした理由はわかっていません。

睡眠の「ゴールデンタイム」の真実とウソ

また、意外かもしれませんが、早く寝てしまった、あるいは夜更かししてしまったなど、睡眠の開始タイミングの違いは、成長ホルモンの分泌にはあまり関係がないようです。[2] **たとえ入眠の時刻が遅くなったとしても、成長ホルモンの分泌パターンは、「睡眠開始→成長ホルモン分泌」で変わりはありません。**睡眠前半の22時~2時頃をゴールデンタイムと決めつけるのは、正しくないということになります。夜の仕事をしていて寝るのが午前2時頃の人は、2時~4時頃の深夜枠が、ゴールデンタイムになります。

さて、入眠したら成長ホルモン分泌のスイッチが入ると書きましたが、正確には深い睡眠、すなわち**ノンレム睡眠第3段階（N3、徐波睡眠）が、成長ホルモンがさかんに分泌される睡眠のタイミングです。**

そして成長ホルモン分泌の最大ピークは、深いノンレム睡眠が始まった数分後に起こることがわかっています。[3] 男女差はありますが、健康な若い男性では、深いノンレム睡眠（徐波睡眠）の時間と成長ホルモンの分泌量は比例する、また薬剤を使って徐波睡眠を増加させると成長ホルモンの分泌が増えるなど、深いノンレム睡眠が成長ホルモンにとって重要であることが示されています。ただし、医師から処方される睡眠薬のほとんどは徐波睡眠を増加させないので、残念ながら睡眠薬による成長ホルモン増加は期待できません。

「寝る子は育つ」は正確ではない

深いノンレム睡眠（徐波睡眠）が成長ホルモンにとって重要なので、睡眠不足や質の悪い睡眠では、成長ホルモンの分泌は低くなりそうに思えます。事実、先ほどの図2-2のように睡眠を制限すると、成長ホルモンの分泌は激減します。しかし、完全徹夜のあとにとる日中の睡眠では、日中にもかかわらず成長ホルモンの分泌は増加し、結局のところ24時間の総分泌量は大きく変わらないようになっています。[4]

どのみち総分泌量が変わらないのなら、いつ眠っても同じではないかと思うかもしれませんが、

図2—4　成長ホルモンは夜に多く分泌される

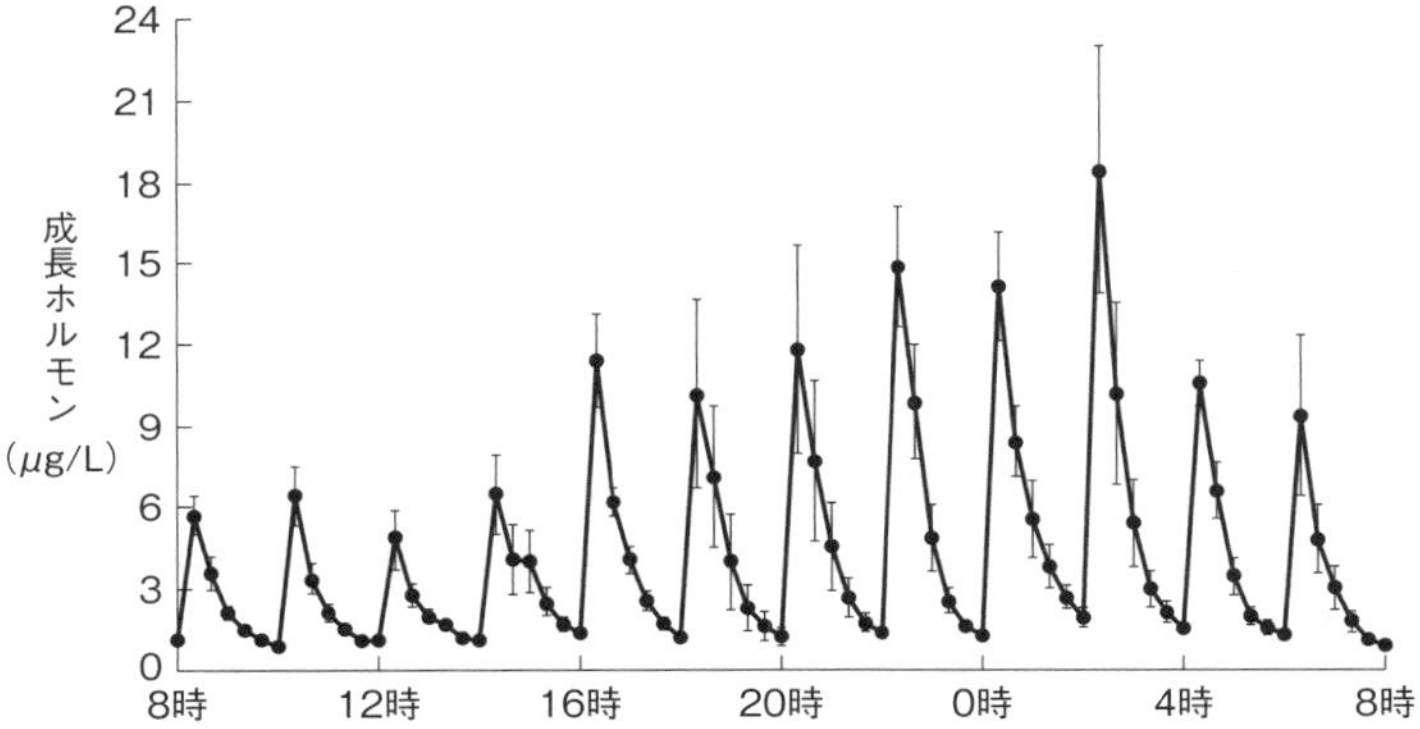

2時間ごとに同じ量の成長ホルモン放出ホルモンを注射して、血液中の成長ホルモンの量を20分ごとに調べた実験。夜に注射するほうが、成長ホルモンが多く分泌される。

出典：Jaffe et al., 1995をもとに作成

同じ眠るのであれば、昼ではなく夜に睡眠をとるほうが、成長には良いことがわかっています。図2-4に示すように、成長ホルモンを刺激するGHRHは、昼よりも夜のほうが活発だからです。[5] 先ほどの1日の総分泌量が変わらないのは、食欲に関わるグレリンの作用による副産物であり、健康的で自然な分泌の仕方ではないと考えられます。

したがって、**「寝る子は育つ」ということわざは、科学的には「夜に寝る子は育つ」が正しい**ということになります。となると、現代の子どものように、学習塾やスマホの影響で、睡眠不足気味になると、成長ホルモンに悪影響は出ないかどうか気になってきます。睡眠不足がホルモン分泌に与える悪影響については、この章の最後でまとめて説明します。

5　コルチゾル　夜中に喘息発作が多いわけ

夜に減ってしまうコルチゾルは気管支喘息の治療薬

気管支が狭くなって呼吸困難や激しい咳が出る気管支喘息は、夜中に発作が出やすいものです。原因としては、日中との温度差や口呼吸による乾燥もあります。しかし、**夜中に喘息発作が出やすくなるのは、ホルモンの一種である「コルチゾル」の分泌量が夜中に少なくなることも原因と考えられています。**コルチゾルは、気管支喘息の治療薬のひとつである、ステロイドホルモンだからです。

コルチゾルは、「3　ホルモンの24時間リズムは多種多様」でも登場しましたが、もう一度見直しておきます。コルチゾルは、全身の細胞にはたらき、多くの遺伝子を活性化させます。腎臓近くにある副腎の表面、副腎皮質から分泌され、ストレスを受けたときに分泌されるので、「ストレスホルモン」の別称があります。また、コルチゾルは午前にかけて分泌量が増えて、時間が経つにつれて少なくなっていきます。夜に寝ついたあとも減り続けて、夜中には分泌はもっとも低くなります。

コルチゾルの分泌は、脳下垂体からの副腎皮質刺激ホルモン（ＡＣＴＨ）によってコントロールされています。[註1] コルチゾルが少ないと、脳下垂体がコルチゾル不足を感知して、ＡＣＴＨ分泌量を増やし、結果的にコルチゾルの分泌が増加します。コルチゾルが過剰なときは、逆のフィードバックがはたらき、ACTH分泌量は減少します。

ACTHは、コルチゾルと連動します。すなわち、コルチゾルと同じように、ACTHは早朝にピークを迎え、日中にかけて低下していきます。夜遅くから睡眠の前半までは、1日のうちでもっとも低い値で推移します。

夜にかけて気管支喘息が悪化しやすいのは、治療薬代わりのコルチゾル、ひいてはコルチゾルを刺激するACTHが、夜は乏しくなってしまうからです。

睡眠不足で過剰分泌されるコルチゾル

これまで述べたように、健康な人では、コルチゾルやACTHの分泌量は、朝方に高くなり夜には低くなります。

朝、なかなか調子が上がらない人がいますが、これは朝におけるコルチゾルの分泌低下が関与しているかもしれません。体内時計の親時計である視交叉上核も、副腎を刺激してコルチゾルやACTHの分泌を増やします。視交叉上核と副腎との間は、場所は離れているのですが、神経のつながりは豊富でしっかりしています。[6] 視交叉上核と副腎との間を結ぶ神経のつながりによって、副腎は視交叉上核からの情報によってしっかりと制御されていることがわかっています。[7]

ということは、逆に体内リズムが乱れると、視交叉上核の乱れの影響をもろに受けることにもなります。**睡眠不足になると、朝のコルチゾルの分泌のピークは実際に鈍くなります。これは、朝の目覚めが悪い、午前中の調子が悪いことの一因となります。**

睡眠不足になると、朝のコルチゾル分泌は低くなりますが、逆に分泌が低下すべき夕方〜夜では、分泌量が上がってしまいます。

睡眠不足にさせると、翌日の夕方にコルチゾル分泌が高まるというデータがあります。アメリカ、シカゴ大学の研究では、8時間睡眠と比べてコルチゾルの分泌は、4時間睡眠の次の日では37%、完全徹夜では45%も増加します。[8]

徹夜では、疲れていてもなぜかテンションが上がってしまうこともあるのは、このコルチゾルの増加も関連しているのかもしれません。

コルチゾル過剰分泌で全身ボロボロに

見方を変えれば、睡眠不足では、日中から夜にかけてコルチゾル濃度が、十分な睡眠をとっているときと比べて、下がりきらなくなるということです。つまり、ストレスホルモンとしてのコルチゾルのはたらきが強まり過ぎることになり、脳や体にダメージを与えることになります。

コルチゾルの過剰分泌が続くと、動脈硬化の進行や骨粗しょう症の悪化、免疫機能の低下、脳の海馬の神経細胞を破壊するなど、さまざまなダメージが生じます。しつこいようですが、コルチゾルは生体にとって必要なホルモンですが、過剰になってしまうのは有害です。

コルチゾルは、基本的には、睡眠中はお休みしているべきホルモンです。そうしなければ、日中に活発になり過ぎてしまい、人体に負担をかけてしまいます。夜は、気管支喘息の発作は起きやすくはなりますが、ちゃんと睡眠をとって、コルチゾルを休ませることのほうが、生きていく上では健康的です。

6 甲状腺ホルモン 寝不足でギラギラしてくるわけ

新陳代謝を整える甲状腺ホルモン

甲状腺ホルモン[註2]**は、文字通り甲状腺からつくられ、血液の流れに乗って全身の細胞に運ばれて、新陳代謝を活発にするはたらきをしています。**また、骨や神経、精神状態にも関わり、子どもの成長や発育を促進します。

甲状腺ホルモンは、生命維持のために重要ですが、その量は多すぎず、少なすぎず、ちょうど良いように保たれています。

甲状腺機能亢進《こうしん》症（バセドウ病）という病気では、甲状腺ホルモンの分泌が過剰になります。全身の代謝が高くなり、食欲はあるにもかかわらずやせてきます。心臓の動きも活発になり、少し動いただけでも脈拍が上がります。また、腸のはたらきが良くなり過ぎて下痢を起こしやすく、神経が高ぶるためイライラして、興奮しやすくなります。

逆に甲状腺機能低下症という病気では、甲状腺ホルモンの分泌が不足します。甲状腺機能亢進症とは逆の状態、いつもだるい、食欲がない、寒がりになる、便秘になるなどの症状が生じます。また、大人では物忘れや抑うつ状態を、子どもの場合は発育不全を引き起こすこともあります。

一定したリズムの甲状腺ホルモンと、夜に急増する甲状腺刺激ホルモン

甲状腺ホルモンは、脳下垂体から分泌される甲状腺刺激ホルモン（TSH）によって調節されています。甲状腺ホルモンが不足してくると、TSHが増加して甲状腺を刺激して、甲状腺ホルモンの分泌が活発になります。逆に、甲状腺ホルモンが増え過ぎるとTSHの分泌は抑えられ、甲状腺ホルモンの分泌は減ります。


これらの甲状腺に関するホルモンのうち、明確な日内変動を持つのはTSHです。感度が高いので、甲状腺の病気の検査では、必ず測定されます。一方、甲状腺ホルモンそのものである甲状腺ホルモン（T3、T4）では、日内変動ははっきりしません。

それではまず、TSHから見ていきましょう。

血液中のTSHは、日中の値は低めで安定しています。しかし夕方から急激に上昇し始め、睡眠が始まる頃に最大濃度となります。その後、TSH濃度は徐々に低下し、朝の目覚めの直後には日中の低い値に戻ります。睡眠中は、TSHは抑制されていることになります。深いノンレム

図2−5　甲状腺刺激ホルモン（TSH）の日内変動

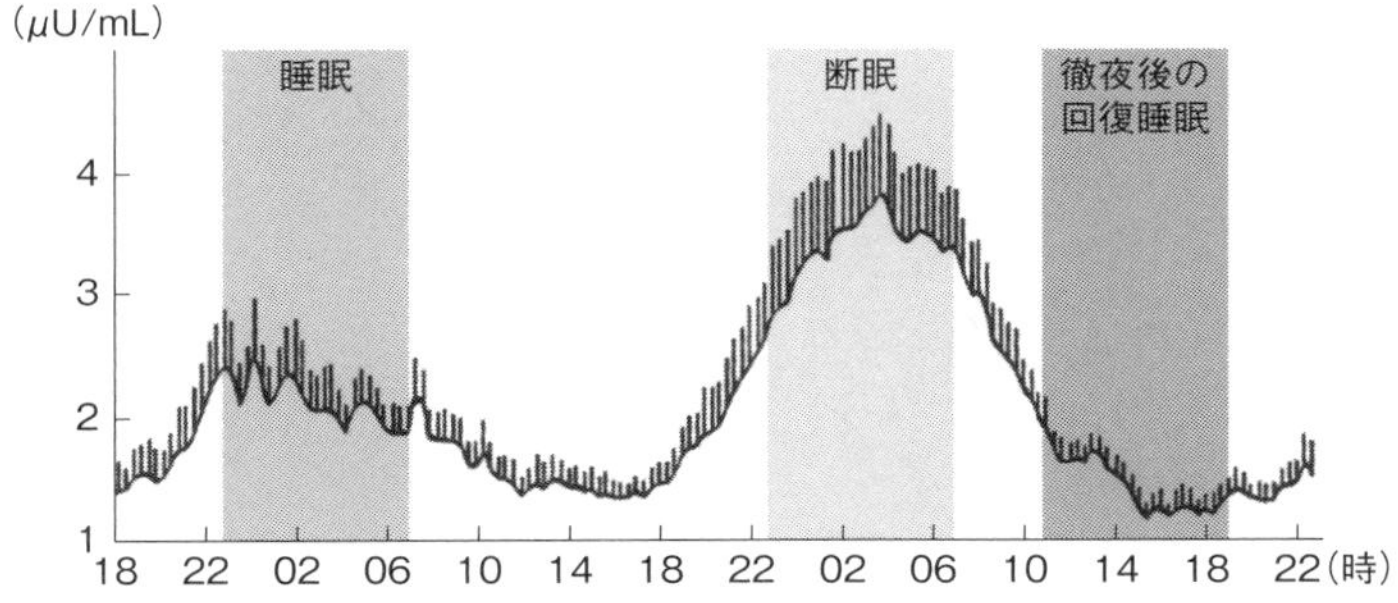

分泌量は断眠で著しく上昇する。

睡眠（徐波睡眠）が、ＴＳＨ分泌が低下する主な要因であると考えられています。[9]

肝心の甲状腺ホルモン本体（Ｔ3、Ｔ4）は、夜中に低く朝にかけて活発になってくるコルチゾルと違って、睡眠に関連した動きに乏しいことがわかっています。理由として、ホルモンの半減期が長い、すなわち分解スピードが遅く、一定した量が体内で維持されるためではないかと考えられています。

寝不足でイライラ、ギラギラ
甲状腺機能亢進症と似ている点

では、睡眠不足になったときに甲状腺ホルモンの変化はどうなるでしょうか？　上の図にも示す通り、甲状腺刺激ホルモン（ＴＳＨ）の分泌量は増加します。ＴＳＨは甲状腺ホルモンを増加させるホルモンですので、ＴＳＨが増加すれば甲状腺ホルモン（Ｔ3、Ｔ4）も刺激されて分泌が増加します。通常はフィードバックがはたらいて、甲状腺ホルモンが増えればＴＳＨは減るのですが、睡眠不足ではフィードバックが十分に機能せず、甲状腺ホルモンの濃度は増えてしまいます。[10]

つまり**睡眠不足が続くと、甲状腺ホルモンが過剰になっている、軽度の甲状腺機能亢進症に似た状態になります。**甲状腺機能亢進症では、体重はやせてきて、眼球が飛び出し気味になり、イライラするなど精神的にも落ち着かなくなってきます。寝不足のイメージと似ているところも多いので、興味深い現象です。

皆さんも寝不足のときに、妙にハイテンションになったり、目がギラギラしたりしたことはありませんか？　寝不足になるとストレスホルモンであるコルチゾルも増えましたが、甲状腺ホルモンも増え、睡眠不足のときのハイテンションに関わっている可能性があるわけです。

7　性ホルモン　不妊や月経前症候群は夜のホルモンが不安定になるため

月経周期での女性ホルモンの動き

性ホルモンで見られる24時間の動きは、性別はもちろんですが、思春期と更年期では大きく異なるように、年齢によって大きく変わってきます。

男性ホルモンではテストステロン、女性ホルモンではエストロゲンが有名です。[註3]　とくに女性は

図2−6　女性の生理周期と女性ホルモン

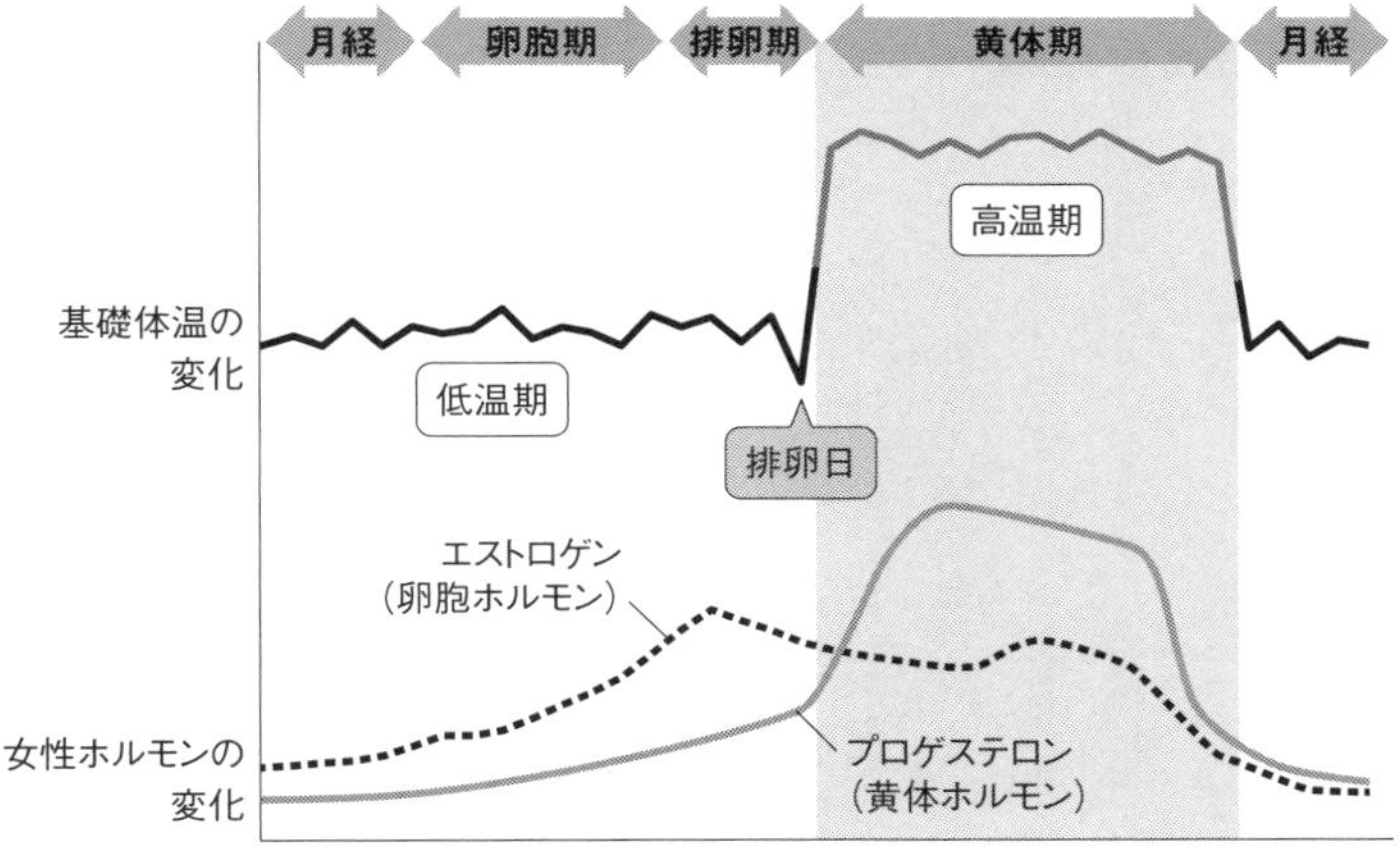

月経があるので、複雑です。男性の方は、女性の生理周期に詳しくない人もいると思うので、簡単に図で示しておきます。

エストロゲンは、女性らしさをつくるホルモンで、成長とともに分泌量が増え、生殖器官を発育、維持させるはたらきを持っています。卵細胞とそれを取り巻く細胞の集まりである卵胞の発育とともに、卵胞期から排卵期にかけて分泌されるので、卵胞ホルモンとも呼ばれます。20代でピークを迎え、加齢とともにホルモンを分泌する卵巣の機能は少しずつ低下し、45〜55歳の更年期になると、分泌量は急激に減ります。

このほか、女性ホルモンにはプロゲステロンがあります。卵巣の黄体という、排卵後に卵胞が変化してできるところでつくられるため、黄体ホルモンとも呼ばれます。聞き慣れていない人も多いかと思いますが、簡単にいうと、排卵直後の黄体期に分泌が増える、妊娠の準備をするためのホルモンです。基礎体温を上げ、受精卵が着床しやすいように子宮内膜を安定させるはたらきがあります。

妊娠がなければ、排卵からおよそ2週間経つと、妊娠のために厚くなっていた子宮内膜がはがれます。これが、「月経」の始まりです。

子どもの性的成長に十分な睡眠は欠かせない

女性の月経や妊娠にとって大切なホルモンは、エストロゲンとプロゲステロンですが、思春期以前で睡眠と関わりのあるホルモンは、黄体形成ホルモン（LH）と卵胞刺激ホルモン（FSH）です。

黄体形成ホルモン（LH）は、脳下垂体から分泌されるホルモンで、排卵や精子の生成、女性ホルモンであるエストロゲンの分泌を促す作用があります。卵胞刺激ホルモン（FSH）も、脳下垂体から分泌され、卵巣や精巣を刺激して性ホルモンの分泌を促進することで、女性の場合は卵巣を刺激して卵子の成熟を促し、男性の場合は精巣を刺激して精子の形成を促します。黄体や卵胞という名前がついていますが、男性にも存在して、黄体や卵胞を刺激するだけではないはたらきを持っています。

子どもの性的成長にとって睡眠が重要な理由としては、睡眠中に黄体形成ホルモン（LH）と卵胞刺激ホルモン（FSH）という性成長を促進する重要なホルモンの分泌が、増加することが挙げられます。また、深いノンレム睡眠（徐波睡眠）が、黄体形成ホルモン（LH）の分泌ピークを決定します。[11] **深いノンレム睡眠（徐波睡眠）をしっかりとることによって性ホルモンが活発となり、性的な成熟が促されます。逆に睡眠不足や質の悪い睡眠は、思春期移行期において、性的な成熟を遅らせてしまう可能性があります。**

十分な睡眠が男性らしさ＝男性ホルモンを保つ

成人へと成長・加齢してくると、男性であれば精力の衰え、女性であれば更年期の心配が生じてきます。最近は、疲れやすさや性欲の低下、インポテンツなどの症状があって、代表的な男性ホルモンであるテストステロンの低値が確認できれば、男性更年期障害（加齢性腺機能低下症）と診断されます。わたしの診た患者でも、泌尿器科で男性更年期障害と診断され、男性ホルモンを注射して性的な症状が改善したことがあるという人がいます。

男性ホルモンであるテストステロンの分泌は、十分な睡眠を必要とします。テストステロンは、睡眠開始後に著しく増加し、早朝には最大レベルになります。[12] 成長ホルモンのパターンと似ていて、テストステロンの睡眠中の分泌増加は、最初のノンレム睡眠の長さと関連しているようです。[13]

若い男性を睡眠不足にすると、テストステロンの濃度は著しく低下し、睡眠が回復すれば速やかに回復することも示されています。[14] **寝不足が、男性の精力を低下させることは間違いありません。**

黄体期でリズムが乱れる女性ホルモン

成人の女性では、卵胞刺激ホルモン（ＦＳＨ）、黄体形成ホルモン（ＬＨ）、エストラジオール（女性ホルモンの一種）、プロゲステロンなどの性ホルモンは、24時間で変動します。また、卵胞期と黄体期で、分泌パターンは異なります。卵胞期ではだいたいの性ホルモンはリズムが保たれますが、黄体期では卵胞刺激ホルモン（ＦＳＨ）以外のホルモンは、リズムが乱れる傾向があることがわかっています。[15]

生理前に、夜の睡眠が浅くなる、日中眠気が強くなる、という経験が多くなります。女性が生理前に睡眠パターンが不安定になるのは、これらの性ホルモンの分泌リズムが月経前の黄体期に不安定になることも、関連しています。

男性の精力、女性の生理前の不安定といった、性に特徴的な生理現象は、睡眠と深い関わりがあったわけです。いずれも、不妊に大きく関わってきます。性ホルモンのテーマから少し発展させて、睡眠不足と不妊の関連を知っておきましょう。

睡眠と不妊、睡眠不足で精子濃度が低下する

これまで述べたように、睡眠不足や睡眠障害は、性ホルモンにとって悪影響を及ぼすので、妊娠にとって好ましくない状態になることは容易に想像できます。

まず、女性サイドから見てみます。睡眠が女性不妊に与える影響として、コルチゾルの活性化が考えられます。**コルチゾルの過剰分泌によるダメージは女性ホルモンにも及び、エストロゲンやプロゲステロンなど女性ホルモンの分泌を乱します。**結果的に、卵胞の発育や健康な月経など、妊娠能力にダメージを与えることが知られています。[16]

睡眠不足でテストステロンが低下することをお話ししたように、睡眠は男性不妊とも深く関わっています。**デンマークでの研究では、睡眠障害を持つ男性は、健康な睡眠をとっている人と比べて、精子濃度が29％も低い**という結果でした。[17] 考えられる原因としては、テストステロンの活性低下はもちろんですが、睡眠不足による慢性炎症（第3章免疫系のところで説明します）が精子にダメージを与えること、インスリン抵抗性（インスリンが効きにくくなる＝血糖が下がりにくくなる）がテストステロン濃度を下げること、睡眠不足による細胞の窒素化などの原因が考えられていますが、[18] 詳しいメカニズムはまだ解明されていません。

日本では、不妊治療を受けている患者数は約47万人にのぼりますが、日本人の睡眠時間が短いことも、無関係ではないと思います。睡眠時間をしっかり確保することも、効果的な少子化対策ではないでしょうか。

8　ブドウ糖代謝　睡眠中に血糖値は上がる？

眠っている間は上昇する血糖値

ホルモンよりも日常生活に身近な血糖値ですが、眠っている間にどのように変化するかは、実はあまりよく知られていません。人間が眠っているだいたい6～9時間の間は、食事をとることができません。日中にこれだけ食べられない時間が続けば、低血糖になりそうなものですが、長時間の絶食にもかかわらず、**夜間睡眠中の血糖値は、日中に比べて20％から30％も増加します。**逆に寝ないで目は覚めたまま横になった状態で絶食すると、血糖値は12時間で平均10～20㎎／dLも低下します。[19] これはつまり、何らかのメカニズムによって、睡眠というかなりの絶食時間があるにもかかわらず、睡眠中の血糖値は安定していると考えられます。

睡眠中の血糖値が増加するのは、活動しないので血中のグルコース（ブドウ糖）を消費しないせいですが、睡眠中のインスリンの分泌も関わっています。インスリンは、膵臓から分泌されるホルモンで、グルコースの代謝を調節し、血糖値を一定に保つはたらきを持ちます。夜間はインスリン分泌率も増加しますが、血糖値を正常値まで下げる（血糖値を正常値まで下げる能力を耐糖能といいます）ほどではありません。

図でも示されていますが、睡眠不足では、血糖値とインスリンの上昇幅は、どちらも小さくな

図2−7　血中ブドウ糖の日内変動

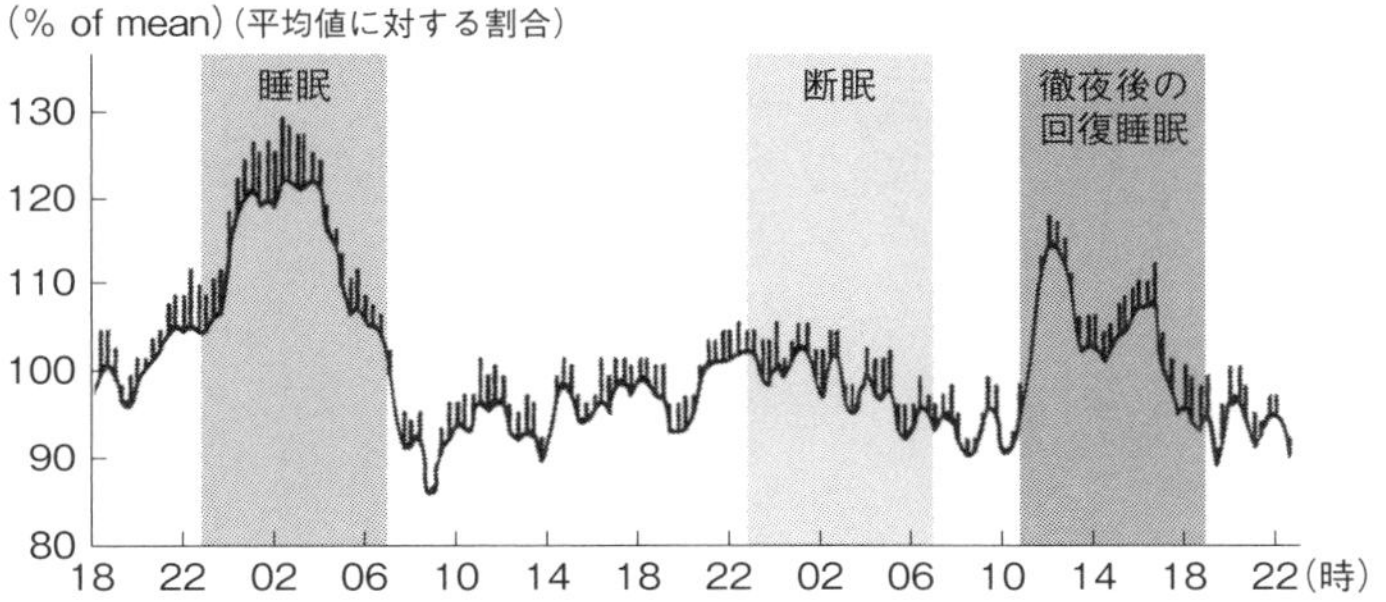

睡眠中の血糖値は高く、断眠では上昇は見られないが、回復睡眠中にリバウンドのように上昇する。

図2−8　インスリンの日内変動

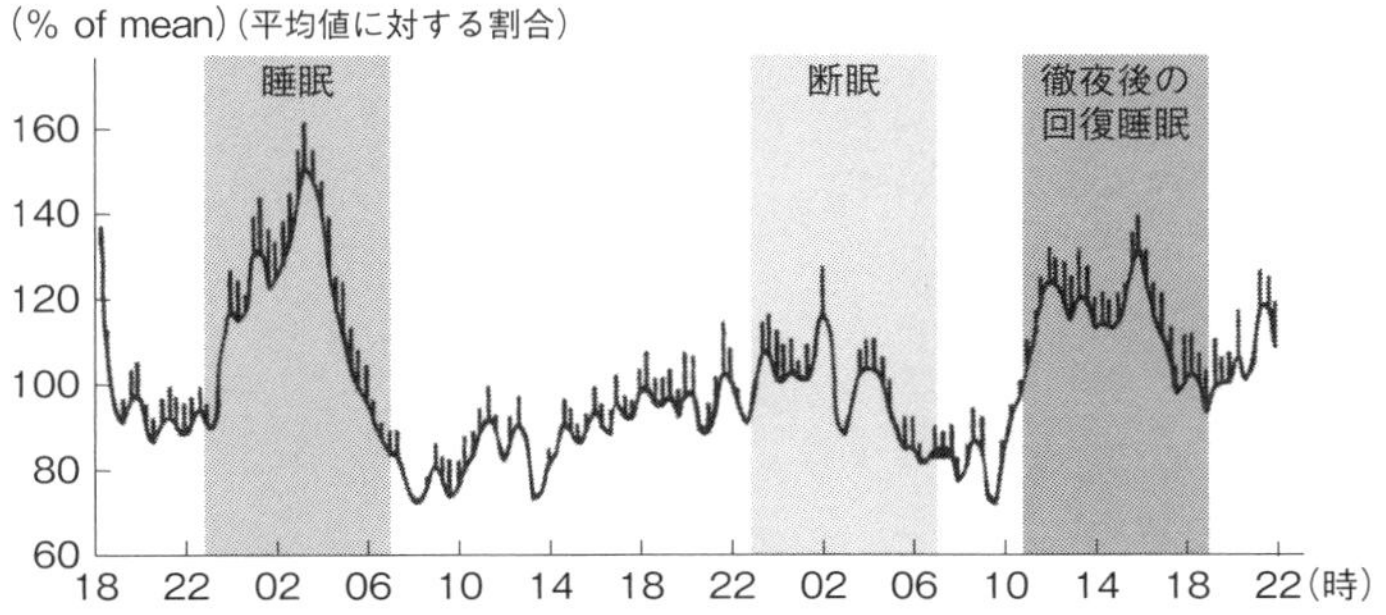

断眠後の回復睡眠でリバウンドのように上昇する。

ります。そして徹夜したあとに睡眠をとって睡眠不足が解消されると、血糖値とインスリンはリバウンドのように大きく増加します。これは、深いノンレム睡眠（徐波睡眠）による成長ホルモン分泌増加によると考えられています。

成長ホルモンが血糖値を上昇させる

成長ホルモンは、筋細胞や脂肪細胞がブドウ糖を取り込むのを減少させ、肝臓から血液へのグルコース放出を促進させます。したがって成長ホルモンによって血糖値は上昇することになります。**深いノンレム睡眠（徐波睡眠）は成長ホルモン分泌を促すので、この血糖上昇作用が強まる**ということになります。

睡眠中に血糖が上がるのは、インスリンの血糖を下げるはたらきが、睡眠前半では鈍っている影響もあります。睡眠時間の中間時刻で血糖値は最大ピークを示し、睡眠後半にかけては、インスリンの血糖値を下げるはたらきが回復し始め、血糖値は朝にかけて減少していきます。

このように睡眠の前半と後半では、血糖値の動きは大きく異なります。どうしてか、答えを考えてみましょう。ヒントは、睡眠の前半は、深いノンレム睡眠が多く出現することです。

睡眠中に血糖値が上がる犯人は「脳」だった

人体で、いちばんブドウ糖を消費している臓器は何でしょうか？　そう、脳です。脳はどの臓器よりも多くのエネルギーを消費していて、1日に消費するエネルギーの20%弱を占めています。

睡眠の前半の深いノンレム睡眠、すなわち徐波睡眠では、脳のブドウ糖代謝が覚醒時と比較して30~40%と、著しく低下します。[20] **脳がブドウ糖を消費しなくなる分、血糖も余ってしまい、血糖値が高くなる**のです。また、徐波睡眠では、成長ホルモンの分泌も活発になります。成長ホルモンの分泌もまた、血糖値を高くします。

さらに、睡眠中に分泌が活発になるホルモンであるメラトニンですが、夜間のメラトニン分泌の増加が、睡眠中の血糖値を下がりにくくしている可能性があるようです。[21] レム睡眠が優勢になる明け方の睡眠の終わりには、血糖値とインスリン分泌は睡眠前の値に戻ります。レム睡眠では、ノンレム睡眠のときよりも脳のグルコース代謝も活発になり、また交換神経の活性化によって体の代謝が活発になるため、ブドウ糖消費が増えるためと考えられています。

もしかすると、夜中の血糖値が上がるので、健康に良くないように見えるかもしれません。しかし、そうではありません。当たり前ですが、血糖値は人体で生じる物質の合成や分解などの化学反応、すなわち代謝に重要なはたらきをしています。睡眠不足になると、この代謝に悪影響を及ぼし、肥満やメタボ、糖尿病などの生活習慣病になりやすくなります。ですから、夜中の血糖値が上がってもよく寝るほうが健康的といえます。キーワードは、次の項目で説明する、レプチンとグレリンです。

9　食欲と睡眠　睡眠不足だと太りやすくなる

眠っている間は空腹を感じにくい理由

血糖値の話が出てきたので、もっと身近な食欲や肥満の話もしておきましょう。結論からいうと、お腹が減って空腹になると睡眠時間は減ります。また睡眠不足になると、食欲は増えます。この現象は、食欲と睡眠のコントローラーである、オレキシンが関わっています。

覚醒を司るオレキシンという物質を第1章で説明しました。オレキシンは、脳の視床下部を中心に作用するホルモン（正確には、アミノ酸がつながったペプチド）ですが、強力な覚醒促進作用を持つだけでなく、食欲を増加させます。[22]

オレキシンは、覚醒しているときに活性化し、睡眠中には活動が止まります。このことからも、睡眠中に食欲がモリモリ出てくるということはありません。

ここで、レプチンとグレリンという物質に登場してもらいましょう。「睡眠不足だと太る」という記事で、必ず出てくる物質です。レプチンは、脂肪から分泌される満腹ホルモンで、食欲を抑えます。グレリンは、胃細胞から分泌される食欲増進ホルモンです。レプチンが食欲抑制（＝やせる）、グレリンが食欲増進（＝太る）と覚えてください。

図2−9　グレリン（上）とレプチン（下）の24時間変動
縦の点線は、食事（高炭水化物食）

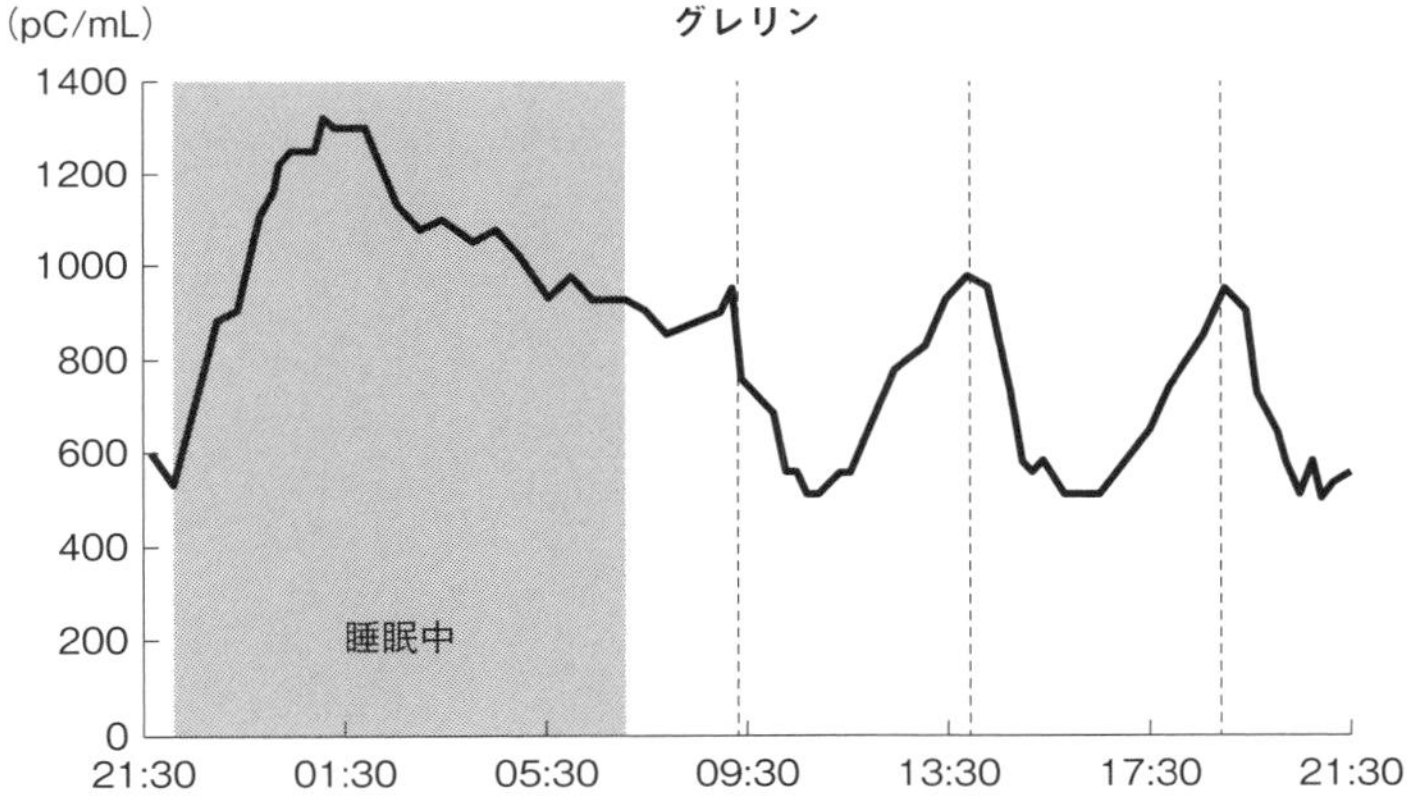

空腹ホルモンであるグレリンの分泌は、毎食後濃度が急激に低下し、
空腹になると徐々に増加する。

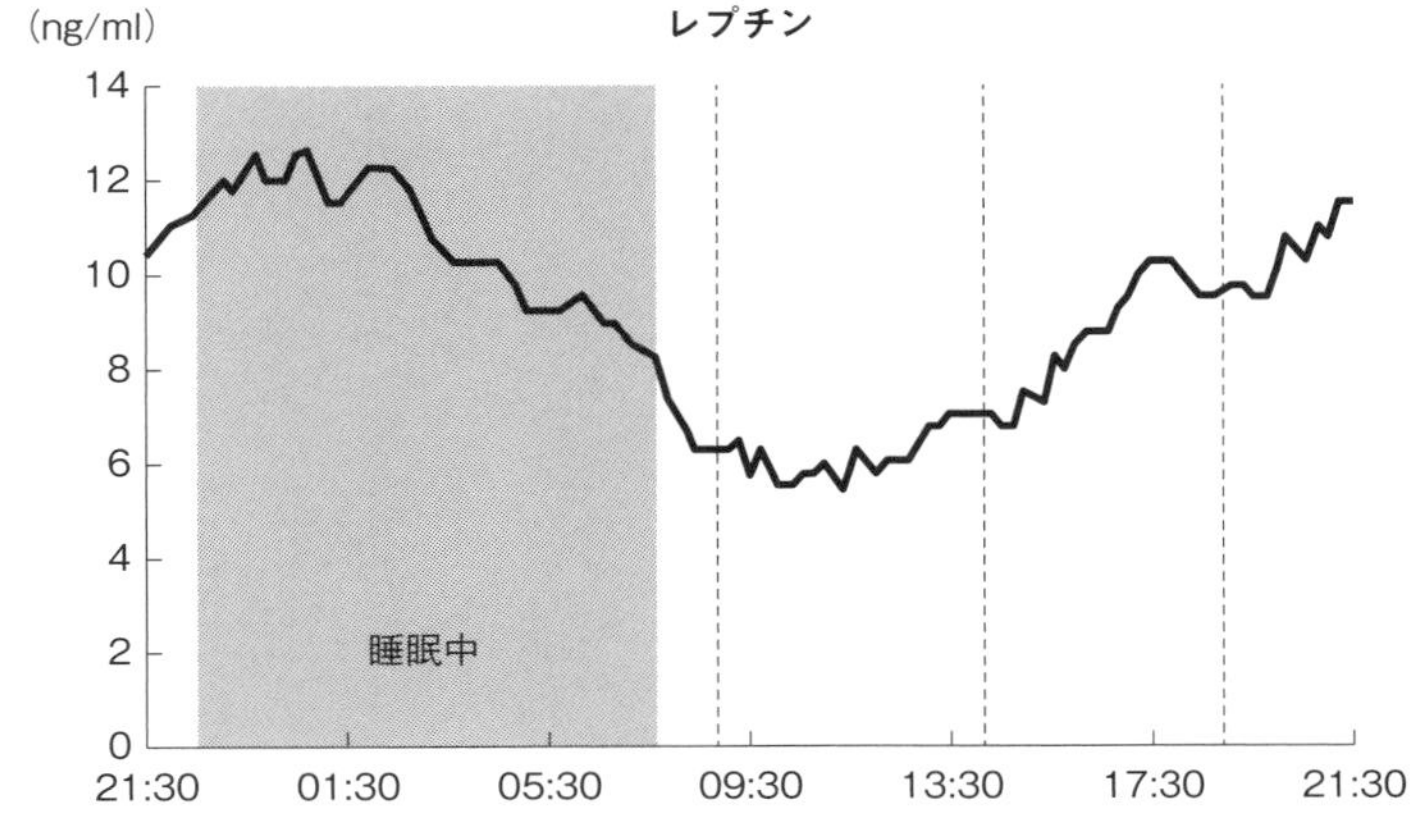

食欲を抑えるレプチンの分泌は、睡眠中にピークに達し、その後午前中にかけて低下する。

食欲を増加させるオレキシンは、レプチンによって抑制され、グレリンによって促進されます。このことからも、レプチン不足、グレリン過剰は、食欲が増えて太りやすいことがわかります。

図2-9に示すように、空腹ホルモンであるグレリンは、食事をしたあとは濃度が急激に低下し、お腹が減ってくると徐々に増加していきます。グレリンは夕食の影響で、眠り始めに上昇してピークとなり、夜中になるにつれて徐々に低下していきます。一方で、食欲を抑えるレプチンは、睡眠中にピークに達し、その後午前中にかけて低下します。**この夜間睡眠中のレプチンの上昇によって、夜間睡眠で絶食状態になっていても、空腹を感じないようになっているわけです。**

慢性的な睡眠不足では腹が減りやすく、食欲が増えてくる

図2-10に示すように、**慢性的な睡眠不足の状態では、レプチンは低下し、グレリンは上昇します。**[23] **つまり睡眠不足では、食欲が増加し、空腹を感じやすく、摂食行動を抑えにくくなります。**最近では、たった1日の睡眠不足でも、レプチンが低下し、グレリンが上昇することがわかりました（図2-11）。[24] 当然のことながら慢性的に睡眠不足が続くほうが、より頑固な肥満体質になっていくのはいうまでもありません。

最初にも書きましたが、レプチンとグレリンは、覚醒と食欲を司るオレキシンとのつながりが強い物質です。このことからも食欲と睡眠が、密接に関わっていることがわかります。

図2−10　睡眠不足でのレプチン（上）とグレリン（下）

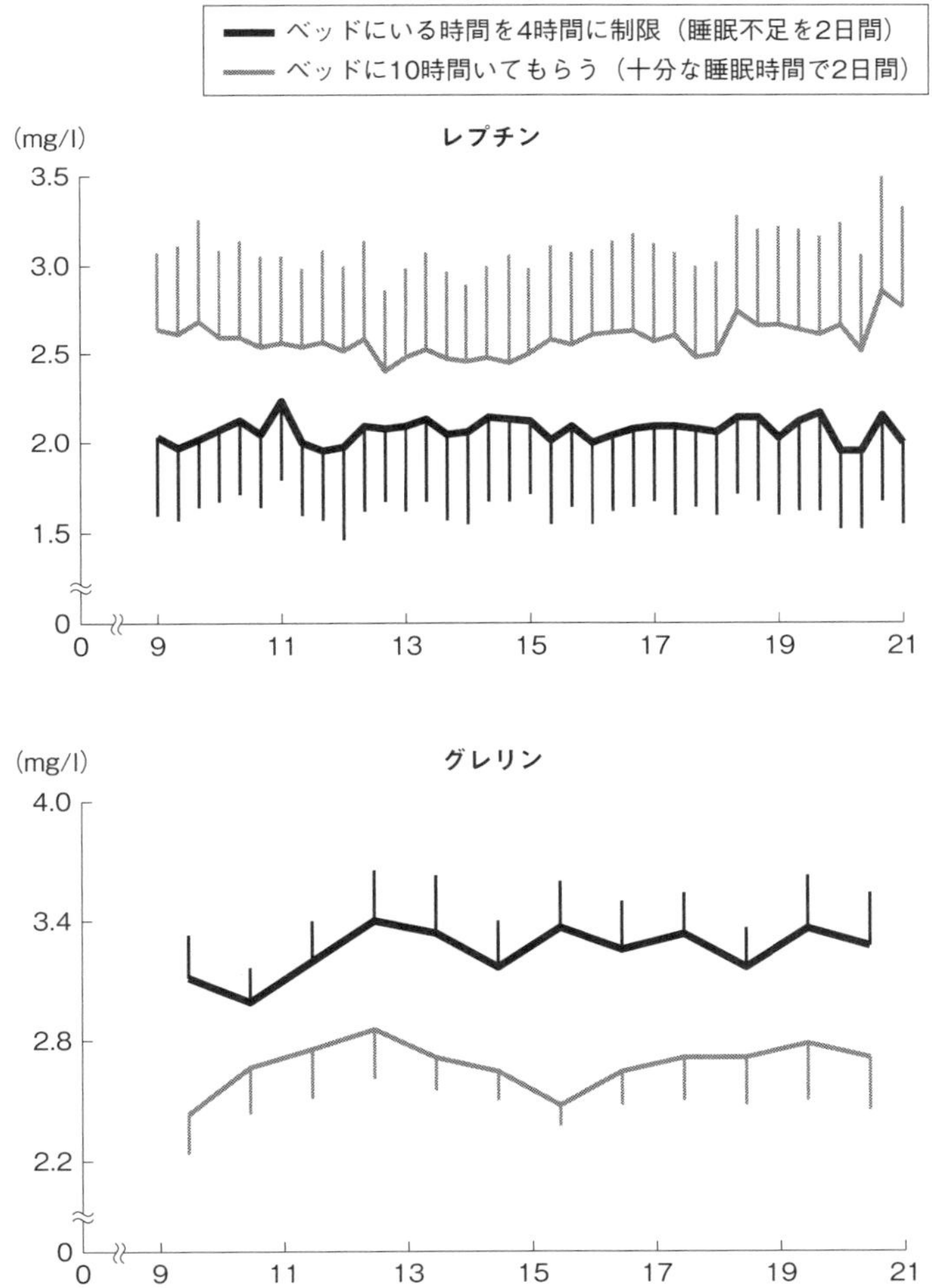

睡眠不足（▬▬）では、レプチン（上図）は低下し、グレリン（下図）は上昇する。

出典：Spiegel et al., 2004をもとに作成

図2−11　一晩の断眠（徹夜）でのレプチン（上）、グレリン（下）の変化

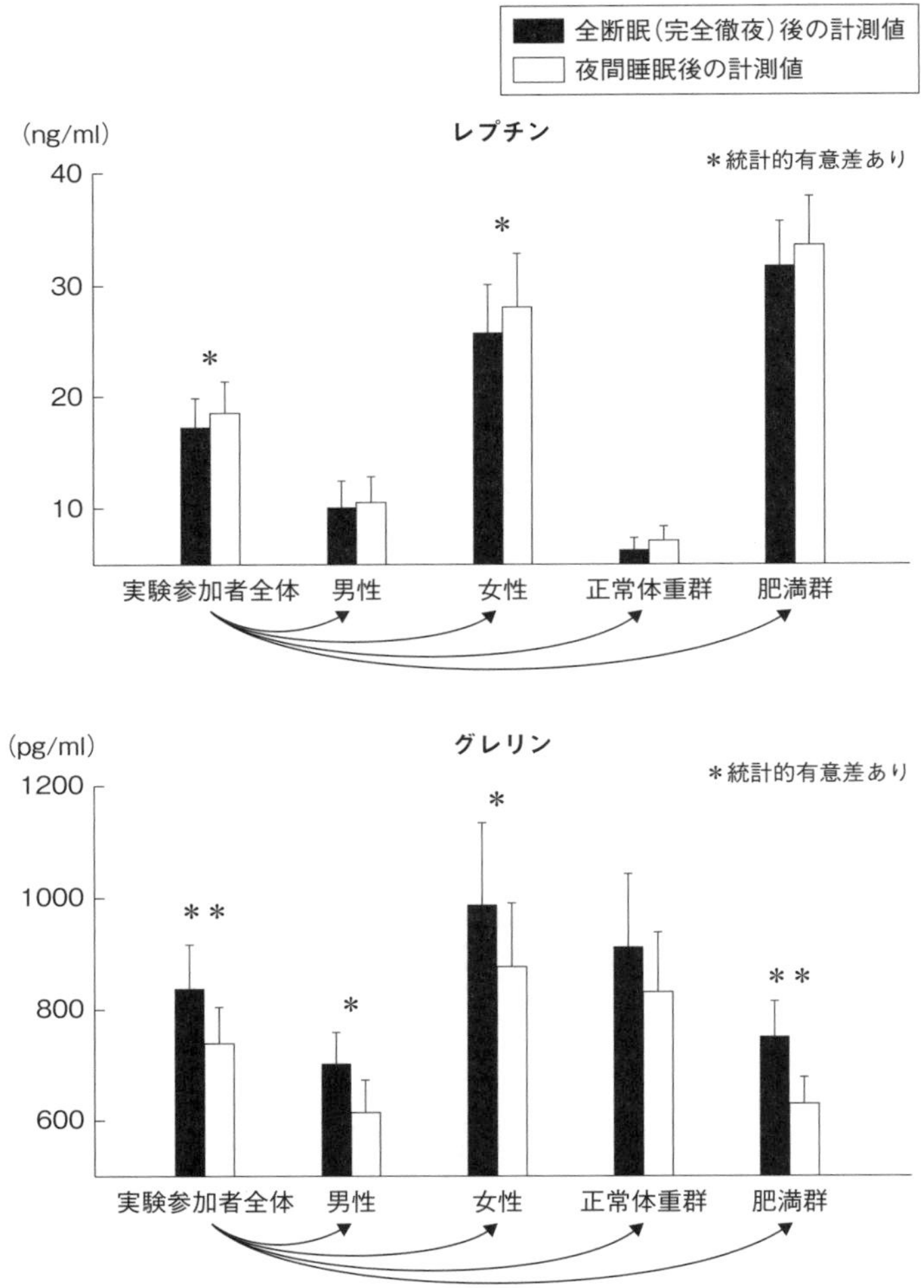

たった1日の睡眠不足でも、レプチンはとくに女性で減少し、グレリンは男性女性ともに、とくに肥満の人で増加する。

出典：van Egmond et al., 2023をもとに作成

睡眠と肥満との悪循環、睡眠時無呼吸症候群

睡眠と肥満との悪循環の例として、睡眠時無呼吸症候群があります。第5章呼吸器系で紹介しますが、睡眠時無呼吸症候群とは、肥満などによって首回りが太くなり気管が圧迫されて、夜間に呼吸が止まって酸欠状態を繰り返す病気です。呼吸停止によって睡眠が浅くなり、これまで述べたプロセスによって、ますます肥満傾向が強まります。そして無呼吸もどんどん重症になっていき、高血圧や不整脈、糖尿病、脳卒中などのリスクが増える悪循環にはまっていきます。この悪循環を断ち切るには、ダイエットが理想的ですが、成功する人はなかなかいません。

この場合は、**睡眠時無呼吸症候群の治療によって睡眠を改善することが、「質の悪い睡眠→食欲増加・肥満」の悪循環から脱するきっかけになりえるわけです。**

10 ミネラル調節 寝不足は脱水になりやすい

脱水には水分だけでなくミネラルが大事

アメリカ、ペンシルバニア州立大学の研究グループは、約2万人分のデータをもとに、**平均6時間程度しか寝ていない人は、8時間寝ている人に比べて、脱水症状を起こしやすい**ことを示し

ました。[25]

日本の夏では脱水が問題になりますが、脱水になると、認知能力や運動機能の低下、イライラ、疲労という症状が出てきます。脱水が続いて慢性化すると、腎臓結石や膀胱炎など、病気のリスクも高まります。

なぜ、睡眠不足になると脱水になりやすいのでしょうか。まず脱水の定義ですが、脱水とは、体から「水分」が抜けて少なくなるという意味ではありません。脱水とは、体液が失われ、必要な水分と電解質（ミネラル）が不足している状態です。ですから、暑い夏の熱中症による脱水を予防するには、水だけ飲んでいてはダメで、梅干しやスポーツドリンクが推奨されるのは、このミネラル補給のためです。

電解質とは、ナトリウム（Na）、カリウム（K）、カルシウム（Ca）、マグネシウム（Mg）、リン（P）、クロール（Cl）などで、元素周期表に出てくる物質ですので、ミネラルという言葉もよく使われます。ここでは、ミネラルという用語を使いましょう。

通常、体内の水とミネラルは、ホメオスタシス（恒常性）がはたらいて、一定に保たれています。同じ状態を保つためには、脳下垂体の後ろの部分（下垂体後葉）から分泌されるバソプレッシンというホルモンが必要です。また、レニンとアルドステロンというホルモンも、重要な役割を果たしています。

夜にトイレが少なくなる人体の神秘

睡眠中には日中ほどトイレに行かなくてすむのは、寝ている間に水分をとらないせいもありますが、このバソプレッシンのおかげでもあります。バソプレッシンとは、血管「vaso」を押す「press」という意味で、血管を収縮させて腎臓への血流を少なくすることで、尿量を減らす作用があります。抗利尿（おしっこをつくらせない）作用から、抗利尿ホルモン（ＡＤＨ：anti-diuretic hormone）とも呼ばれます。ちなみに、手術中の外科医は長時間の手術でもトイレに行きませんが、これは緊張によってバソプレッシンが活発になり、尿量が減っているためでもあります。

バソプレッシンは、睡眠中の後半以降に分泌されます。分泌パターンを見ると、睡眠の後半で多く出現するレム睡眠では尿量が減少するのですが、実はバソプレッシンの放出はレム睡眠と明らかな関連はありません。[26] この変動の背後には別の物質、レニンという物質、そしてアンギオテンシン、アルドステロンというホルモンが関わっています。

クーラーなしの夏の夜の脱水症とアルドステロン

レニンとは、腎臓でつくられるタンパク質分解酵素です。なぜレニンが大切かというと、レニンから生成されるアンジオテンシン（正確にはアンジオテンシンⅡ）、アルドステロンというホルモンが、血管収縮、血圧上昇などの作用を持つからです。

レニンとアルドステロンは、睡眠の後半で分泌が活発となり、血中濃度がピークとなります。[27]
ちょうど、コルチゾルの動きと似ています。朝になると血圧が上がってくるのは、このレニンとアルドステロンの動きも関与しています。

レニンは、アンジオテンシンを刺激して、副腎皮質からアルドステロンの分泌を促進させます。
アルドステロンとは、副腎皮質から分泌されるホルモンで、ミネラルのホメオスタシスを保つ重要なホルモンです。アルドステロンは腎臓に作用してナトリウムと水の再吸収を促進し、血液量を増加させることで血圧を上昇させます。血液中のミネラルは再吸収されるので、老廃物である尿の量は減ります。

体の水分、ミネラルを維持するホルモンであるアルドステロンは、レニンと連動して、睡眠の後半に分泌が増加し、結果的に夜なるべくトイレに行かないようにしているわけです。

睡眠不足になると、レニンの分泌は低くなってしまいます。完全な徹夜では、レニンの増加は消えてしまいます。[28]その結果、アルドステロンも上昇しなくなり、ミネラル（ナトリウム）の排泄が増加し、尿量が増えることになります。

睡眠不足だと、アルドステロンの分泌も乏しくなるので、夜のトイレが増えるだけでなく、体からミネラルが奪われやすくなるわけです。睡眠不足の次の日、あるいは慢性的な睡眠不足状態で、暑い夏の野外作業や激しいスポーツをするのは、脱水の危険性が高まるので注意が必要です。
暑い夏にクーラーをかけずに寝ていると脱水の危険性が高くなるのは、睡眠が浅くなりアルドステロンの機能が落ちて、ミネラルが失われやすくなることによる影響も大きいと考えられます。

註

［註1］ACTHは、さらに上位中枢である視床下部からの副腎皮質刺激ホルモン放出ホルモン（CRH）によってコントロールされている。

［註2］甲状腺ホルモンには大きく分けて2種類あり、4つのヨウ素を持つサイロキシン（T4）と3つのヨウ素を持つトリヨードサイロニン（T3）がある。甲状腺では主にT4が合成されるが、肝臓などでT4がT3に変換されることによって、ホルモンとしてはたらくようになる。トリヨードチロニン、チロキシンという呼び方もあるが、原語はTriiodothyronine、Thyroxineで、日本語での発音が異なるだけである。

［註3］エストロゲンには、E1（エストロン）、E2（エストラジオール）、E3（エストリオール）の3種類がある。妊娠していない女性では、E1とE2が卵巣でつくられていて、E3は微量である。

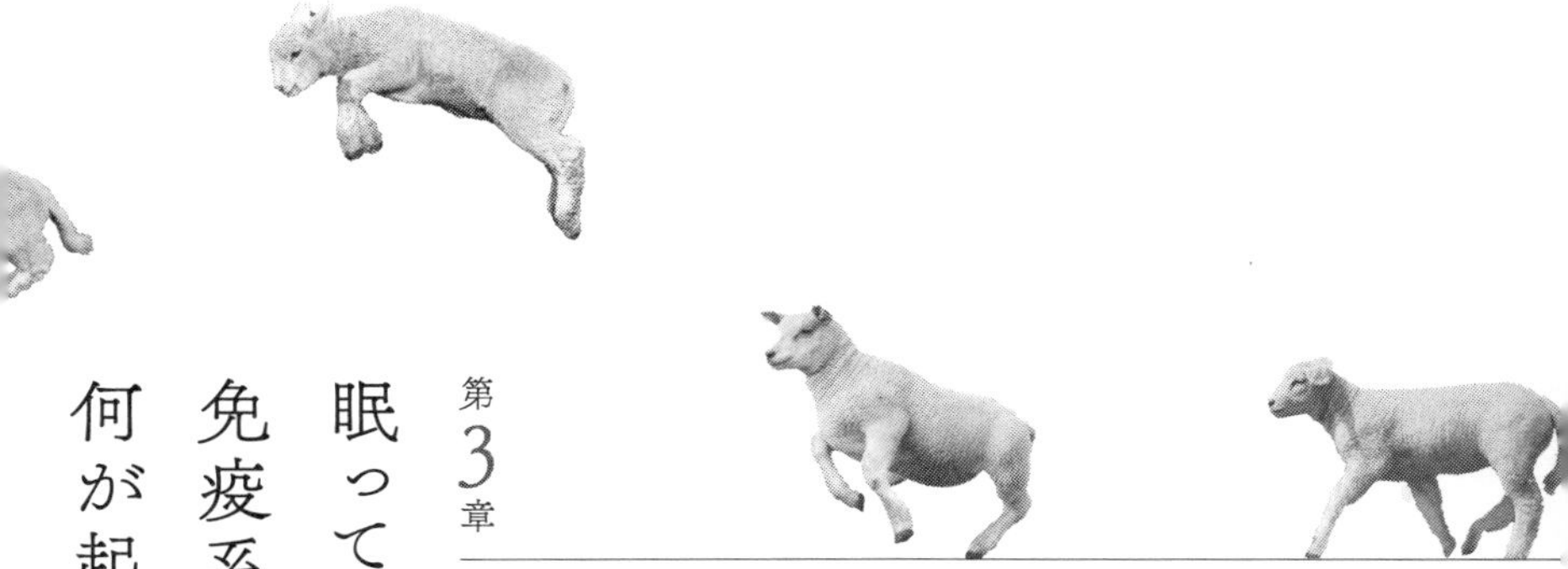

第3章 眠っている間に免疫系では何が起こっているのか

1　なぜ風邪をひくと眠くなるのか

風邪をひくと眠くなるのは効率的な防御反応

眠気は、風邪をひいたときに見られる、ありふれた症状のひとつです。[1] 風邪をひいたときを思い出してみてください。風邪をひくと、熱が出てだるくなり、1日を通してボーッとして眠くなります。風邪に伴う発熱が眠気のもとになっているのではないかと、昔の人も思ったようです。ギリシャ時代の哲学者であり科学者であったアリストテレスは、「発熱した患者にも同じような睡眠反応が見られる」ことを述べています。[2]

いつもは元気にしていて風邪のつらさを忘れていても、いざ風邪にかかってみると「結構キツいな」「風邪だとつまらないな」と、健康のありがたみを改めて思い知ります。ただ、結構つらいこういった不調の症状が、実は風邪、すなわちウイルス感染からの回復を助けています。[註1]

たとえば、だるさや眠気があると、活動はしなくなり横になりがちになります。そうすることでエネルギーを節約できるので、感染ダメージから回復しやすくなります。[3] インフルエンザやコロナウイルスには専用の抗ウイルス薬などがありますが、ライノウイルスなど一般の風邪ウイルスに対しては、解熱剤や咳止めなど対症療法しかありません。ウイルス自体に効く治療法が乏しいので、栄養・水分補給や十分な睡眠など、基本的な療養が大切になってくるわけです。

炎症で活性化する物質、サイトカインが風邪のときの眠気のもと

では、どうして風邪（ウイルス感染）をひくとだるさや眠気が起こるのでしょうか？　まだわからない部分も多いのですが、これまでの研究成果を大胆かつシンプルにまとめると、

「炎症で活性化したサイトカインが、脳に信号を送って眠気が生じる」

となります。でも、これでは、まだ何のことかさっぱりわからないでしょう。そもそも、「サイトカインって何？」という人がほとんどだと思います。もう少し詳しく説明していきましょう。

風邪ウイルスをはじめとする病原体が人間の体に入ってくると、まず免疫が活性化し始めます。なかでも異物であるウイルスへの臨戦態勢を整えるために、サイトカインという物質が活性化します。これらの物質が防衛軍としてはたらいてウイルスと戦うことで、熱や腫れ、そして眠気が生じます。

ここで「免疫」という言葉が出てきました。ご存じの人もいるでしょうが、今一度しっかり免疫とは何かを見ておきましょう。

2 免疫とは？ 病原体から身を守る免疫、そして睡眠

「風邪」とはどういう病気なのか

風邪とは、ウイルス感染によって急性に生じる、上気道（鼻やのど）の炎症の総称です。ウイルスが粘膜から感染して鼻やのど周りに炎症を起こし、咳や鼻水、鼻づまり、くしゃみ、のどの痛み、たん、発熱、倦怠感といったおなじみの症状が起こります。風邪は、わたしたちがよくかかる、もっともポピュラーな感染症です。

風邪をひくと眠くなり、これが治療と回復にプラスにはたらきます。逆に睡眠不足になると、風邪をひきやすくなるといわれます。新型コロナウイルスが流行していたときは、「しっかり睡眠をとって、免疫力を高めよう」という内容の記事や情報が出回りました。たしかに睡眠不足が続くと、疲れやすくなり、風邪にかかりやすくなりそうです。

風邪を含む感染症は、かからないのがいちばんです。運悪くかかってしまったら、早めにウイルスを撃退し、元気な状態に回復して、好きなことをしたいでしょう。

感染症を免れる生体システム「免疫」

細菌やウイルスといった病原体などの異物の体への侵入を防いだり撃退したりするはたらきを、

免疫といいます。免疫とは、「疫（えき）から免れる（まぬがれる）」、すなわち「伝染病」「感染症」などからのがれるということを意味します。たとえば、一度「はしか」「水ぼうそう」などの感染症にかかったほとんどの人は、以降はその病気にかからなくてすみます。こういった状態は、「免疫ができた」などといわれます。

睡眠は、感染症の予防や感染症からの回復、すなわち免疫にとって、重要な役割を果たしています。では、「風邪をひいたら眠くなる」「睡眠不足は、免疫機能を下げる」という身近な経験や知識について科学的に理解を深めていきましょう。

3 睡眠不足だと風邪をひきやすくなるのは本当？

動物を睡眠不足にさせると敗血症で死亡する

免疫を高める生活習慣として、質の良い十分な睡眠が大切であるといわれます。間違いではなく、**睡眠不足が続くと免疫が低下し、細菌やウイルスなど病原体に対する防衛力と抵抗力が弱くなり、感染症にかかりやすくなります。**

睡眠不足によって感染症にかかりやすくなることを示すデータは、たくさんあります。ラットを2〜3週間まったく眠らせないと死んでしまいますが、死亡したラットを解剖すると、全身性の細菌感染が見られました。[4]人間の病名では、細菌が全身に回って死亡する「敗血症」にあたります。おそらく眠らせないことで、免疫防御システムが崩壊状態となり、普段ならばなんでもない細菌に対して脆弱になってしまったためと考えられます。

睡眠不足の人間にウイルスを感染させる人体実験

人間の場合でも、睡眠不足になると、ウイルス感染から風邪をひきやすくなることがわかっています。アメリカ、カリフォルニア大学サンフランシスコ校の研究グループは、人間に風邪ウイルスであるライノウイルスを実際に感染させる実験を行いました。１６４人の実験参加者が、５日間ホテルの中に隔離され、点鼻薬を用いて風邪のウイルス（ライノウイルス）の混じった点鼻液をさして、ウイルスに感染させられました。倫理・安全面でもチャレンジングな研究ですが、実験報酬が１０００ドルだったので、軽い風邪ならばかかってもいいという人はいたのでしょう。

念のためですが、ウイルスと濃厚に接した人全員が、風邪症状を発症するわけではありません。ちゃんと免疫が機能して、ウイルスを撃退して、何も症状が出ずケロリとしているのが理想的です。

ウイルスに感染する前に、１週間の睡眠時間を信頼性の低い自己申告ではなく、活動量計というウェアラブル機器で調べています。この風邪ウイルス感染前の睡眠時間と、風邪症状出現との関係を調べました。結果は明らかで、**夜間の平均睡眠時間が5時間以下の睡眠不足の人は、7時**

図3−1　睡眠時間が短い人ほど風邪をひきやすい

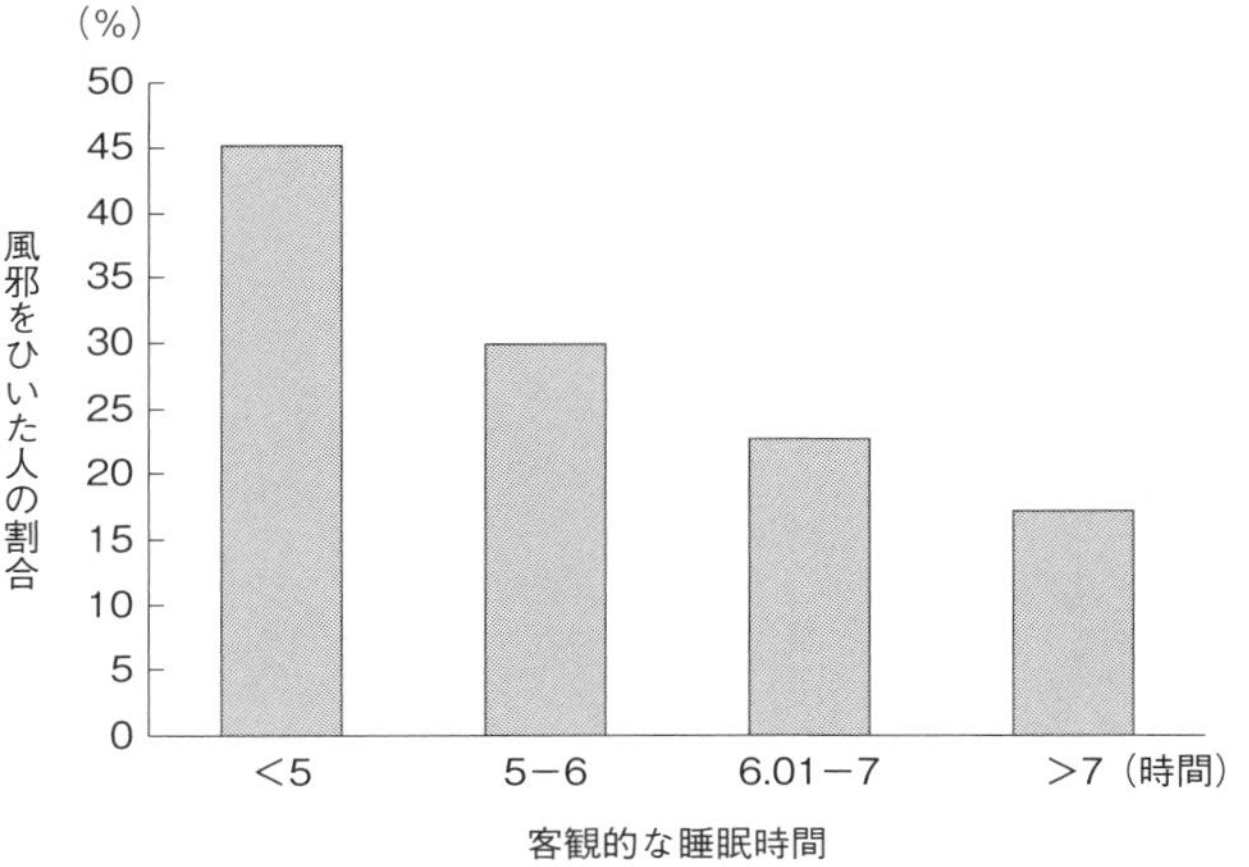

ウイルスに暴露される前の7日間の睡眠時間（アクチグラフで測定）は、風邪を発症した人の割合と関連していた。

出典：Prather et al., 2015をもとに作成

間眠った人と比べて、4・5倍多く風邪にかかり、風邪症状が出やすいことが示されました[5]。

以上、風邪をひくと眠くなる、あるいは睡眠不足だと風邪をひきやすくなるなど、誰でも経験があるようなことを紹介しました。睡眠と感染症との間には、相互関係があることは間違いないようです。

そのメカニズムを検証する前に、免疫で生じる重要な生体反応「炎症」について、知っておく必要があります。鼻炎や咽頭炎、扁桃炎など、「炎」のつく病気で生じている、あの反応です。

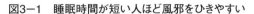

4 風邪や肺炎、膀胱炎 炎症反応って何？ 急性炎症について

人体における異物との戦災？ 炎症反応

医者の説明や医療関係の本では、炎症という用語がよく出てきます。風邪、肺炎、肝炎、腸炎、膀胱炎、結膜炎……これらはすべて、炎症による病気です。ここでもう一度、炎症という言葉の意味を確認しておきましょう。

女性に多い膀胱炎を例にとって説明しましょう。まず、細菌（膀胱炎の場合は、ほとんどが大腸菌）が尿道を通って、膀胱に感染します。すると、血液中の白血球が大腸菌を見つけ出して攻撃をしかけます。大腸菌を食べてしまう白血球もいれば、さまざまな化学物質を放出して大腸菌を攻撃したり、仲間を呼び集めたりする白血球もいます。

大腸菌と白血球との戦いの場となった膀胱の粘膜は赤く腫れあがり、熱を持ち、痛み、そのはたらきも鈍くなります。出血して、血尿となって現れる場合もあります。白血球が関与して起こる①赤くなる（発赤《ほっせき》）、②熱を持つ（発熱）、③痛む（疼痛《とうつう》）、④腫れる（腫脹）、⑤機能が損なわれる（機能不全）という5つの徴候を持った生体の反応を炎症と呼びます。火が出ているわけではないですが、患部があたかも「燃える」ように見えることから「炎症」と名づけられました。[註2]

炎症は、細菌やウイルスだけでなく真菌（カビ）、寄生虫などによっても生じます。病原体では

ないケガや火傷などが起こった際も、白血球がやってきて炎症が生じます。

炎症の初期反応は白血球の仕事

炎症が発生すると、白血球は細菌の死骸や死んだ細胞を掃除すると同時に、化学物質を放出して、ダメージを受けた部位の治癒と再生を促します。炎症が起こらないと、再生や治癒も起こらないので、炎症は人間にとってなくてはならない生体反応です。ただ、過剰な炎症反応が起こると、人体は消耗してしまい、場合によっては生命に関わりますので、治療によって適度に抑えてあげなければなりません。

風邪は、のどがヒリヒリすると思ったら、次の日から咳などの症状が出るなど急激に発症し、数日でおさまります。ほかにも、朝起きて、目が真っ赤になっていたら、目の結膜の急性炎症、すなわち急性結膜炎です。急性炎症とは、このように文字通り急に起こる炎症です。

急性炎症は、主に「自然免疫」によるものです。自然免疫とは、体に異常が発生したときに真っ先にはたらき始める、第一の防衛システムです。この防衛システムを担当するのが、先ほど述べた白血球です。白血球には5種類あるのですが、[註3]好中球やマクロファージは、細菌などの異物を食べる能力に優れており、食べた細菌を消化・殺菌することで、細菌感染を防いでいます。さらに、ナチュラルキラー細胞（NK細胞、natural killer cell）というリンパ球もあり、全身をパトロールしながら、がん細胞やウイルス感染細胞などを見つけ攻撃します。文字通り、生まれつきの殺し屋細胞です。

免疫反応を後天的に記憶する獲得免疫

しかし、炎症が激しいと、白血球中心の自然免疫では、対処しきれないときがあります。ここで、獲得免疫の出番となります。獲得免疫とは、体内に侵入した異物に対して、武器である「抗体」をつくり、異物排除の仕組みをつくる免疫です。[註4] 獲得免疫で活躍するのは、抗体をつくるよう指令を出すT細胞や、抗体をつくるB細胞といったリンパ球です。

抗体をつくるには、ある程度時間がかかるので、炎症が長期化する場合があります。時間はかかりますが、獲得免疫には長期的に良い点もあります。獲得免疫には異物を記憶するはたらきがあるため、再び同じ抗原が侵入してきた際には、素早く対処することができます。一度麻疹に感染すると一生かからなかったり、ワクチンを打つと感染症にかかっても軽症で済んだりするのは、獲得免疫によって体に抗体ができているためです。

5 細胞間のＳＮＳ？ サイトカイン

免疫系の重要なメッセンジャー、サイトカイン

サイトカインは、「風邪をひくと眠くなる」「睡眠不足だと風邪をひきやすくなる」に深く関わっている重要な物質です。

サイトカインは一言でいうと、白血球など免疫系の細胞から分泌されるタンパク質です。[註5] サイトカインは、ごくわずかな量で、細胞と細胞の間で情報伝達を行っています。良いたとえが思いつきませんが、細胞と細胞との間のＳＮＳのようなものでしょうか。

サイトカインが難しく感じられる理由は、その数と種類の多さです。今のところですが、数百種類ものサイトカインが発見されています。これらのサイトカイン同士が調整し合うことで、免疫を整えています。

いろいろな細胞からつくられる炎症性サイトカイン

厖大な数と種類のサイトカインの中でも、炎症反応を促進するはたらきを持つサイトカインは、炎症性サイトカインと呼ばれます。細菌やウイルスが体に侵入した際に、それらを撃退して体を守ります。炎症性サイトカインは、マクロファージ、リンパ球、血管内皮などさまざまな細胞か

ら産生され、発熱や腫脹、疼痛など、燃えるように痛そうな炎症反応の原因となります。代表的な炎症性サイトカインは、腫瘍壊死因子（ＴＮＦ）、インターロイキン−1（ＩＬ−1）などです。サイトカインを全部暗記している医者や医学生は、まずいないと思います。すべてを説明することはしませんが、サイトカインが、細胞と細胞との間で、炎症の情報をせっせとやり取りしているぐらいに理解しておけば、十分かと思います。[註6]

では、このサイトカインが鍵となる、感染症と免疫、そして睡眠についてお話ししていきます。

6　睡眠を生じさせるサイトカイン

眠気をもよおすサイトカイン、ＩＬ−1とＴＮＦ

免疫における細胞間の情報伝達で、重要な仕事をしているのが、多種多様なサイトカインです。そして、**風邪をひいたらだるくて眠くなるのは、サイトカインの活性化によるものです。**[註7]先ほど挙げた「炎症で活性化したサイトカインが、脳に信号を送って眠気が生じる」ことです。もっとも眠気に与える影響の大きいサイトカインは、ＩＬ−1（インターロイキン1）やＴＮＦ（腫瘍壊死因子）です。

インターロイキン（Interleukin）とは、免疫反応に関わる細胞間の相互作用を仲立ちするタンパ

図3―2　サイトカインと睡眠

軽度の炎症（＝軽度のサイトカイン増加）→ノンレム睡眠の軽度増加
中程度の炎症（＝中程度のサイトカイン増加）→ノンレム睡眠の増加、レム睡眠の減少
重度の炎症（＝サイトカインの著しい増加）→ノンレム睡眠、レム睡眠ともに減少

軽〜中等度の炎症では、ノンレム睡眠は増加するが、重度の炎症ではノンレム睡眠は減少する。炎症が重症になると、発熱や痛み、体の消耗などで、深い睡眠をとれる状況ではなくなる。

出典：Besedovsky L et al., 2019をもとに作成

ク質の総称です。IL-1は、インターロイキンの中で最初に見つかった炎症性のサイトカインです。腫瘍壊死因子（TNF：Tumor Necrosis Factor）は、文字通りがんを壊死させるサイトカインとして発見されました。[註8] TNFは3種類に分類されますが、そのうちTNF-αは、マクロファージにより産生されています。名前は腫瘍壊死ですが、現在では腫瘍を殺すよりも、炎症を生じさせる主要サイトカインとして知られています。

IL-1とTNFは、動物ではノンレム睡眠を増やす

IL-1やTNFが増加すると体にどんな変化が表れるかについて、動物での実験結果から見てみましょう。IL-1やTNFが増加すると、深いノンレム睡眠の量が増え、レム睡眠は減少します。[6] またIL-1やTNFのはたらきをブロックする物質を投与すると、ノンレム睡眠が減少します。[7] 炎症によるサイトカイン増加が、人体の休息のための睡眠であるノンレム睡眠を増やすということは、異物からのダメージ回復のためには、非常に合理的です。

また、レム睡眠が減少するのは、レム睡眠のときに体温調節機能が

低下しているので、レム睡眠を抑制することで発熱を促進し、免疫反応を高めようとしているのではないかと考えられています。[8]

では、人間がウイルスや細菌に感染すると、どうなるでしょうか。深いノンレム睡眠が増えて、ぐっすり眠れそうな気もしますが、実際はそう簡単な話ではありません。人間が感染した場合の睡眠の変化を調べた実験があるので、その結果を紹介しながら考えていきましょう。

7 風邪をひくと眠くなるが、睡眠は悪化する

人間は風邪をひくと睡眠の質が悪くなる

人間がウイルス感染すると、睡眠はどうなるかの話です。風邪をひいたときの経験を思い出しながら、読んでみてください。

この章のはじめに、ウイルス入りの点鼻薬をつけさせた実験を紹介し、睡眠時間が短い人ほど風邪にかかりやすいことを紹介しました。この実験と似ていますが、人間に風邪ウイルスをわざと感染させて睡眠を調べた、これまた危なっかしい研究があります。

アメリカ、デトロイトのヘンリー・フォード病院で行われた実験では、ライノウイルス23型を

人にわざと感染させて、風邪症状が起きていたときの睡眠を睡眠ポリグラフで記録しました。結果として、風邪で伏せっているときは、総睡眠時間が短くなり、睡眠効率[註9]が悪くなるなど、睡眠の悪化が見られました。[9]

発熱、痛み、腫れ……サイトカインで眠くなっても妨害するものはたくさんある

風邪をひくとだるくなって眠くなり、体を横にするには都合の良い状態にはなりますが、元気なときのような満足度の高い睡眠はとれなくなるようです。たしかに、風邪をひいたときは眠くはなりますが、途中で何度も目が覚めるなど、健康なときのようなぐっすりと、疲れがとれるような睡眠ではありません。おそらく、発熱や痛みなどで睡眠が妨害され中途覚醒が多いことが原因として考えられます。何より、深夜の睡眠中は低い値であるはずの深部体温が、発熱によって高い温度で維持されてしまうことは、睡眠にとってはマイナス要因です。

人間の場合は、軽い風邪など炎症反応が比較的軽度のときは、わたしたちが休息できてかつ細胞が修復できるようノンレム睡眠が増加します。また、発熱を促進し免疫反応を高めるために、体温を下げるレム睡眠が抑制されます。[10]免疫がちゃんとはたらくように、睡眠も調節されるわけです。

ただし、感染症が重症化してしまい、体の消耗が激しい場合には、ノンレム睡眠もレム睡眠も減少します。痛みや発熱だけでなく、さまざまな異常によって、ぐっすり眠るどころではなくな

ってしまうのでしょう。たとえば細菌が全身に回って、免疫でも手に負えず非常に危険な状態になる敗血症では、高熱による意識混濁、呼吸困難なども生じます。こんな状態では、ぐっすり快眠どころではないことは、推察できます。

次に、睡眠不足になると病原菌などに感染しやすくなるという現象について、見ていきます。鍵となるのは、リンパ球です。

8　睡眠不足によって機能低下するサイトカイン

「免疫がついた」獲得免疫ではたらくリンパ球

睡眠不足になると、風邪など急性感染症にかかりやすくなるメカニズムはわかっているのでしょうか？　睡眠不足と免疫機能の低下については、リンパ球が関わっているのではないかと考えられています。

「リンパ球」は、白血球の一部です。リンパ球は血液の中だけでなく、リンパ管を通じて、リンパ節や扁桃腺、脾臓、腸管、胸腺などをめぐっています。リンパ球はリンパ液と血液中を行き来しながら、病原体や異物の侵入に備えています。

「4　風邪や肺炎、膀胱炎　炎症反応って何？　急性炎症について」の項目で、後天的に獲得する獲得免疫についてお話ししました。リンパ球は、後天的に身につく獲得免疫に大きく関わっています。

リンパ球は、B細胞とT細胞とに分けられます。B細胞は骨髄（Bone marrow）でつくられるので、頭文字をとってB細胞と呼ばれます。B細胞はリンパ球の約20～40％を占め、体内に侵入した病原体を排除するための「抗体」をつくり出す役割を持っています。

睡眠不足でダメージを受けやすいのはT細胞

一方のT細胞は、血中リンパ球の60～80％を占めています。胸腺（Thymus）という臓器で成熟するので、頭文字をとってT細胞と呼ばれます。T細胞は、マクロファージなどから病原体の情報を受け取り、さまざまな機能を発揮します。T細胞は、さらにキラーT細胞とヘルパーT細胞の2種類に分けられます。キラーT細胞は、ウイルスに感染した細胞やがん細胞を文字通り殺傷し、取り除きます。一方、ヘルパーT細胞は異物からの刺激に反応して、ほかの免疫細胞のはたらきを助けています。

T細胞やB細胞は、夜間の早い時期に生成はピークに達し、その後夜間を通じて減少して、胸腺や骨髄、脾臓など末梢のリンパ系臓器に移動していきます。[11]

睡眠不足は、リンパ球のT細胞の増殖を低下させます。[12] **また、T細胞におけるサイトカインIL-1やIL-2の産生も低下させます。**[13] **さらに、ヘルパーT細胞におけるサイトカインの活性**

も低下します。[14] ほかにも睡眠不足では、病原体や異物の最強の殺し屋、ナチュラルキラー（NK）細胞もパワーダウンしてしまうこともわかっています。[15] このように、睡眠不足によってリンパ球が被るダメージのため、免疫によるディフェンス能力が落ちてしまいます。

ご紹介したのはごく一部で、睡眠不足によって変化する免疫系の異常は、細かいものを挙げればキリがありません。**明らかなことは、睡眠不足は免疫力を確実に低下させる**ということです。

最後に、ぜひ知っておいてもらいたい病態として、「慢性炎症」があります。急性炎症の代表である風邪は数日で治りますが、慢性炎症は、何週間、いや何年何十年と続く炎症です。なかには慢性関節リウマチや潰瘍性大腸炎のような症状のある慢性炎症疾患もあれば、熱も痛みも感じないけれども、体の中では炎症が慢性的に続いているという、ステルス炎症状態もあります。

9　がんやうつ病も炎症から？　慢性炎症の怖さと睡眠不足

ダラダラ続く炎症反応もある

風邪は、数日寝ていれば治ります。膀胱炎や結膜炎も、抗生物質を飲めば、すみやかに痛みや腫れはひいていきます。しかし、慢性炎症の中には、治療をしても数日どころか数ヵ月、いや数年・数十年も炎症が続く病気があります。この長期にわたる炎症の病気は、急性炎症ほどの激しい熱や腫れ、痛みはないのですが、非常に長期間・慢性的に続くことが特徴です。**慢性炎症とは、一過性に治まるはずの炎症反応が完全に治まり切らずに、弱い状態でだらだらと長引き、炎症反応にブレーキをかける機能も効かなくなってしまう状態です。**症状がほとんどないかあっても軽い場合もあるため、自覚しにくいのも、厄介な特徴です。

慢性炎症を特徴とする病気に、自己免疫疾患というものがあります。代表的なものに、政治家やアスリートでも発症が知られる潰瘍性大腸炎、慢性関節リウマチ、全身性エリテマトーデス、などがあります。過眠性疾患のナルコレプシーも、自己免疫疾患であるという説が有力です。

自己免疫疾患とは、自分の細胞や組織を有害なものと誤って認識して、免疫系が自分を攻撃してしまう病気の総称です。本来、外部から侵入してきた細菌やウイルスなどを撃退するためにはたらく免疫系が、なぜ自らを攻撃してしまうのか、はっきりとした原因はわかっていません。

メカニズムがわからないので、現状では完治する治療法はなく、炎症が活発にならない、落ち着いた状態を維持することが、治療の目標となります。

慢性炎症の原因はウイルスだけではない

慢性炎症には、いろいろな原因があります。風邪と同じく、ウイルスによる慢性炎症もあります。たとえば、ＡＩＤＳ（後天性免疫不全症候群）です。ＡＩＤＳは、ＨＩＶ（ヒト免疫不全ウイルス）

による慢性感染による病気です。HIVに感染すると、免疫系において重要な役割を果たしているヘルパーTリンパ球（CD4陽性細胞）が壊され、免疫力が低下します。ただし、HIVに感染してもすぐにAIDSを発症するわけではなく、感染後の数年間は症状が現れることがありません。しかし、症状はなくても、ウイルス感染による体の変化は、潜在下で進んでいるのは事実です。

感染ではない、異物による慣性炎症もあります。たとえばタバコを吸っている人は、IL-1などの炎症性サイトカインが軽度ですが、上昇しています。[16] **病気を発症していなくても、タバコすなわちニコチンを摂取しているだけで、体内が慢性炎症状態になるのです。**うつ病も、脳のグリア細胞という細胞の慢性炎症が原因のひとつではないかという説があります。異物ははっきりとはわかっていませんが、心理的ストレスが脳にとっては「異物」であり、ストレスに対して炎症反応が起きていると主張する研究者もいます。[註10]

実は睡眠不足も、慢性の炎症を起こさせると聞くと、驚かれる人もいるかと思います。

睡眠不足による慢性炎症はDNAを変質させる

慢性的な睡眠不足は、サイトカインを活性化させ、人間の体を慢性炎症の状態にさせます。具体的には、インターロイキン-6、C反応性タンパク質などの物質が、慢性的な睡眠不足では活発になります。慢性炎症が続くと、細胞のＤＮＡも変質する可能性があります。

睡眠不足による慢性炎症の活発化を示すデータは多いのですが、最近のものでは、アメリカ、ニューヨークのマウントサイナイ医科大学の研究があります。研究チームは、人間において睡眠不足が続くと、免疫細胞やサイトカインが増加するなど、慢性炎症が活性化することを実証しました。毎晩8時間睡眠をとる健康な成人の睡眠時間を6週間、毎晩90分ずつ減らし、血液を分析したところ、サイトカインや免疫細胞の数が増加したという結果です[17]。

この研究の新しい点は、慢性炎症による細胞のダメージが確認されたことです。炎症反応の活性化だけでなく、細胞にあるＤＮＡの内部構造も、変化していたという結果でした。

睡眠不足によって慢性炎症状態となり、細胞の内部まで変化してくる恐れがあるということになります。細胞のＤＮＡ変化といえば、やはり日本の死因第1位である、がんが思い浮かびます。

慢性炎症は細胞をガン化させるのか

事実、**慢性炎症の怖いところは、がんが生じる可能性があるからです**。有名なのは、ピロリ菌と胃がんです。10年間追跡調査で、ピロリ菌に感染している人の2・9％に胃がんが発見され、感染していない人はゼロでした[18]。また胃がんは、ピロリ菌が感染して炎症を起こした胃粘膜から発生します。また、日本では年間3万人が死亡する肝臓がんの原因の65％は、慢性C型肝炎であり、肝臓がんはC型肝炎ウイルスの長期的な感染によって生じます。年間1万人が発症し、

3000人弱もの女性が命を落とす子宮頸がんは、ヒトパピローマウイルスによる慢性感染によって生じます。

ウイルスによるがん発生のメカニズムは、はっきりとした自覚症状がないまま弱い炎症が慢性的にくすぶり続けているうちに、DNAに変異が生じ、細胞をがん化させているわけです。

慢性炎症が短い睡眠時間と死亡リスクと関連

急性炎症はわかりやすいのですが、慢性炎症はイメージがなかなか湧かないと思います。急性炎症が出火したばかりの火事だとすれば、慢性炎症はくすぶっているボヤ、といったところでしょうか。しかしやはり怖いのは、慢性炎症のほうですよね。さしずめ、胃にピロリ菌を抱えている人は、食欲旺盛で胃の症状がまったくなくても、慢性炎症がしっかり続いている状態です。除菌しなければ、胃がんがかなり高い確率で発生します。

この章の締めくくりとして、慢性炎症と睡眠との関係について見てみましょう。よく7、8時間睡眠は長生きで、3、4時間の短時間睡眠は短命などと、睡眠時間と死亡率との関連は話題になります。実は、短時間睡眠は慢性炎症と関わりがあって、アメリカ、ピッツバーグ大学の研究チームの論文では、**TNFなどサイトカインの活性化すなわち炎症反応の上昇が、短い睡眠時間と高い死亡率とに関わっている可能性が示されています。**[19] やはり、慢性炎症による体の消耗だけでなく、がんの発症も関わっていると推察されます。

炎症反応というのは、体を異物から守るのが目的ですので、長期戦になると体も脳も疲弊してきます。慢性炎症は、がんや自己免疫性疾患など、難病との関わりが深いようです。睡眠も大切なのですが、これらの病気の発見、治療が、より重要です。

コラム 炎症と鎮痛薬、睡眠物質プロスタグランジン

サイトカインが、感染したときの眠気を生じさせる物質であることを書いてきましたが、もっと直接的な「睡眠物質」があります。プロスタグランジンという物質です。プロスタグランジンにも構造式の異なるものがいくつかあるのですが、その中でも、脳のクモ膜やグリア細胞で産生される、プロスタグランジンD２（ＰＧＤ２）は、もっとも強力な催眠作用があることが知られています。

大阪バイオサイエンス研究所の早石修博士、裏出良博博士らのグループは、ラットの

脳室内にプロスタグランジンD2を注入すると、ノンレム睡眠が大幅に増加することを発見しました。[20] 世界初・日本発の発見でした。

プロスタグランジンD2が脳に溜まると眠くなるのは、アデノシンが関わっています。プロスタグランジンD2は、アデノシン濃度を上昇させます。このアデノシンも睡眠物質で、プロスタグランジンD2からの「睡眠情報」を受け継いだアデノシンが視床下部前部の睡眠中枢を活性化させます。それだけでなく、覚醒に関わるヒスタミン系神経の活動も抑えます。

実はこのプロスタグランジン、炎症を起こさせる物質でもあります。PGD2と構造式の異なるプロスタグランジンE2（PGE2）のほうは、強い炎症を起こさせ、発熱や疼痛を増強させます。ちなみに、定番の解熱鎮痛薬であるアスピリンやロキソプロフェン（ロキソニン®）は、このPGE2の生産を抑えることで、熱を下げて痛みを和らげます。

痛み止めの薬の作用からも、炎症と睡眠とが関わっていることが窺えます。炎症によって免疫系が活性化すると、熱や痛み、腫れが生じます。そんなときに活動的になるのは、生物としては不利なことです。炎症中にノンレム睡眠を増やして、脳も体もしっかり休ませようとするメカニズムを見ると、人体というのはよくできているなと、改めて感心させられます。

註

［註1］風邪の原因はほとんどがウイルス感染である。風邪を起こすウイルスとしては、ＲＳウイルス、アデノウイルス、ライノウイルス、そして有名なコロナウイルスなど、２００種類以上あるといわれており、原因を特定することは困難である。また同じウイルスでもいくつもの型があり、しかも年々変異していく。このため、一度感染したウイルスに対抗する免疫ができたとしても、新手のウイルスがどんどん出てくるため、繰り返し風邪をひくことになる。

［註2］炎症（英語で inflammation）は、ラテン語 inflammationem「着火、火をつけること」が語源である。

［註3］白血球は、好中球、リンパ球、単球（マクロファージ）、好酸球、好塩基球の5種類に分けられる。これらを総称して白血球と呼び、それぞれの割合を示したものを白血球分画といい、血液検査でもよく見ると白血球分画が載っている。好中球は、約45～75％を占める、免疫の主力である。マクロファージは、直径15～20μmの大型細胞である。

［註4］獲得免疫は、液性免疫と細胞性免疫に分けられる。獲得免疫に関わるリンパ球の役割については、「8　睡眠不足によって機能低下するサイトカイン」で説明している。

［註5］サイトカインは、「サイト（細胞）」と「カイン（作動物質）」という2つの用語が合わさって命名された。残念ながらうまい和訳がなく、サイトカインという英語がそのまま使われている。サイトカインは細胞間の情報伝達に関わるので、炎症反応だけが仕事ではない。たとえば、脳卒中や脊髄損傷など、神経損傷の治療に使われる場合もある。また、ＢＤＮＦ（脳由来神経栄養因子）というサイトカインは、神経細胞の成長や再生を促すので、うつ病や認知症のメカニズムにおいて重視されている。新しく血管を誘導するＶＥＧＦ（血管内皮増殖因子）というサイトカインもあり、再生治療における有用性が期待されている。

［註6］ＣＯＶＩＤ-19重症化の原因のひとつとして、「サイトカインストーム」という現象がある。サイトカインが過剰に分泌されると、体が過剰にサイトカインに反応し、強い炎症反応によるダメージを負ってしまう。ＣＯＶＩＤ-19によってサイト

カインストームが引き起こされると、サイトカインが血中に大量に放出されてしまい、肺の中で強い炎症が生じ、重症化するプロセスが考えられている。したがって、COVID-19が重症化した場合には、ウイルスの増殖を抑えるための治療だけでなく、サイトカインによる炎症反応を抑えるための治療も必要になってくる。

[註7] サイトカインによって生じる眠気は、明治時代の「睡眠物質」を探す日本人の実験によって発見された。1909年に愛知医学校（現・名古屋大学医学部）の石森國臣博士が、睡眠不足の犬の脳脊髄液を別の犬の脊髄に注入すると、犬の睡眠が誘発されることを発見した。[21] この脳脊髄液に含まれている睡眠物質は、後々の研究で、マクロファージが細菌を貪食するときに生成されるムラミルペプチドという物質であることがわかった。[22] このときすでに、ムラミルペプチドがサイトカイン産生を促すことがわかっており、眠気の原因はサイトカインではないか、という説が強まった。

[註8] IL-1は、白血球や内皮細胞などさまざまな細胞によって産生されるタンパク質である。IL-1の作用は、炎症時における発熱やリンパ球などの免疫系細胞の増殖促進、血管内皮細胞への接着促進、破骨細胞（骨を破壊、吸収する細胞）の活性化など、多岐にわたっている。TNFは、TNF-α、TNF-β、LT-βの3種類に分類されるが、腫瘍壊死因子といえば一般にTNF-αのことをいう。

[註9] 睡眠効率とは、ベッドの中にいる時間と実際に眠っている時間の比率をいう。たとえば8時間ベッドの中にいたとしても、正味6時間しか寝ていなかったとすれば、睡眠効率は「6÷8×100＝75％」となる。もちろん、睡眠効率は100％に近いほど望ましい。

[註10] うつ病の病因のひとつとして、神経の炎症から生じるという説がある。うつ病患者の血液中では、炎症性サイトカインが上昇しており、またうつ病患者の脳内では、ミクログリアという炎症を担当する細胞が活性化している。[23] また、慢性炎症性疾患の患者では、うつ病の併発率が高い。たしかに、既存の抗うつ薬の多くはセロトニンやノルアドレナリンなどにはたらくが、抗うつ薬が効かない患者群がいるのも事実である。ウイルスなど異物の感染ではなく、細胞がストレスにさらされたり傷ついたりするときに放出される物質（ダメージ関連分子）の関与が考えられている。メカニズムは明らかでないが、今後の研究が期待される仮説である。

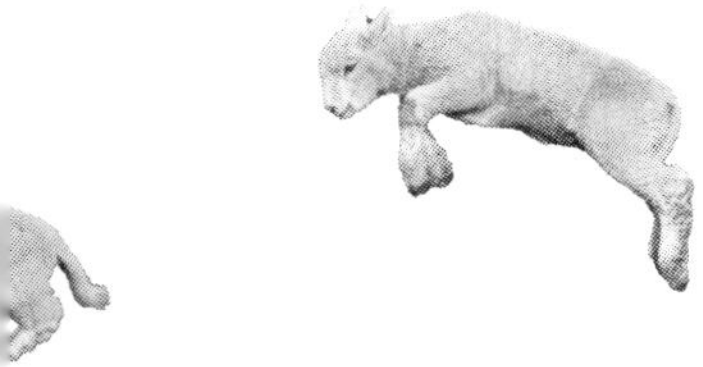

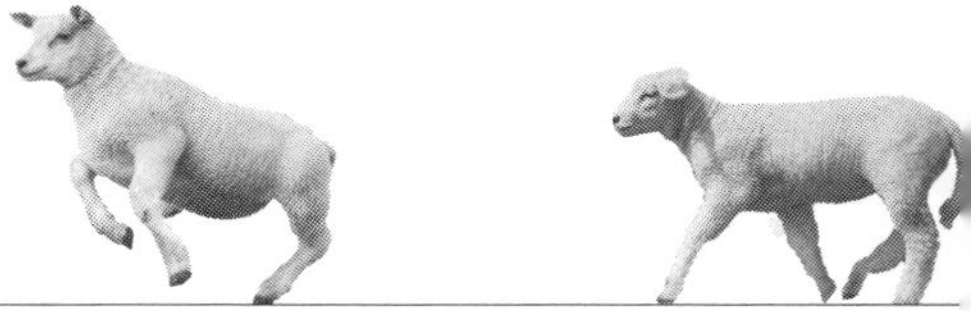

第4章

眠っている間に消化器系では何が起こっているのか

1　寝る前に食べるとなぜ悪いのか

寝る前に食べると太りやすいのは事実

「寝る前の食事はやめましょう」

医療健康系だけではなく、食品会社のサイトにもよく載っているアドバイスです。寝る前の食事が良くないとされる主な理由としては、

- 肥満や生活習慣病のリスクを上げる。
- 胃もたれの原因になる。
- 寝つきが悪くなる・睡眠の質が低下する。

などが挙げられます。この中では、やはり肥満がいちばんの理由だと考える人が多いでしょう。

たしかに寝る前に食べると、体重が増えて肥満傾向になるというデータはたくさんあります。肥満というと糖質が思い浮かびますが、同じ内容の食事を朝、昼、夕、夜中にとった場合の血糖値の推移を調べると、**夕方や夜中にとるほうが血糖値が高くなり、元に戻るまでに時間がかかりました。**[1] 脂肪については、脂肪をつくる「ＢＭＡＬ１」というタンパク質の活動が、午後10時から午前2時がピークになります。したがって**この深夜の時間帯に吸収された食べ物は、脂肪合成が促進され、脂肪として蓄積されやすい、すなわち太りやすくなります。**[2]

しかし、「胃もたれ」については、経験上起こりそうなことはわかりますが、メカニズムについては「横になっているから」ぐらいの、曖昧な説明しか思い浮かばない人が多いでしょう。また、寝る前の食事が睡眠の質を悪くする事実については、「なんとなく」というイメージしか湧いてこないのも無理はないと思います。

消化器系とは、口から肛門まで続く消化管と、肝臓や膵臓、胆のうなどの消化吸収を手助けする臓器が含まれます。肝臓や膵臓については[註1]、インスリンなど内分泌系と重複が多いので、この章では、口から食道、胃、小腸、大腸から肛門につながる消化管の睡眠中の動きを追っていきます。

2 睡眠中の胃腸の動きと自律神経 朝にお腹が減るのはなぜ?

食べ物を消化するプロセス

食事をすると食物は、「口→咽頭→食道→胃→小腸（十二指腸、空腸、回腸）→大腸（盲腸、上行結《じょうこう》腸、横行結腸、下行結腸、S状結腸、直腸）→肛門」を通り、便として体外に出ていきます。

この食べ物の通り道のことを、「消化管」と呼びます。消化管は大きく上下に分けられ、口から十二指腸までの、体の上のほうの部分を「上部消化管」と呼び、食物の消化を助けるはたらきが

図4−1　消化器系の臓器

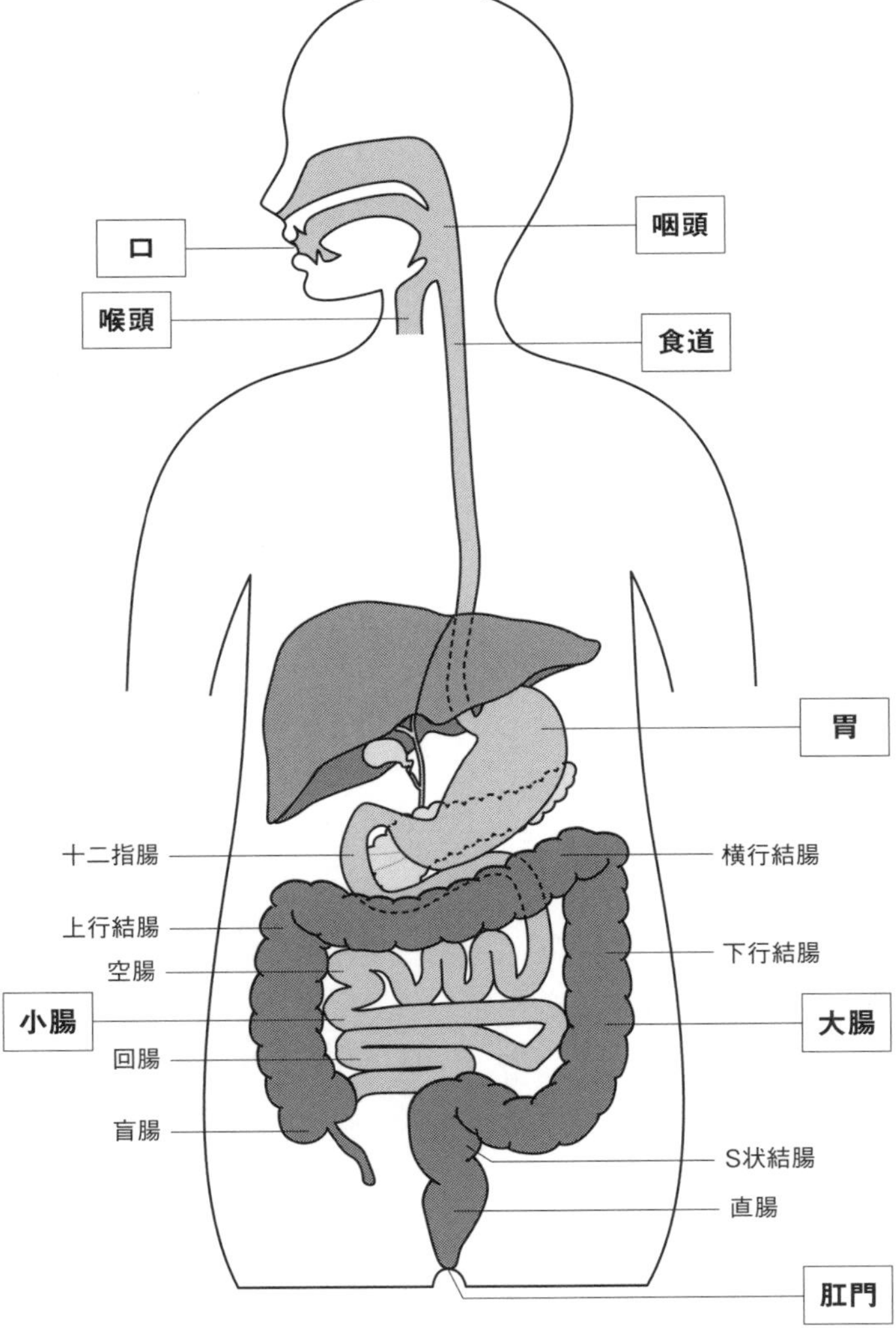

あります。消化された食べ物は、「下部消化管」である小腸や大腸での栄養吸収を可能にしています。

食物は、消化管のくねるような運動（蠕動運動《ぜんどう》）によって、下のほうへと移動していきます。蠕動運動により消化管から水分や粘液が分泌されることで、食物がスムーズに通るようになっています。

また、消化吸収のためにいろいろな物質が、消化管の中では活躍しています。口の中では食物を噛み砕いて小さくするとともに、唾液中の消化酵素アミラーゼにより糖質を分解して、体内に吸収しやすくします。胃においては、消化酵素ペプシンと強力な酸性の胃酸によって、食物をドロドロにして、食物とともに入ってきた微生物を殺菌します。十二指腸ではさまざまなホルモンが分泌され、胆のうから胆汁が、膵臓から膵液が分泌し、消化吸収を助けています。

消化管の動きは、自分の意志で自由に速くしたり遅くしたりすることはできません。消化管は、自律神経によってコントロールされています。脳と消化管をつないでいる交感神経と副交感神経はもちろんですが、消化管自体に腸神経系という自律神経が備わっており、これらによって消化管の動きが調整されています。

消化管は睡眠中にゆっくり動くが、止まるわけではない

自律神経が消化管にどのようにはたらくかですが、ここは注意が必要です。アクセル役の交感

神経がはたらけば、胃腸の動きは活発になりそうに思えますが、実は逆で胃腸のはたらきは抑制されます。

交感神経から分泌されるノルアドレナリンは、唾液の分泌は促進しますが、反対に消化管の運動や消化液の分泌を抑えます。一方、**リラックス役の副交感神経が優位になると、消化液の分泌が促進され、消化管運動や排便も促進されます。**たとえば、旅行に行ったときに、夕食前にお風呂に入るとお腹が減るのは、40℃くらいのちょうど良いお湯加減のお湯に入ることで副交感神経が優位になり、胃腸の動きが活発になるからです[註2]。

では、寝ている間の胃腸の動きはどうなのでしょうか。結論として、「動きはゆっくりになるが、止まってしまうわけではない」ということになります。ノンレム睡眠では、腸を動かす副交感神経が優位になるので、睡眠中は消化管がどんどん動いて、「睡眠中にお通じに行きたくなるのでは」と心配になるかもしれません。

腸にも脳神経が存在した⁉ 腸神経系

しかし、睡眠中の消化管の動きは、そこまで活発にはなりません。なぜならば、**消化管は自律神経系だけでなく、「腸神経系」という、腸独自のコントロールシステムがあるからです**[註3]。脳の中枢から延びる、もっとも主要な副交感神経である迷走神経は、消化管にも広く行きわたってコントロールしていますが、腸オリジナルの腸神経系によるコントロールのほうが強力です。

腸神経系の概日リズムについては、まだほとんど研究がありません。が、睡眠中に消化管の動きがゆっくりになるのは、腸神経系が体内時計の影響を受けて、「寝ている間は動き過ぎないように」という調節を行っている可能性が考えられます。もっとも、腸神経系のリズムは中枢の視交叉上核による支配を受けるのか、腸神経系自体が持つ体内時計でローカルに行われているのかは、まだわかっていません。

食道や胃、小腸・大腸によって差はありますが、消化管は、睡眠中に動きがゆっくりになるとはいえ、活動を停止して休んでいるわけでありません。朝起きたときに空腹感があり、排便があるのは、睡眠中にもかかわらず消化管が動いているためです。ただ消化管が動き過ぎると、睡眠中に便意が生じて睡眠が浅くなってしまいます。

では、次の項目から長い消化管のスタート地点、口と唾液の睡眠中の変化を追っていきましょう。

3　睡眠中は、胃に入った物が逆流しやすい

寝ている間に唾液は間違って肺に入らないのか

消化というプロセスは、口の中でかみ砕くこと（咀嚼《そしゃく》）と、咀嚼に伴う唾液分泌、そして飲み

込み（嚥下《えんげ》）という流れで、口の中からスタートします。睡眠中では、咀嚼の回数は当然ながら減りますし、唾液の分泌量も同様に、睡眠中は1分あたり0・5㎖と激減します。[3] 唾液が少なくなるので、口の中に唾が溜まることもなく、嚥下の回数も減ります。嚥下の回数は、覚醒時は約25回／時間ですが、睡眠中は5分の1の約5回／時間にまで減少します。

ただ、唾液は睡眠中もまったくゼロになっているわけではありません。ここで問題なのは、睡眠中にのどの筋肉がゆるむと、微量ながらも唾液が気管から肺に入ってしまい、誤嚥性肺炎[註4]を起こしてしまうのではないかという心配です。

しかし、健康な人であれば、眠っている間も、唾液が気管に入らないようになっています。気道は輪状咽頭筋という筋肉がバリアとなって、食道からの誤嚥を防いでいます。

そうはいってもレム睡眠中では多くの筋肉の緊張がゆるんでしまうので、誤嚥のリスクも上がりそうです。しかし、人体の不思議でしょうか、輪状咽頭筋に関しては、すべての睡眠段階を通して緊張を保ち、睡眠中の誤嚥を防いでくれます。[4] もっとも、老化や神経・筋肉の病気になると、輪状咽頭筋の誤嚥防止作用も弱まってしまうのですが。

胃酸逆流⇕睡眠悪化の悪循環

続いて、食道に移っていきましょう。寝ている間の食道のトラブルといえば、逆流性食道炎の原因である、胃酸の逆流です。

寝ている間の食道の蠕動運動は、深いノンレム睡眠、レム睡眠と、睡眠段階が進むにつれて弱くなっていきます。ところで、蠕動運動は、嚥下した食物を下のほうに移送する（一次蠕動）だけではありません。胃から食道へ逆流してきたものを下に戻す蠕動（二次蠕動）があります。この二次蠕動は、ノンレム睡眠で減少するのですが、レム睡眠では逆に増加します。[5] **したがってノンレム睡眠では、胃のものが食道に逆流しやすくなります。**この二次蠕動は、胸焼けやゲップでおなじみの逆流性食道炎に深く関わっています。

寝ている間は横になるので、立位や座位のように重力によって食べ物が消化管の下のほうにストンと行きにくくなり、胃酸が逆流しやすくなります。[註5] このように睡眠中は、物を飲み込む嚥下機能の低下や唾液量の減少、とくに逆流を防ぐ二次蠕動の低下によって、胃酸と食道や胃の粘膜の接触時間が長くなるので、食道は胃酸に対してもろい状態となっています。

胃酸の逆流は、睡眠時間の短縮や睡眠の質の低下など、睡眠障害を引き起こします。また睡眠不足や睡眠の質が悪化すると、胃酸逆流に対しての食道の感覚過敏を誘発し、ますます眠れなくなるという悪循環に入ります。[6] つまり、胃酸が逆流すると睡眠が悪化する、そして睡眠が乱れると胃酸の逆流に過敏となり、逆流性食道炎の症状を起こしやすいことになります。[7] 逆流性食道炎については「7　睡眠中に胸焼けが起こる逆流性食道炎　睡眠時無呼吸症候群との意外な関係」で改めて触れます。

では、いよいよ消化管の中心臓器である胃について、睡眠中の動きを見ていきましょう。

4 睡眠前半での胃の危機的状況

胃酸のピークは食後ではなく眠っているとき

胃は、口から食道を通って入ってきた食物を蓄える臓器です。満腹になったときには大きくふくらんで、食べ物や飲み物を1・5〜2・5Lも溜めこむことができます。しかしながら、胃の主な役割は、食物を蓄えることではなく、消化の第一段階として、摂取した食物を胃酸によって酸性化することです。さらに、胃から続く十二指腸への食べ物の流れをスムーズにするのも、胃の仕事です。[註6]

ここでの主役は、先ほどから逆流で話題の胃酸です。胃酸は強い酸性（pH 1〜2）であり、食物を消化したり殺菌消毒したりする役割がありますが、バランスが崩れると、その強酸性によって、胃が傷つけられることがあります。消化にとって重要な胃酸の分泌の様子は、覚醒しているときと睡眠中では、大きく異なります。食後ももちろん胃酸の分泌は増えますが、**1日を通しての胃酸の分泌のピークは、午後10時から午前2時の間です。**[8・註7] この時間帯は、「胃粘膜pHはもっとも低くなる＝酸性が強く」なります。そして、レム睡眠中では胃酸分泌はやや少なくなり、「胃粘膜pHはやや上がる＝酸性が弱まり」ます。[9]

十二指腸潰瘍の患者では、この胃酸分泌のリズムがなくなり、昼夜問わず、胃酸分泌が活発で

図4－2　胃

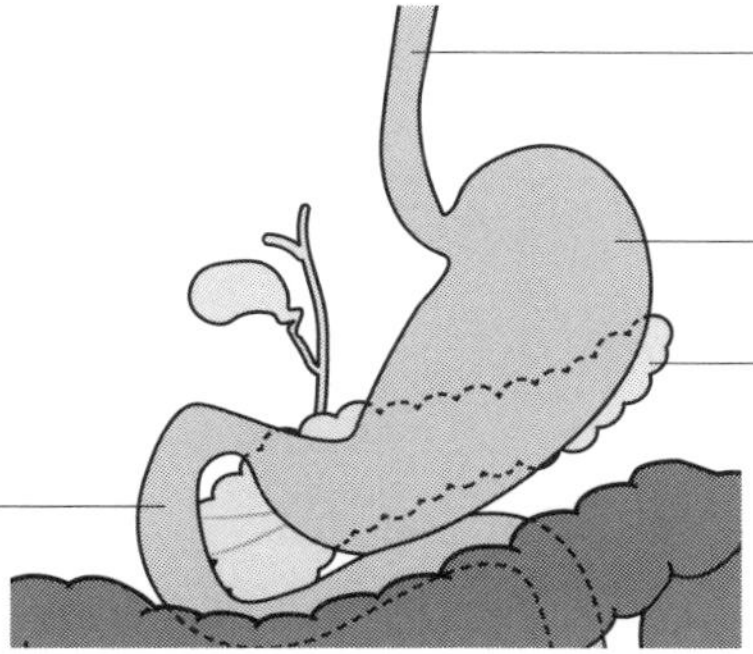

あることも報告されています。[10] ちなみに十二指腸潰瘍の胃酸分泌を終日過剰にしている犯人は、ヘリコバクター・ピロリ、通称ピロリ菌です。[11・註8]

胃にダメージを与える胃酸の話ばかりしてきましたが、胃を保護する物質もあります。胃の表面の粘膜にある細胞には、トレフォイルタンパク質（TFF）と呼ばれる、胃粘膜をダメージから守るタンパク質があります。ピロリ菌は、このTFFのはたらきも抑えてしまうので、胃粘膜はダメージを受けやすくなります。**実はピロリ菌だけでなく、睡眠不足もTFFを抑制するので、睡眠不足は胃粘膜の保護力をなくしてしまう**ことにもなります。[12]

寝る前に食べると胃もたれするのは当然

睡眠中は副交感神経が優位になって、胃の動きがよくなり、胃酸の逆流は減りそうに思えます。しかし、睡眠中の胃の動きは、起きているときに比べてゆっくりに、つまり遅くなります。

起きている間、胃は食物を下の十二指腸のほうに移動させる動きを、1分間に通常2〜4回程度行います。この胃の動きの強さですが、深いノンレム睡眠時には減少し、レム睡眠時には覚醒しているときと同じ程度に戻ります。[13] つまり、**ノンレム睡眠の多い睡眠前半は、胃の動きは悪くなり、下の十二指腸に食べた物が降りなくなり、渋滞して詰まりやすくなります。**寝る前に食べると、次の朝に胃もたれするのはこのためです。

睡眠中の胃の動きについてまとめると、ノンレム睡眠の多い夜の睡眠前半に、胃の動きは悪くなり、胃酸の分泌は活発になります。別の言い方をすれば、睡眠の前半は、胃酸は活発に分泌されますが、消化管の下のほうへの動きが鈍くなり、結果的に胃酸が上の食道のほうに逆流するので、逆流性食道炎を起こしやすくなります。これだけでも、寝る前に食事をするのが良くないことが、理解できると思います。

続いて、胃の次に続く部分、小腸に進みましょう。

5　睡眠中も休まないはたらき者の小腸

小腸は眠らない＝栄養の吸収に休みはない

小腸は、胃で消化された食物をさらに分解し、栄養素を吸収するはたらきをしています。小腸

図4−3　小腸

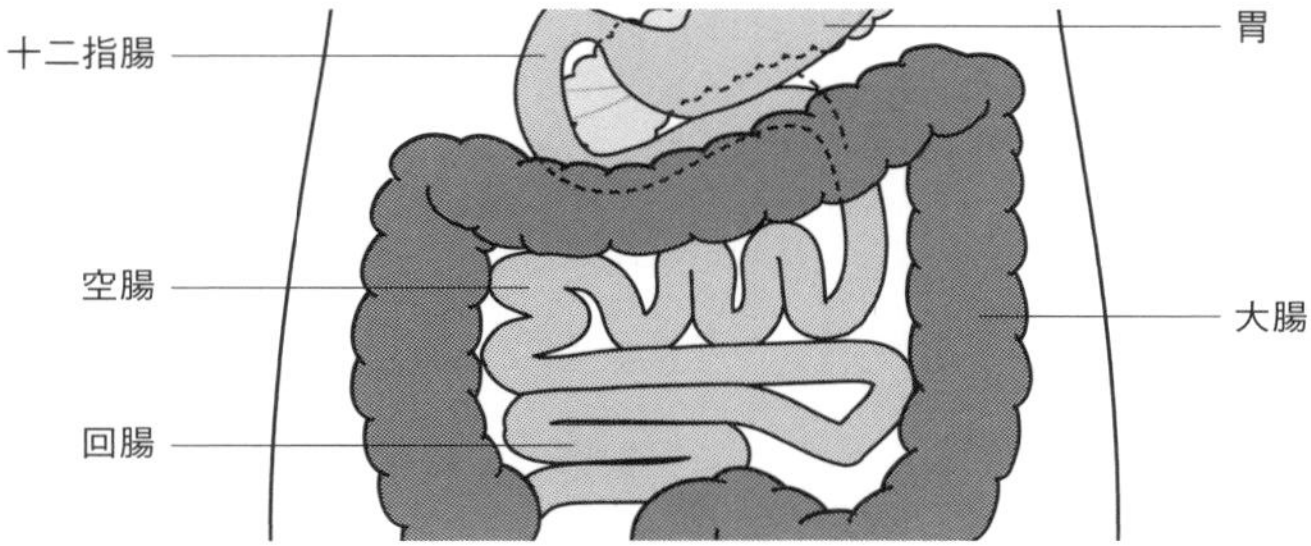

は、十二指腸、空腸、回腸の3つの部分に分けられます。小腸は体の中でもっとも長い臓器であり、日本人成人では約6〜7mの長さがあります。

小腸の動きや吸収機能については、睡眠中に活発になるのか、それとも抑制されてお休み状態になるのか、どちらなのでしょうか。デンマーク、アーフス大学の研究チームは、被験者に飲み込める小型電磁カプセルを飲んでもらい、睡眠中の胃腸の動きを体外の受信機から調べました。

結果は、**睡眠中の小腸の蠕動は、覚醒時と変わらず、睡眠の深さには関係はなかった**というものでした。[14] また分泌に関しては、糖質を分解する酵素であるアミラーゼは、膵臓から十二指腸に分泌されますが、睡眠中のアミラーゼの分泌は、覚醒時と比べてむしろ増加していました。[15]

こう見ると、小腸は、睡眠中も栄養の吸収という作業を休んでいるわけではないようです。しかし、胃や大腸と違って、小腸は内視鏡も届かないところなので、人間の腸の中でいちばんわかりにくいところです。睡眠中の小腸の様子については、わからないところが多く、研究も難しいのが実態です。「腸神経系」が、小腸では睡眠中もはたらくように指示しているのかもしれませんが、詳しいメカニズムの解明はこれからです。

6 大腸、肛門と睡眠 眠っている間に便が出ない精巧なメカニズム

最終的に便をつくる大腸

大腸は、食物の最後の通り道です。小腸に続いて右下腹部から始まり、お腹の中をぐるりと大きく回って、直腸から肛門につながります。日本人成人の大腸の平均的な長さは1・5mほどで、結腸（盲腸、上行結腸、横行結腸、下行結腸、S状結腸）と直腸に分けられます。

大腸は、水分やミネラルを吸収し、便をつくるはたらきをしています。食事をしてから便が排泄されるまでは通常24〜72時間かかります。

大腸の部位ごとのはたらきとしては、次のようにまとめられます。

- 盲腸

進化上退化した器官で、生命維持のために特別なはたらきはしていないと考えられています。小指くらいの大きさの虫垂という袋があります。

- 結腸

図4−4　大腸

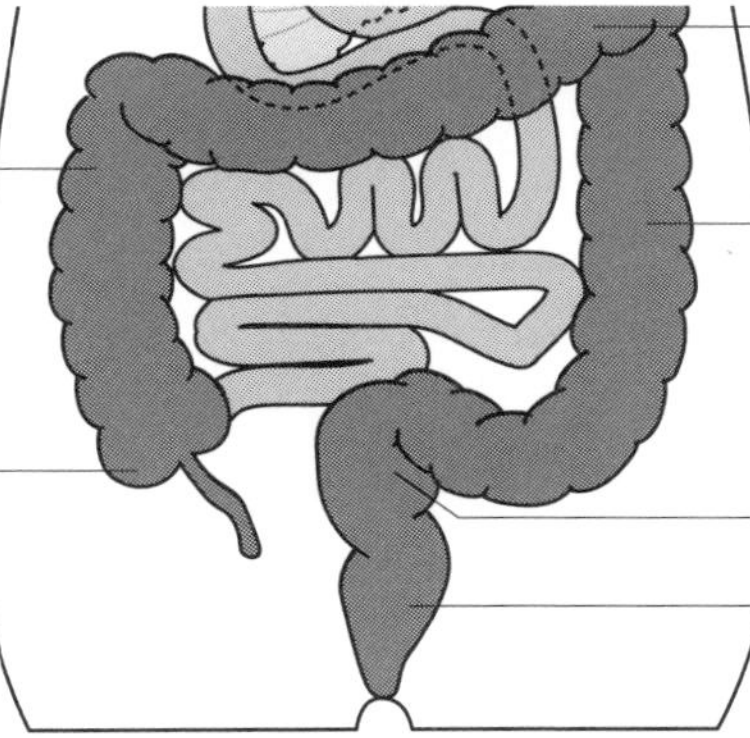

水分を吸収して便をつくり、その便を直腸のほうへ送り出します。また、ナトリウムなどの電解質を吸収します。さらに、小腸で消化しきれなかったタンパク質や炭水化物を分解・吸収し、便を直腸へ送ります。

●直腸

まさに排便しようとする便を溜める最終貯蔵庫が、直腸です。直腸に便が溜まると粘膜が刺激され便意が起こり、腸の一部や腹部の筋肉が収縮し、同時に肛門の筋肉が開いて便が外に排出されます。

眠っている間に便意が生じにくい理由

大腸の動きは小腸と逆で、睡眠中に低下します。被験者に飲み込める電磁カプセルを飲んでもらい、睡眠中の胃腸の動きを体外の受信機から調べた研究では、**浅いノンレム睡眠、深いノンレム睡眠のどちらにおい**

ても、大腸の動きは抑制されていました。[16]

小腸は栄養の吸収などはたらき続ける必要がありますが、大腸は眠っている間に動き続けると、便のゴールである肛門に近いので、便意が生じやすくなります。このように睡眠中の腸の各部分の動きは、はたらきに応じて実に合理的につくられていると改めて感心します。ですから、眠っている間には、よほどのことがない限り、便意が生じたり、便失禁したりしないようになっていますので、安心してください。

7 睡眠中に胸焼けが起こる逆流性食道炎 睡眠時無呼吸症候群との意外な関係

睡眠不足の日本人に増えてきた逆流性食道炎

「胸がむかむかする」「前にかがむと胸やけが強くなる」「酸っぱいものがこみあげてくる」「お腹が張っている」「胃がもたれる」「げっぷがしょっちゅう出る」

心当たりの人、おられるのではないでしょうか。これらは、食道や胃のところで説明してきた、逆流性食道炎[註9]の症状です。これまで日本人にはあまり見られなかったのですが、近年は増加傾向で、**日本人の6~30%が逆流性食道炎の疑いがあるとされています。**わたしも、健康診断で内視鏡検査をすると、軽い逆流性食道炎があると指摘されます。

食事の内容が欧米化したこと、脂肪分が多い食事が多くなったことなど、食生活の変化が大きな原因と考えられます。しかし、これからお話しするように、睡眠の問題が増えてきたことも、逆流性食道炎が増加した一因であると考えられます。

逆流性食道炎になりやすい生活習慣

睡眠と逆流性食道炎との密接な関連に入る前に、逆流性食道炎がどうして生じるかを、簡単に見ておきましょう。

逆流性食道炎が起こる原因は、胃酸の増え過ぎもありますが、胃酸が胃から食道へ逆流することを防ぐ機能が正しくはたらかないことにあります。早食いや肥満、猫背、喫煙、ベルトをきつく締め過ぎるなどのリスク要因があると、逆流性食道炎が起こりやすくなります。しつこいようですが、不眠も逆流性食道炎を悪化させる良くない症状です。

「胃酸逆流⇕睡眠の悪化」という悪いサイクルがあることは、食道や胃のところでお話ししました。ダメ押しになりますが、カロリンスカ大学が行った6500人以上の患者を対象とした集団調査では、**不眠症患者における逆流性食道炎のリスクは、睡眠に問題のない患者の3倍**であることが明らかになりました[17]。逆流性食道炎があると、胸焼けなどの症状が夜に起こり、不眠症など睡眠障害を生じやすく、睡眠の悪化は食道を感覚過敏にしてしまうことは、すでに説明した通りです。

睡眠時無呼吸症候群の治療=逆流性食道炎の治療

早食いや猫背など、クセになっていてすぐには改善できない習慣もあるので、どうでもいいと軽く思っている人もいるかもしれません。ただ、治療すべき睡眠の問題を見落としていることで、結果的に逆流性食道炎をみすみす悪化させている場合があります。

たとえば、睡眠時無呼吸症候群と逆流性食道炎とは、無関係ではありません。逆流性食道炎の代表的な症状である夜間の胸焼けと睡眠時無呼吸症候群との間には、正の相関関係があることが示されています[18]。わたしも睡眠時無呼吸症候群と逆流性食道炎の両方を持っていますが、逆流性食道炎のほうは、薬なしで悪化せず現状維持できています。睡眠時無呼吸症候群の治療をしていることで、逆流性食道炎の悪化を防げているのかもしれません。

メカニズムとしては、逆流防止役の「下部食道括約筋」のゆるみです。胃から食道への逆流を防いでいるのは、食道と胃の境目にある下部食道括約筋という筋肉です。胃の入口を筋肉の力でバルブのように締めて、胃の内容物が食道に逆流しないようにしています。**睡眠時無呼吸症候群では、一時的に下部食道括約筋がゆるんでしまい、胃酸が逆流しやすくなります**[19]。

逆流性食道炎の治療薬を飲んでもなかなか治りが悪いという人は、睡眠時無呼吸症候群が潜んでいるかもしれません。また、睡眠時無呼吸症候群を治療すれば、逆流性食道炎が改善する可能性が拓けてきます。

たかが逆流性食道炎と侮ることなく、適切に対処していくことが大切です。

8 過敏性腸症候群と睡眠障害との悪いサイクル

ストレスで下痢便秘を繰り返す過敏性腸症候群

朝起きたとき、とくに通勤や通学の際、電車やバスの中で毎日のように腹痛を起こして、途中下車して駅のトイレに駆け込むといったことで悩んでいる人が、実はかなりいます。過敏性腸症候群の人たちです。

過敏性腸症候群とは、腸に異常はないのに、慢性的な腹痛が起こったり、下痢・便秘などの便通異常が長期間続いたりする病気です。**日本では、なんと10~20%もの人が過敏性腸症候群を患っている**と報告されています。5~10人に1人ですから、かなり多い患者数です。

はっきりとした原因はわかっていませんが、ストレスや過度の緊張、自律神経の異常、腸内細菌の変化などが関係していると考えられています。過敏性腸症候群は、わたしがメンタルクリニックでの診療でもっとも診ることの多い消化器疾患で、薬剤を処方することもしばしばです。

こうした腹痛やお腹の調子の悪さ、便意は、仕事や学校のある平日の朝に起こりやすく、昼間や夜間、あるいは休日にはほとんど起こりません。このような特徴もあって、過敏性腸症候群はストレスのせいとよくいわれるのですが、本当なのでしょうか。

実は、過敏性腸症候群に見られる朝の不調に、夜の睡眠が関わっているという事実は、ご存じない方も多いと思います。

過敏性腸症候群では脳が刺激に敏感になっている

過敏性腸症候群では、患者が自覚する下痢や腹痛など胃腸症状の強さと、主観的な睡眠の質の悪さとの間に、強い関連がありました。[20] しかし、睡眠ポリグラフ[註10]を用いた検査では、過敏性腸症候群の患者と健康な人との間で、差は認められていません。[21] 考えられるのは、過敏性腸症候群の人は、客観的に測った睡眠構造（深いノンレム睡眠、レム睡眠の割合など）に異常はないのですが、正常な腸からの刺激に対して、健康な人に比べてオーバーに脳と体が反応している可能性です。それで眠りの質が悪くなったように感じるのかもしれません。

睡眠の質が悪いと過敏性腸症候群も悪化する

過敏性腸症候群が睡眠の質を悪くしていることを紹介してきましたが、逆に睡眠不足が過敏性腸症候群の症状の要因にもなりえます。

アメリカ、ワシントン大学の研究グループは、自己申告による睡眠の質の低下だけでなく、アクチグラフ（腕時計型の睡眠計）で計測した睡眠効率の悪さが、翌日の腹痛や不安、疲労の強さの予測材料になったことを示しました。[22]

そのほかにも、アメリカ、メイヨークリニックの外来患者の調査で、睡眠不足を訴える患者のうち、33・3％が過敏性腸症候群であること、[23] 夜間オンコールのある研修医の19％が過敏性腸症候群であり、睡眠時間が短い研修医ほど過敏性腸症候群の症状が出る頻度が高い[24]など、**睡眠不足や睡眠の質の悪さは、過敏性腸症候群の要因になっています。**

過敏性腸症候群の治療用に、現在ではいろいろな薬剤が発売されており、便秘タイプ、下痢タイプ、下痢・便秘混合タイプによって、薬剤を使い分けます。しかしこれまで述べてきたように、睡眠のコントロールも、過敏性腸症候群の治療にとって重要です。

新しい試みとして、メラトニンが過敏性腸症候群を改善する臨床研究のデータがあります。2週間のメラトニン投与で過敏性腸症候群の症状が有意に改善する、6ヵ月間投与したところ、過敏性腸症候群の50％が便秘の改善を経験する、などです。メラトニンと過敏性腸症候群の研究結果をまとめたメタ解析でも、過敏性腸症候群の重症度や痛みに対して効果はあるという結果でした。[25]

過敏性腸症候群の治療に、睡眠の管理も重要であることが、おわかりいただけたかと思います。現在はメラトニン自体は治療薬として認可されていませんが、将来的には治療の選択肢になるかもしれません。[註11]

9　頑固な便秘「慢性便秘症」と睡眠
女性は寝すぎると便秘になりやすい

潜在患者はもっと多い？　毎日便のことが気になる慢性便秘

この章の最後は、国民的な不調である「便秘」と睡眠との関係を見てみましょう。睡眠が悪いと、便秘がひどくなってしまうのでしょうか。

頑固な便秘は、「慢性便秘症」という病名がつけられます。慢性便秘症とは、体外に排出すべき便を、量においても十分ではなく、かつ快適に排出できない状態が慢性的に続くことです。日本人の約1割が慢性便秘症であるといわれていますが、「便秘ぐらいでは医者に行けない」と思っている人も多いので、実際にはもっといるのではないでしょうか。

慢性便秘症の人を見ていると、毎晩下剤を欠かさず飲んでいますし、何か新しい、よく効く下剤はないかといつも探しています。日中も、毎日便は出ないにせよ、お腹をしょっちゅう気にしている人が多いように思います。このように便秘は重病ではないのでしょうが、本人にとっては深刻な問題です。ただの「便秘」ではそのつらさが伝わらないのですが、ここでは単に「便秘」という表現で通します。

便秘は、さまざまな病気と関連があることがわかってきています。たとえば便秘の人は、大腸がんや心疾患、脳卒中を起こしやすく、快便の人のほうが長生きするともいわれています。

便秘の症状にもバリエーションがあって、排便回数の減少や排便困難感、残便感などさまざまです。一般的に便秘の原因となるのは、年齢や性差もありますが、食生活や生活習慣の乱れ、ストレスによるところも少なくありません。また、便秘を引き起こす薬剤や病気もあります。

便秘は、やはりといっては失礼ですが、女性に多く見られます。女性に便秘が多い原因としては、筋力の低下、食事量が少ない、ホルモン[註12]という、3つの原因があると考えられています。睡眠の影響は、どうなのでしょうか。

睡眠の質が悪いとますます便秘傾向に

睡眠の質が悪いと、便秘を悪くする影響を与えているようです。便秘の原因として生活習慣の乱れと書きましたが、睡眠はどこまで関係しているのでしょうか。不眠症など睡眠障害で通院中の人では、便秘のリスクが高いという報告があります。[26]

睡眠時間が短い、あるいは睡眠の質が悪いと、便秘リスクは上がります。まず、健康な人では、食事をとることによって大腸（結腸）の運動が活発になるのですが、睡眠不足の人ではこの反応が起きにくいといわれています。[27] また、交感神経系がはたらくと腸の動きは抑制されるのですが、睡眠不足によるストレスで交感神経は睡眠中、とくにレム睡眠では活発になります。結果的に腸の動きは悪くなり、便がスムーズに下のほうに移動しなくなります。

図4−5　睡眠時間が長い女性は便秘になりやすい

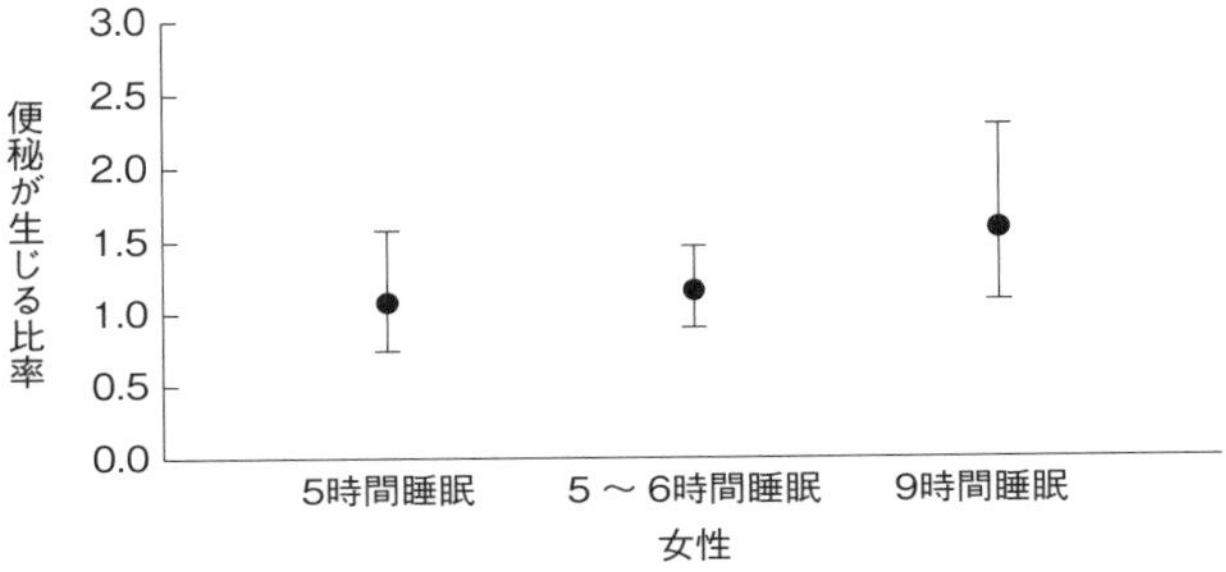

睡眠時間が長い（9時間以上）女性では、便秘リスクが高い。

出典：Yang et al., 2022をもとに作成

また、睡眠不足や短時間睡眠によって、インターロイキン６やＣ反応性タンパク質など炎症物質も増加します。この炎症反応も腸の動きを悪くし、便秘をひどくしていると考えられています[28]。

寝すぎてもひどくなる便秘

一方で、睡眠時間が長すぎるのも良くないというデータもあります。２０２２年に、アメリカ国民健康栄養調査から、便秘と睡眠との関係の解析結果が発表されました。対象は１万１７８５人であり、平均年齢は45〜47歳、男女比はほぼ半々です。便秘の割合は、男性の４・３％、女性の１０・２％でした。**睡眠時間との関連では、女性では、睡眠時間が長い人のほうが、便秘になりやすい**という結果でした[29]。

とくに女性において、長すぎる睡眠時間で便秘になりやすくなるのは、どうしてなのでしょうか。２つの理由が、考えられます。ひとつ目は、当然といえば当然なの

ですが、寝すぎる傾向の人は身体活動の低下、すなわちつねにゴロゴロしていて運動不足になっていることです。2つ目は、睡眠時間が過多な人は、うつ傾向、あるいはうつ病の可能性があることです。一部のうつ病では、不眠ではなく、日中の強い眠気や、半日でも1日でも寝ているという過眠など、典型的ではない睡眠の症状が見られます。また昔の薬剤に比べて、最近の抗うつ薬は便秘の副作用は軽いのですが、それでなくてもうつ病の患者では、便秘が多く見られます。[30]

便秘に悩む人にとっては、睡眠時間や睡眠の質も忘れてはいけないことがわかります。とくに女性では、睡眠時間が長すぎる人は便秘になりやすい傾向があります。食事や便秘薬だけでなく適度な運動、それに睡眠にも気をつける必要があります。

註

［註1］健康診断での血液検査や超音波検査で、「脂肪肝」を指摘される人も多い。アルコールも主要な要因だが、アルコールとは関連のない脂肪肝もあって、現代の医学では「非アルコール性脂肪性肝疾患（NAFLD）」と呼ばれる。非アルコール性脂肪性肝疾患の中に、肝硬変や肝臓がんに進行する可能性がある非アルコール性脂肪肝炎（NASH）があり、日本では非アルコール性脂肪性肝疾患が約1000万人、そして発がんのリスクのある非アルコール性脂肪肝炎が約100〜

200万人いると推定される。
近年、閉塞性睡眠時無呼吸症候群と非アルコール性脂肪性肝疾患との間で共通するメカニズムがあり、注目を浴びている。慢性的な間欠的低酸素状態では、肝臓の酸化ストレスや過酸化脂質が生じ、非アルコール性脂肪性肝疾患になりやすいというデータがある。[31] 脂肪肝への対策や予防は、お酒や油っぽいものを控えることも大切だが、いびきなど睡眠時無呼吸に注意することも大切である。

[註2] 42~44℃の高温浴では、熱刺激によって交感神経が活発になる。

[註3] 腸神経系（enteric nerve system）は、多数のニューロンやグリア細胞からなり、腸壁の全長にわたってネットワーク状に組織されている。[32] 腸神経系は、事実上ほとんどすべての消化管の動きをコントロールしている。腸神経系は「第2の脳」とも呼ばれ、脳と腸がお互いに密接に影響を及ぼし合う「脳腸相関」に関わっていると考えられている。

[註4] 唾液や食べ物が誤って気管から肺に入ってしまうことを誤嚥という。誤嚥によって、その唾液や食物に含まれた細菌によって生じる肺炎を誤嚥性肺炎と呼ぶ。誤嚥性肺炎は高齢者に多く発症し、抗生物質が効きづらく、生命を脅かすこともある。

[註5] 横になると重力がはたらきにくくなるので、胃の内容物が食道に逆流しやすくなる。左側を下にして寝る体勢（左側臥位）は、仰向けや右側を下にして寝る体勢（右側臥位）と比べて、夜間に食道が胃酸に曝露される時間が短く、酸の除去が速かった。[33] また右側を下にすると右側臥位は、下部食道括約筋の圧が低下して、より胃酸が逆流しやすくなるといわれる。

[註6] 十二指腸は、胃と小腸を結ぶ消化管である。指12本を横に並べた長さに由来しているが、実際には指12本分よりも長く、25㎝ほどの長さである。胃で消化された食物に膵液や胆汁などの消化液を混ぜて、小腸に送るはたらきをしている。十二指腸は、解剖学では小腸に分類されるが、胃との関連が強いため、胃とともに説明されることが多い。

[註7] あくまで空腹にしていたときの胃酸分泌の時間変化であって、食後はもちろん胃酸分泌が増加する。食後のピークと深夜のピークのどちらが高いかといえば、どうも夜のほうが高いようである。理由としては、「食べ物で中和されない」「副交感神経（＝迷走神経）が活性化するため」が考えられる。よって胃潰瘍の薬剤は、夜間、就寝前の服用が推奨される。

［註8］ヘリコバクター・ピロリ（ピロリ菌）。胃粘膜は強い酸性であるため、細菌は生息していないと考えられていた。しかし、ピロリ菌は、ウレアーゼという酵素を使ってアルカリ性のアンモニアをつくり出し胃酸を中和できるので、強酸性の胃の中でもしぶとく生き残れる。ピロリ菌に感染しているだけでは無症状だが、胃潰瘍や十二指腸潰瘍の患者はピロリ菌感染率が高い。さらに重要なのは、ピロリ菌が胃や十二指腸の悪性腫瘍（がん）の発生に関わっていることで、このため積極的な除菌が推奨されている。

［註9］胃の内容物が食道内に逆流して起こる病態を、胃食道逆流症（GERD：Gastro Esophageal Reflux Disease）と呼ぶ。胃食道逆流症（GERD）の中で、内視鏡検査で食道に炎症が見られるものが、逆流性食道炎である。なかには逆流現象があり胸焼けなど症状はあるが、食道は正常というケースもあり、これは非びらん性胃食道逆流症という。また、胸焼けや胃もたれなど胃食道逆流症の症状はあるが、内視鏡検査でびらんなど異常が見つからない場合は、機能性ディスペプシアと呼ぶ。

［註10］睡眠ポリグラフは、脳波・眼球運動・心電図・筋電図・呼吸曲線・いびき・動脈血酸素飽和度などの多くの生体活動を、一晩にわたって測定する検査である。ポリグラフ（ポリ＝多数の記録指標のグラフ＝表示）によって確認することであり、これによって、睡眠障害がより正確に診断される。ウェアラブル機器など簡易的睡眠検査が増えてきたが、もっとも信頼性の高い睡眠検査は、この睡眠ポリグラフであることに変わりはない。

［註11］メラトニン受容体刺激薬であるラメルテオンが過敏性腸症候群に有効であるというデータはまだない。過敏性腸症候群ではメラトニンそのものが欠乏しているという小規模な研究があり[34]、メラトニンのセンサーである受容体を刺激するだけでは効果はないのかもしれない。

［註12］月経・妊娠で多く分泌される黄体ホルモン（プロゲステロン）は、腸の蠕動運動を抑制し、便の水分やミネラルの吸収が促進される。したがって、女性は男性に比べて便秘になりやすい。

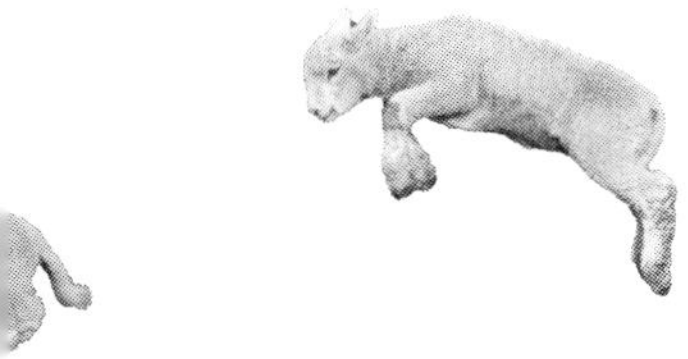

第5章 眠っている間に呼吸器系では何が起こっているのか

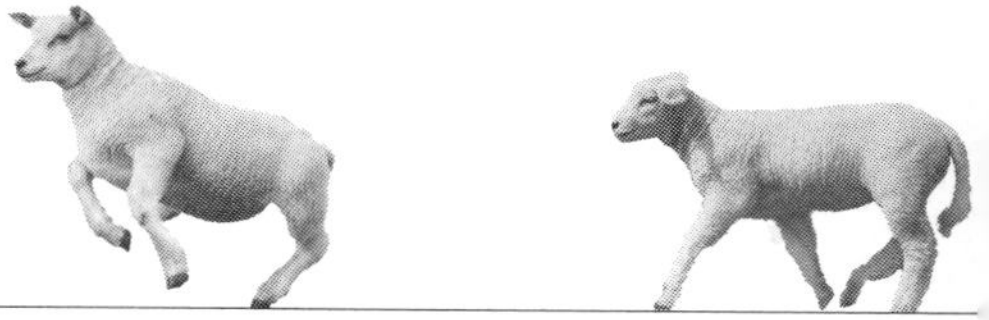

1　眠っている間の呼吸は不安定

眠っている間に呼吸が止まって危険なことも

人間は眠っている間でも、心臓は休むことなく動き、ホルモンや免疫なども自動的に機能して、生体維持がうまくなされています。呼吸についても、眠っている間でも、心配しなくてもちゃんと呼吸し続けるメカニズムが備わっているように思えてきます。

ところが、**呼吸というのは、人体のほかの臓器に比べて、睡眠中は脆弱でもろい状態にあります。**心臓は死ぬまで24時間365日動き続けますが、呼吸は睡眠時無呼吸症候群のように、短時間ですが、止まる場合があります。また、気管支喘息や肺気腫など慢性閉塞性肺疾患では、睡眠中に呼吸状態が悪化することも珍しくありません。乳幼児突然死症候群（SIDS：Sudden Infant Death Syndrome）は、赤ちゃんが睡眠中に突然亡くなってしまう病気で、原因は解明されてはいませんが、睡眠中の呼吸調節が未熟であることがひとつの要因として考えられています。

覚醒しているときの呼吸は「自動調節＋マニュアル運転」

呼吸というのは、胸やのどのあたりの筋肉、あるいは横隔膜を、単に膨らましたり縮めたりするだけで行われているわけではありません。呼吸を担う筋肉（呼吸筋）と、呼吸筋をコントロールするニューロン、そして脳に位置する呼吸中枢が複雑に連携して、呼吸が行われています。

呼吸は、「深呼吸をしなさい」など指示がない限りは、無意識のうちに行われていると思いがちです。人間の呼吸は、呼吸中枢が血液中の酸素濃度や二酸化炭素濃度を感知して、二酸化炭素を上げ過ぎず一定に維持するような仕組みになっています。呼吸は自動的にコントロールされており、意志の入り込む余地はないように思えます。

しかし、覚醒しているときに限っては、意識的に行われる呼吸の分も大きいのです。心臓は自分で心拍を速くしたり遅くしたりはできませんが、呼吸はある程度自分で速くしたり遅くしたり、深くしたり浅くしたり、コントロールすることが可能です。

例を挙げると、睡眠に入ると、鼻からのどまでの空気の通り道（上気道）の筋肉の緊張が低下し、通り道が狭くなり空気が通りづらくなります。これは、意識を司る脳の網様体の活動低下が原因です。[1]

眠ってしまうと、意識によって頑張って呼吸しようとするパワーがなくなってしまい、血中の酸素濃度や二酸化炭素濃度によってコントロールされる自動調節だけになってしまいます。健康な人は問題ないのですが、慢性閉塞性肺疾患のような慢性肺疾患や呼吸筋が衰える病気を持っている人は、起きているときは頑張って呼吸できていても、眠ってしまうと呼吸が不十分になり、低換気や呼吸不全などのリスクが高まります。

人体は眠っている間もうまく機能してくれると思いがちですが、呼吸に関してはそうでもなさそうです。それだけに、睡眠中の呼吸がどうなっているかを知っておくのは、意味のあることだと思われます。

2 眠っている間の呼吸筋の力は低下する

呼吸中枢は大脳ではなく、脳を支える脳幹部にある

呼吸中枢は、脳のどこにあるのでしょうか。脳幹にある延髄と橋《きょう》という部分に、呼吸をコントロールしている呼吸中枢はあります。[註1] 呼吸中枢には、呼吸をコントロールするニューロンが存在し、血中の酸素濃度や二酸化炭素濃度、血圧、迷走神経（＝副交感神経）など、さまざまなシグナルをキャッチし、呼吸に反映させます。

橋の呼吸中枢では、吸気と呼気とを切り替えたり、肺が膨らみ過ぎないよう調整しています。呼吸中枢は、延髄の吸息中枢を刺激し、息を吸う長さを決めています。

延髄の呼吸中枢には、吸息中枢と呼息中枢があり、吸気と呼気のリズムをつくっています。覚醒して安静にしているときの呼吸リズムは、吸気が2秒、呼気が3秒、呼吸数は1分間に12〜15回程度です。

図5−1　呼吸中枢は脳幹にある

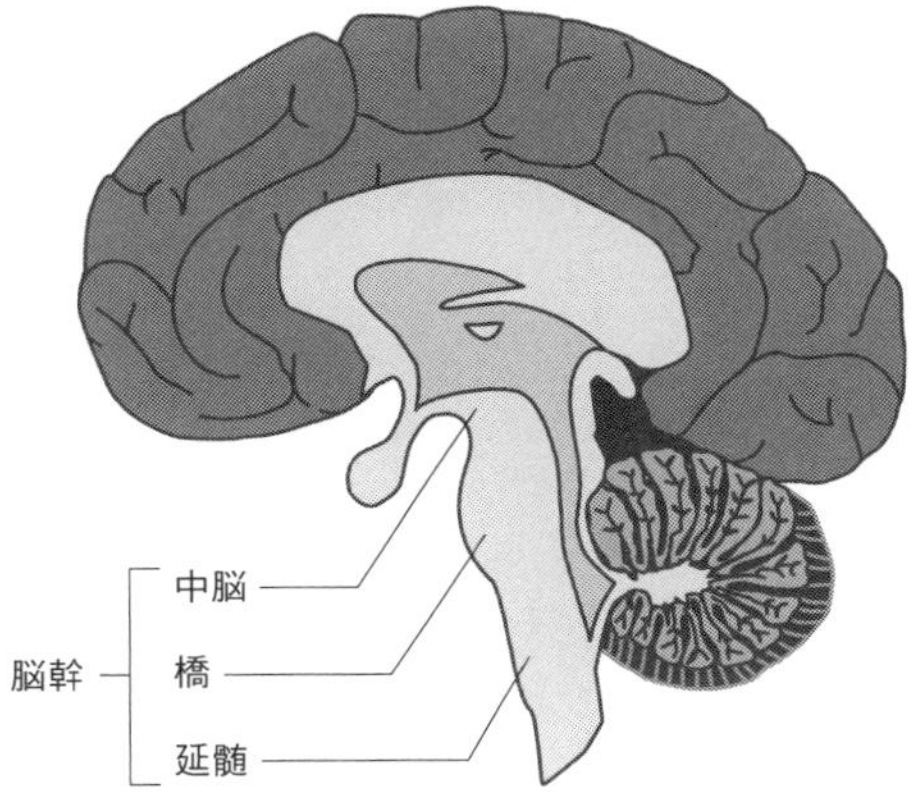

ノンレム睡眠でもレム睡眠でも呼吸は弱くなる

このような呼吸のメカニズムは、睡眠中においては、どのように変化するのでしょうか。睡眠中の呼吸調節には、神経伝達物質が関わっています。

ノンレム睡眠中は、深部体温が低下し、睡眠中枢ともいえる視床下部の視索前野が活性化します。視索前野が活性化すると、「眠りなさい」という抑制性のシグナルが脳幹へ伝達されます。抑制性の神経伝達物質といえば、GABAです。GABAがはたらく抑制性のシグナルは、呼吸や運動に関わるニューロンに伝わり、呼吸器系全体の活動を低下させます。

一方でレム睡眠においては、ノンレム睡眠のときとは異なるメカニズムで、呼吸は抑制されます。咽頭や喉頭の筋肉を司る運動神経が延髄にあるのですが、この神経の活動はレム睡眠中に低下してしまいます。[2]レム睡眠中は、のど周りの筋肉に力が入りづらく、ゆるみがちになるわけです。

しかし、呼吸のメカニズムは複雑であり、睡眠中に呼吸筋の活動が弱まるだけの話ではありません。血中の酸素濃度、二酸化炭素濃度をどのように感知し、呼吸に反映させるのかも重要です。血中の酸素が少なく二酸化炭素が多ければ、呼吸を増やさないと、酸欠状態になってしまいます。次の項目では、呼吸に欠かせない要素である酸素、二酸化炭素を軸に、睡眠中の呼吸の様子を見ていきます。

3　低酸素への反応も、睡眠中に鈍くなる

血中の二酸化炭素濃度が上がると自動的に呼吸する

眠っている間に、呼吸活動は弱まることをお話ししました。呼吸が乏しくなれば、血液中の酸素は減って酸欠になり、二酸化炭素は溜まって高二酸化炭素状態になると予測されます。

呼吸コントロールの大切な目的は、動脈の酸素濃度を保つことです。[註2]なぜなら、動脈の酸素が欠乏すると、末梢の組織が酸欠すなわち低酸素状態となり、ダメージを受けるからです。低酸素が人体に与えるダメージについては、睡眠時無呼吸症候群のところで解説します。

一方で、二酸化炭素も重要な要素です。血中の二酸化炭素濃度が3～4％を超えると、頭痛や

めまい、吐き気を感じます。7％を超えると意識が障害され、最悪の場合はそのまま死に至ります。ただ通常の環境では、人体では二酸化炭素濃度が高まれば、呼吸が自動的に促されて増えます。逆に過喚気などで二酸化炭素濃度が減れば、呼吸は抑制されます。血中の二酸化炭素濃度は、約40㎜Hgで維持されています。

前の項目でも触れましたが、覚醒しているときの呼吸は、意識的なものもかなり含まれています。しかし睡眠が始まると、呼吸を意識的に行う要素はなくなり、脳と体の自動センサーに頼らざるをえなくなります。この自動センサーは、脳や体の各所に、いろいろな種類のものが備わっています。たとえば、頸動脈にあるセンサー（正確には受容器）は、低酸素になると迷走神経を通して延髄にある吸気中枢へ刺激を伝え、呼吸回数を増やします。[3]

シンプルに考えると、呼吸が増えるときは、血液中の酸素が減ったときか、二酸化炭素が増えたときになります。低酸素のときの呼吸増加と、二酸化炭素増加のときの呼吸増加の反応メカニズムは、酸素と二酸化炭素でセンサーも異なるので、メカニズムが異なります。

睡眠中は酸欠への対応も鈍くなる

低酸素、いわゆる酸欠になったときには、呼吸による換気量は増加します。しかし、**この換気量が増加する割合はノンレム睡眠で低下し、レム睡眠ではさらに低下します。**これは眠っている間は、酸欠になっても、覚醒しているときほど呼吸が効率的に増えないことを示しています。二

図5－2　睡眠中の低酸素と呼吸換気量

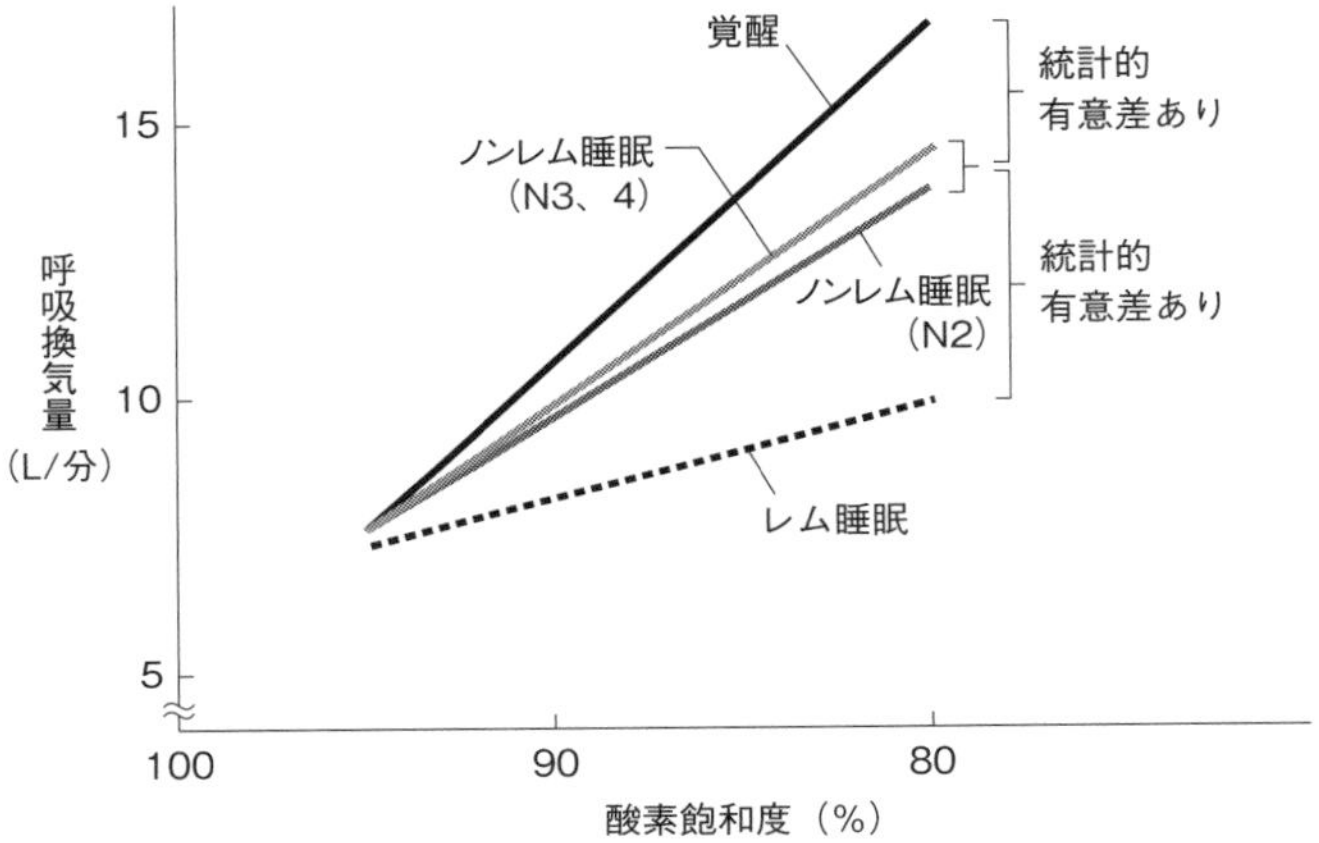

酸素飽和度が低いほど呼吸換気量は増えるが、睡眠中、とくにレム睡眠では換気量増加率が低い。

出典：Horner RL. Respiratory physiology: central neural control of respiratory neurons and motoneurons during sleep. Principles and practice of sleep medicine. 7th edition.をもとに作成

酸化炭素が増えたときも同じで、呼吸増加はノンレム睡眠で低下し、レム睡眠ではノンレム睡眠のときよりももっと低下します。

このように、睡眠中は血液中の低酸素・高二酸化炭素という危機的状態への対処反応も、鈍くなっています。健康な人でこれですから、呼吸に影響する疾患のある人は、なおさら酸欠に陥りやすいことがわかります。

4 息苦しいと目覚めてしまうわけ

低酸素になっても意外に目覚めない

夜中にちょくちょく目が覚める、目が覚めないまでも眠りが浅くなるのは、良くないことです。しかし呼吸からすると、覚醒しているときのほうが呼吸は安定するので、夜中に息苦しい、あるいは無呼吸で呼吸できなくなったときに睡眠が浅くなり覚醒するのは、酸欠から体を保護する重要な反応です。

したがって、睡眠薬が効き過ぎているなど、睡眠中の覚醒レベルが低すぎる人は、呼吸が不安定になり低酸素になる危険性があります。また、人間の睡眠で深いノンレム睡眠やレム睡眠の割合が浅いノンレム睡眠に比べて少ないのは、ずっと呼吸の効率が悪いノンレム睡眠やレム睡眠が長く続くと、呼吸の問題が生じるからかもしれません。

呼吸のトラブルから睡眠中に覚醒してしまう要因として、低酸素や高二酸化炭素、いびきなどで空気が通りにくくなるなどが考えられます。まず低酸素ですが、低酸素だけでは意外に目は覚めないようです。レム睡眠とノンレム睡眠どちらにおいても、健康な人ならばつねに96～99％に保たれる酸素飽和度が、70％程度の低い値でも睡眠を維持することができます。[4]

二酸化炭素濃度が上がると覚醒する

むしろ、二酸化炭素の濃度が上がるほうが、覚醒を促します。二酸化炭素濃度が高くなると、頸動脈の低酸素に対する感受性を高めますので、より覚醒しやすくなります。しかし、寝室で二酸化炭素濃度が致死レベルまで上がるという状況は、普通はありえません。

わたしたちの日常生活でもっともポピュラーな覚醒反応は、「いびき」によるものです。鼻やのどなど息を通すところ（気道といいます）が狭くなると、いびきが生じます。いびきは、睡眠中に狭くなった気道に無理矢理息を通すため、気流が乱れて、鼻やのどが振動して出る音です。気道に息が通りにくくなると、ノンレム睡眠でもレム睡眠においても、覚醒する回数は増えます。しかし**深いノンレム睡眠（N3、徐波睡眠）では、いびきによる覚醒回数はもっとも低くなります。**つまり、空気が通りにくく酸欠になっていても覚醒しようとしないわけで、それだけ危険なわけです。

睡眠中の呼吸トラブルに対しては、「覚醒する」という反応があることがわかりました。しかし、睡眠中にしょっちゅう覚醒していては、酸欠は防げるかもしれませんが、睡眠は途切れ途切れで浅くなり、結果的に次の日に支障が生じてしまいます。このような状態が慢性的に続けば、健康被害も起きてくるでしょう。

お気づきかもしれませんが、いびきや息の通りにくさで、夜にしょっちゅう覚醒している、あるいは睡眠が浅くなっている病気があります。そう、睡眠時無呼吸症候群です。睡眠と呼吸とを語るとき、やはり睡眠時無呼吸症候群は外せません。睡眠時無呼吸症候群の本題に入る前に、呼吸器系の大切な部分、のどと肺の睡眠中の動きについてお話ししましょう。

5 睡眠中はのどの空気の通り道がつぶれやすくなる

口から入った空気の最初の通過地点、咽頭・喉頭

口や鼻から吸った空気は、気管を経て気管支、そして肺に行き着きます。鼻や口から空気を取り入れて肺まで送る空気の通り道で、肺につながる細長い管を気道と呼びます[註3]。

ここで非常に大切な、気道の中間地点を忘れていないでしょうか。そう、のどです。のどを通らないと空気は肺に届きませんし、息を吐くときも同じです。

人ののどは、咽頭《いんとう》と喉頭《こうとう》という、2つの器官から成り立っています。ちなみに、耳鼻咽喉科の「咽喉」は、咽頭と喉頭の頭文字をとったものです。

空気の流れにとって重要なのは、喉頭です。喉頭は気管の上部、体の前側に位置しています。喉頭を成している甲状軟骨《こうじょうなんこつ》の一部は、いわゆる「のどぼとけ」にあたります。また、喉頭の中には左右一対の声帯があり、声の音源となります。喉頭は気道につながっており、口や鼻から入っ

図5—3　呼吸器、上気道と下気道

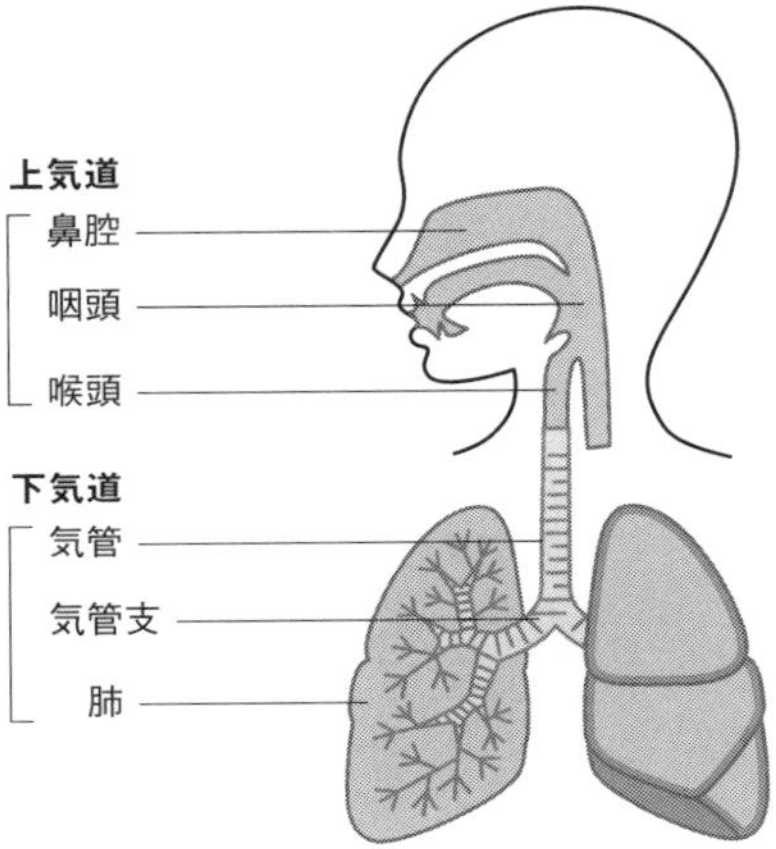

た空気が肺に行くまでの、重要な通過地点です。

喉頭ほどではないですが、鼻からの呼吸の通り道の咽頭も、もちろん重要です。風邪をひく、あるいは花粉症（アレルギー性鼻炎、アレルギー性咽頭炎）になると、この咽頭部分にも炎症が生じて通り道が狭くなり、空気が通りにくくなります。

咽頭も寝ている間は休みたい？

上気道、すなわち鼻腔や咽頭、喉頭にも、睡眠中に変化は生じます。上気道は骨や軟骨の支えがないため、非常に変形しやすく、睡眠中に形が崩れやすいところです。とくに上咽頭、中咽頭は、もっともろく変形しやすい部分です。

睡眠開始時には、フニャフニャとまではいきませんが、咽頭や喉頭の筋肉の緊張がゆるみます。その結果、咽頭や喉頭部分の空気の通り道がつぶれやすくなり、空気が通りにくくなります。[5] ダメ押しとして、覚醒しているときには咽喉の筋肉を司る神経が、咽頭の筋肉の緊張を上げて、咽頭の空気の通り道を広げて確保しようとするのですが、睡眠中ではその動きも弱くなります。[6] 結果的に、とりわけノンレム睡眠においては、空気の通りにくさ（気道抵抗）は、覚醒時と比較して約230％も増加するとされています。[7]

睡眠中は、のどの空気の通り道が、いろいろな理由でつぶれやすくなっています。睡眠中ののどの機能維持については、もう少し合理的に進化できなかったのかとも思いますが、睡眠中は食事や水分をとらないので、寝ている間くらいは、食べ物や水分の通り道でもあるのどを休ませようということでしょうか。

では次に、気道の下の部分、気管から気管支、そして呼吸では主役である肺について、睡眠中の動きや変化を見ていきましょう。

6 睡眠中は、肺での換気効率も悪くなる

太い「気管」から「気管支」に分かれて、細かい「肺胞」へ

喉頭から始まり、気管から肺に至る気道は、下気道と呼ばれます。気管は下気道の最大の部分で、日本人成人の気管の長さは12～13㎝であり、直径は男性で平均18㎜、女性で15㎜程度です。

気管は両肺に入る2本の気管支に分かれ、さらに小さな気管支に分かれていきます。

気管と気管支は軟骨で覆われているので、つぶれにくい構造となっています。しかし、気管支が細かく分岐した下部気管支では、軟骨による保護はなくなります。肺胞に近い細かい気管支ほど、つぶれやすいことになります。

気管支は肺の中で分岐が進み、その先端に肺胞という組織があります。肺胞は、肺に約3億から6億個あるといわれています。肺胞は毛細血管が網目のようにはりめぐらされていて、全身をめぐった血液は、肺胞の袋に二酸化炭素を吐き出します。同時に、肺胞の中の酸素が血液中に取り込まれます。このようにして、血液の酸素・二酸化炭素の交換は行われています。

睡眠中は残気量も換気量も低下する

咽頭や喉頭とはまったく異なる構造と機能を持つ下気道ですが、睡眠中の変化は、よく聞く「肺活量」ではなく、「機能的残気量」という検査値で表されます。

機能的残気量とは、息を最大に吐き出しても肺の中に残っている空気の量（残気量）のことです。肺に残っている空気の量を測定することで、肺の中に最大限吸い込める量（全肺気量）がわかります。健康な人では、機能的残気量は約２４００mℓで、全肺気量の約40%を占めます。

仰向けになった体位では、機能的残気量は、睡眠中に約0・2〜0・5L減少します。[8] なぜ睡眠中に肺の残りの空気量が減ってしまうかというと、呼吸中枢からのシグナルの変化、横になることで胸腔内に血液が溜まる、肺や胸腔の動きが起きているときより弱くなる、などの原因が考えられています。

また、**1回の呼吸で気道や肺に出入りする空気の量（1回換気量）も、睡眠中では低下します。**睡眠が始まると、1回換気量はノンレム睡眠中で6%～16%、レム睡眠中に25%も減少します。[9]また呼吸の間隔はレム睡眠中に短くなり、急速で浅い呼吸パターンになります。つまり呼吸効率が悪くなります。結果的に、睡眠開始時においては、血液中の酸素濃度は3～9㎜Hg減少し、二酸化炭素濃度は2～4㎜Hg増加するとされています。[10]

わたしたちは眠っていても呼吸していますが、覚醒しているときよりも呼吸は不安定であることがわかりました。健康な人が健康な睡眠をとっていても、睡眠中は軽度の低換気が生じていることになります。これが、肺気腫など慢性閉塞性肺疾患（COPD）などの病気や、筋ジストロフィーや筋萎縮性側索硬化症（ALS）など、呼吸に関わる筋肉や神経に異常がある患者にとっては、睡眠は呼吸状態が悪化しやすい、危険な時間帯でもあるわけです。

それでは、いよいよ睡眠と呼吸に関わるメインテーマ、睡眠時無呼吸症候群の話題に移りましょう。

7　睡眠時無呼吸症候群　頻度、症状、合併症

睡眠時無呼吸症候群とはどういう病気か

睡眠時無呼吸症候群は、睡眠中に呼吸停止を繰り返すことで、心身のさまざまな病気や、強い眠気など日常生活での問題を引き起こす病気です。[註4]

睡眠時無呼吸症候群については、もっともよく見られる睡眠障害のひとつですので、医療機関からのホームページなどから、たくさんの情報を得ることができます。

頻度や症状や健康リスクに関して、重要なポイントをかいつまんで以下に挙げます。

- 成人男性の約3〜7％、女性の約2〜5％。男性では40歳〜50歳代が半数以上を占め、女性では閉経後に増加。3００万人が睡眠時無呼吸症候群の治療を必要としている。
- いびき、日中の眠気や起床時の頭痛、夜間の頻尿など。
- **高血圧、脳卒中、心筋梗塞、糖尿病などを引き起こす危険性が約3〜4倍高くなる。**重症例では循環器系疾患発症のリスクが約5倍にもなる。
- **重症では、治療せずにそのまま放置すると、8年の間に約4割が死亡する。突然死のリスクも高い。**

●治療は、軽症ではダイエット、マウスピース、重症ではCPAP（持続陽圧呼吸療法）。寝ているときに鼻にマスクを装着し、空気を送り込んで気道の閉塞を防ぐことにより、睡眠時無呼吸を予防する治療法。[註5]

（一般社団法人 日本呼吸器学会のHPを参考に作成）

見つかっていない潜在患者が多い睡眠時無呼吸症候群

睡眠時無呼吸症候群にかかる割合は10％以下の頻度であり、少ないように見えます。しかし、まだ見つかっていない、実際に検査をすれば睡眠時無呼吸症候群と診断される人は、もっとたくさんいると思います。実際に、過去に報告されたデータを新たな基準で評価し直したところ、**日本における睡眠時無呼吸症候群の患者数は2200万人**（30〜69歳人口の32・7％）、**CPAP治療を必要とする重症患者は940万人**（30〜69歳人口の14・0％）**と推計されました**。[11] 日本呼吸器学会の数値の数倍であり、睡眠時無呼吸症候群はレアではない、ありふれた病気であることがわかります。

わたし自身も、睡眠時無呼吸症候群患者で、5年ほど前からCPAP治療を受けています。会議中に居眠りなど日中の眠気がひどくなり、仕事の能率も下がっている気がして、睡眠ポリグラフ検査をしたところ、重症の睡眠時無呼吸症候群であることがわかりました。CPAP治療によって眠気はかなり改善し、今ではなくてはならない治療になっています。ただ、毎晩つける面倒くささや出張や旅行の際に荷物が増えるなど、煩わしいのは否めません。

それでもCPAP治療を続けなければとわたしが思うのは、眠気対策だけではありません。これから話すような、睡眠時無呼吸症候群が脳や体に与える深刻なダメージを、できるだけ少なくしたいからにほかなりません。

うつ病、認知症のリスクを上げる睡眠時無呼吸症候群

わたしは会議中の居眠りで済みましたが、とくに自動車や電車を運転している人にとっては、日中の眠気や居眠りも安全面からも深刻な問題です。睡眠時無呼吸症候群は中高年の病気のように思えますが、子どもの睡眠時無呼吸症候群も1～4％はあると報告されており、症状としては落ち着きがない、朝起きられない、居眠りが多いなどが見られます。

やはり怖いのは、さまざまな病気のリスクです。生活習慣病のリスクは間違いなく上がりますが、うつ病のリスクも高くなります。2019年の論文では、**睡眠時無呼吸症候群のうち、うつ病の有病率は男性で2・7倍、女性で4・0倍、無呼吸のない人に比べて高い**という結果でした[12]。実際の臨床でも、なかなか良くならないうつ病患者が、睡眠時無呼吸症候群であることが判明し、治療を行ったところ、うつ症状が改善するということがしばしばあります。

認知症も、睡眠時無呼吸症候群を患っていると、リスクが上がります。睡眠時無呼吸症候群と

認知機能障害は、いずれも加齢とともに増加し、閉塞性睡眠時無呼吸がある場合には認知機能障害を生じやすくなります。アルツハイマー型認知症や脳血管性認知症、レビー小体型認知症など認知症にもいろいろありますが、**どの認知症を見ても、睡眠時無呼吸症候群のない健康な人と比べて2・2倍〜16・5倍の発症率でした**。[13]かなり高い数字ですね。

ほかにも、睡眠時無呼吸症候群の人は、新型コロナウイルス感染症に罹患するリスクが約8倍と高く、呼吸不全を発症する重症化リスクは2倍にのぼるなど、[14]睡眠時無呼吸の人にとっていろいろな病気のリスクが高くなるデータは、枚挙に暇がありません。

肥満、マッチョなアスリート、小顎でなりやすい睡眠時無呼吸症候群

睡眠時無呼吸症候群が生じるメカニズムは、空気の通り道である上気道が狭くなることが原因です。首周りの脂肪や筋肉が多いと、上気道は狭くなりやすいので、肥満は睡眠時無呼吸症候群と深く関係しています。ラグビーやアメリカンフットボールなど首周りの筋肉が発達するスポーツ選手にも、睡眠時無呼吸症候群は多く見られます。[15]

肥満でなくても、扁桃腺の肥大や大きな舌、鼻炎・鼻中隔弯曲《びちゅうかくわんきょく》といった鼻の病気も原因となります。子どもや女性に多いのですが、あごが後退していたり、あごが小さいことも睡眠時無呼吸症候群の原因となり、肥満でなくやせていても、睡眠時無呼吸症候群になります。

睡眠時無呼吸症候群が生じるメカニズムはわかったとして、呼吸が止まる、しづらくなると、

図5−4　睡眠時無呼吸症候群になりやすい人の特徴

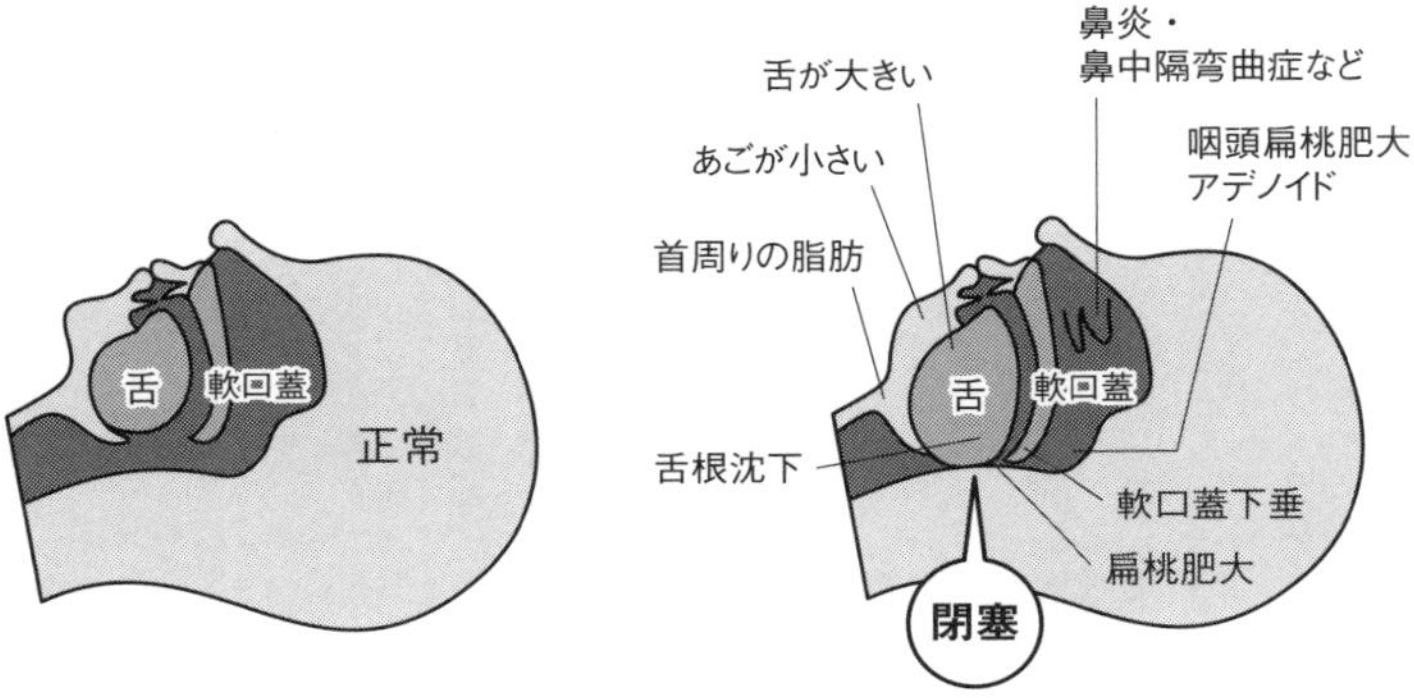

出典：一般社団法人 日本呼吸器学会のHPをもとに作成

人体にどのようなダメージが加わって、いろいろな病気になりやすくなるのでしょうか。キーワードは、低酸素状態いわゆる酸欠と、交感神経の活性化です。次項では、睡眠時無呼吸症候群がわたしたちの心身に与えるダメージを具体的に見ていきましょう。

8　無呼吸はどうして人体に悪いのか①
交感神経系の過剰活動

睡眠時無呼吸症候群では交感神経が
はたらき過ぎる

睡眠時無呼吸症候群になると、体や脳の病気にかかる可能性がぐんと上昇するのは、どうしてでしょうか。次の2つのメカニズムが考えられます。

1．交感神経系の活動亢進
2．低酸素血症（酸欠）

睡眠中は、体を休めて回復させる「副交感神経」の活動が優位になります。当たり前ですが、睡眠中はゆったりリラックスできているのが、理想です。

睡眠時無呼吸症候群になると、寝ている間に何度も首を締められて窒息している状態を、1日6~8時間・365日続けていることになります。こう表現すると、ずいぶんつらそうで、よくこれで眠っていられるなと思われるでしょう。

とてもではないですが、リラックス役の副交感神経が優位になれるような状態ではありません。かわりに、人体を自動車にたとえればアクセル役にあたる、交感神経系が活発になります。交感神経が活発にはたらいているときには、血管を収縮させ、心拍数を高め、血圧を上昇させます。

本来は覚醒しているときだけ活発であるはずの交感神経が、睡眠中に活動が高まることになります。とくに交感神経が活発になり、呼吸筋の緊張も低下するレム睡眠では、この傾向が顕著になります[16]（図5-5）。**眠っている間に本来はお休みになっているはずの交感神経の活性が高まることで、自律調節機能のバランスが崩れ、ホルモン分泌の異常や体内の炎症反応の亢進などが生じてきます。**これらの異常が1日の3分の1、しかも毎日続けば、人体にガタがきてもおかしくないでしょう。

まとめると、睡眠中の呼吸機能は、覚醒時に比べれば落ちてしまいます。健康であれば問題はないのですが、前述の通り睡眠時無呼吸症候群という病気は相当多いと見積もられています。睡

図5−5　睡眠中の交感神経活動と血圧

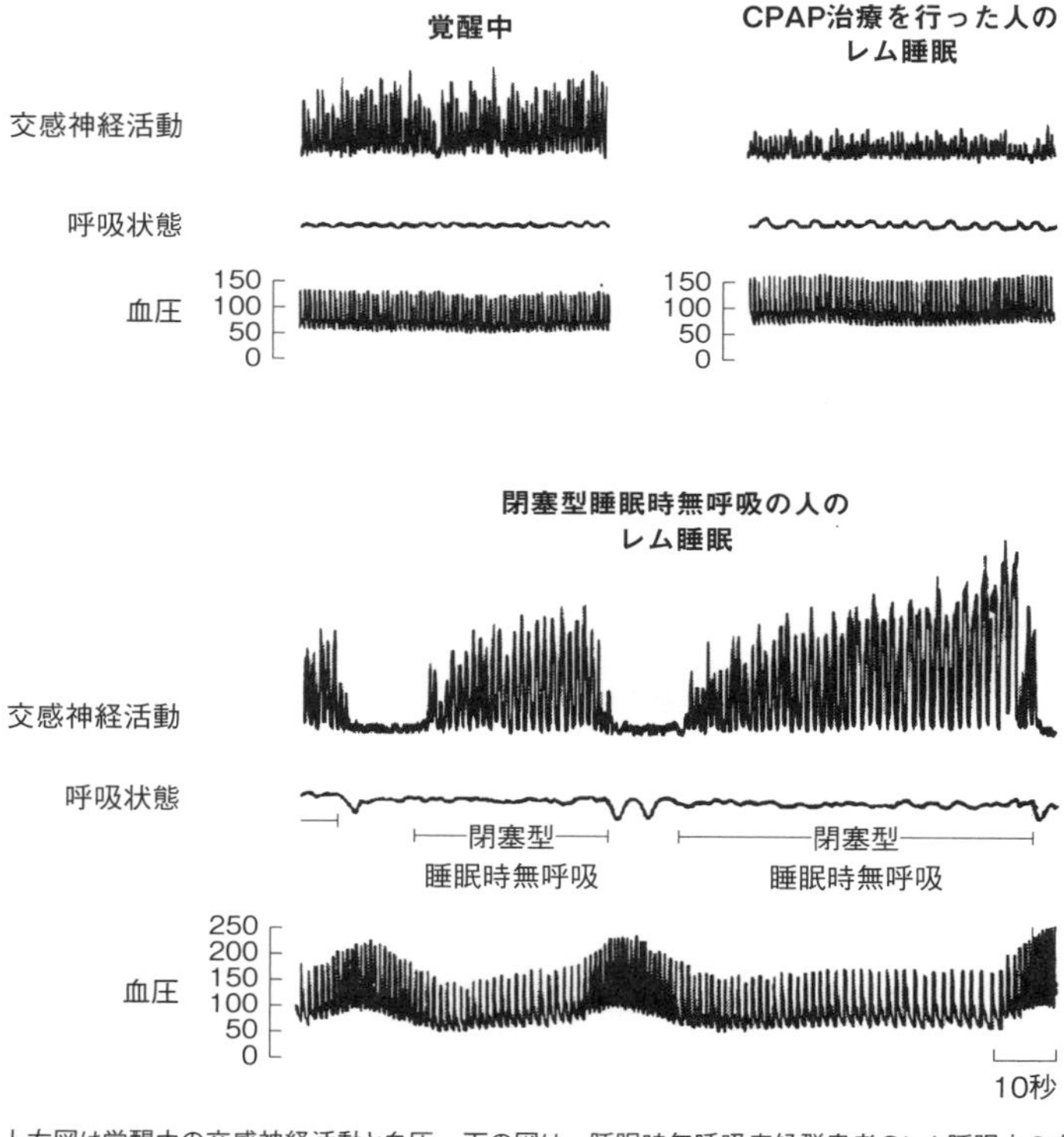

上左図は覚醒中の交感神経活動と血圧。下の図は、睡眠時無呼吸症候群患者のレム睡眠中の交感神経活動。覚醒時よりもむしろ高く、交感神経活動が高くなった少しあとで、血圧が上昇している。上右図は、睡眠時無呼吸症候の治療（CPAP）を行った人のレム睡眠。交感神経活動は低下し、本来の健康な睡眠中の活動レベルとなる。

出典：Somers VK 1995をもとに作成

眠時無呼吸症候群を放置すると、脳も体も酸欠状態になり、細胞のミトコンドリア、大脳皮質の白質が壊れていきます。睡眠中にお休みすべき交感神経系も、活発なままです。疑わしければ、睡眠医療の助けを求めるべきです。

9　無呼吸はどうして人体に悪いのか② 低酸素状態

低酸素が続くなら要治療

次ページの図5-6は、重症の睡眠時無呼吸症候群患者、実はわたしの睡眠中の酸素飽和度の推移です。

睡眠時無呼吸が人体に与える最大のダメージは、低酸素状態、俗にいう酸欠です。重症の睡眠時無呼吸症候群では、睡眠中でも95％以上でキープされている血液の酸素飽和度が、それ以下に何度も下がります。つまり、しょっちゅう低酸素状態になっているわけです。睡眠時無呼吸症候群があっても、低酸素がなければ生活指導程度で様子を見る場合もありますが、このような検査結果が出た場合には、積極的な睡眠時無呼吸症候群の治療を患者に強くすすめます。

図5−6　著者の睡眠ポリグラフ検査結果

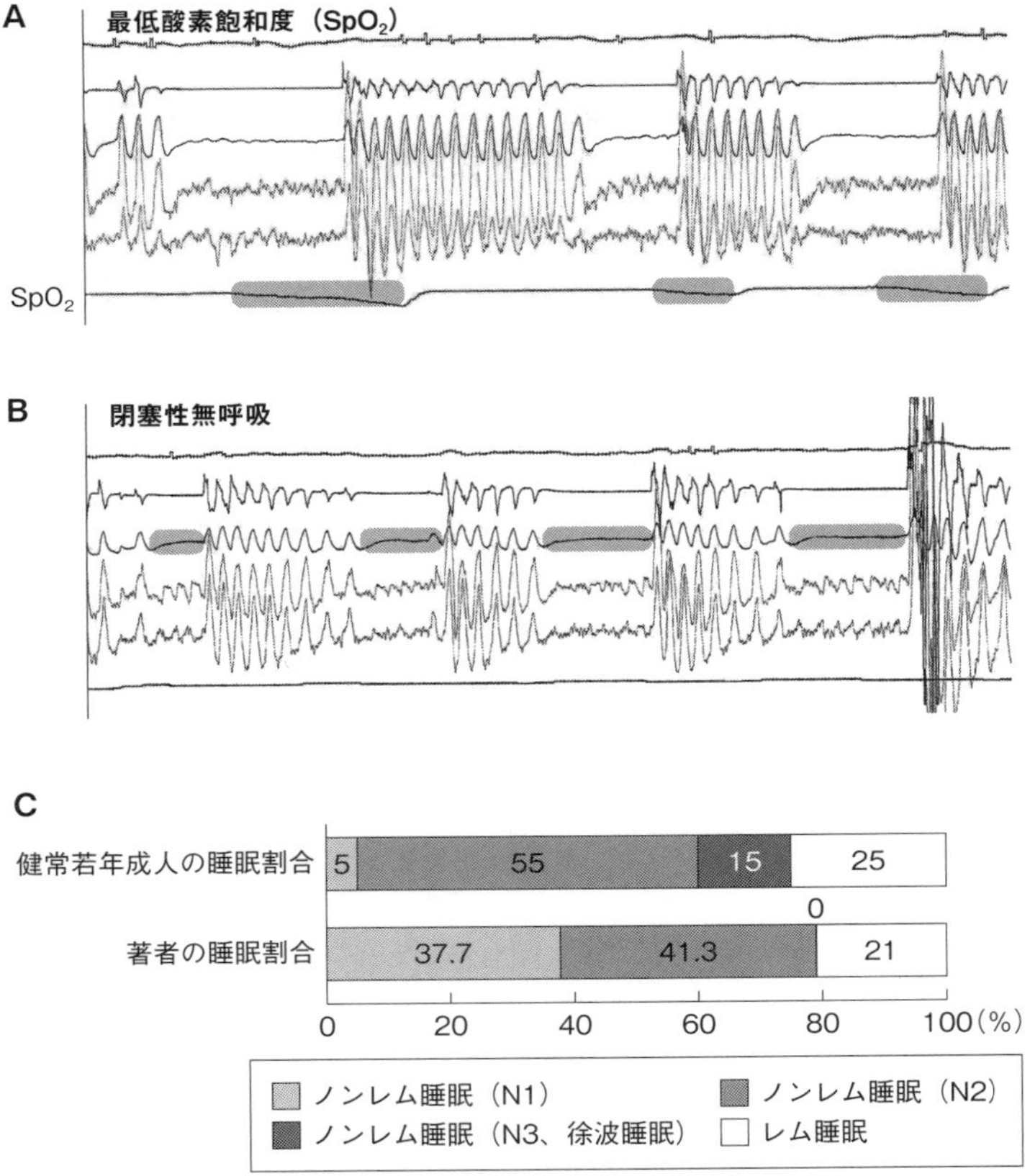

A. 酸素飽和度（SpO_2）の低下。本来睡眠中も95%以上は保たれるべき酸素飽和度が、86%まで低下している。グレー部分が、酸素飽和度95%を切っている部分。

B. 閉塞性無呼吸。20〜30秒もの間、呼吸がしばしば停止している（グレー部分）。

C. 深いノンレム睡眠（徐波睡眠）が完全に消失し、浅いノンレム睡眠が8割を占める質の悪い睡眠となっている。

出典：2019年10月23日、医療法人社団docilisすなおクリニック、Philps社製AlicePDx睡眠評価装置にて記録

酸素を必要とする細胞の「ミトコンドリア」

低酸素状態になると、人体はどういう影響を受けるのでしょうか。人体の細胞にとっての酸素の意義を考えてみましょう。

生物の祖先をたどると、40億年前のバクテリアにたどり着きます。バクテリアにとって酸素は不要でした。むしろ分解された活性酸素は、バクテリアにとっては有害な物質であり、活性酸素を除去するシステムを発達させていきました。そして約25～20億年前に、光合成を行う酸素を産生するバクテリアが発生し、大気中の酸素濃度が爆発的に増加しました。大気中の酸素が増えたことによって、酸素を利用する生き物が誕生し、哺乳類へと進化していきます。

この地球上の酸素濃度の変化に伴い、生物はもともとは細胞にとって毒だった酸素を、外から安全に細胞内に運び、細胞内で無毒化して有効活用できるように、進化していきました。

生物が酸素を使って生きていくのにあたって、機能的に重要なのは細胞の「ミトコンドリア」です。[註6] ミトコンドリアは、酸素を使って細胞に必要なエネルギーを生み出す小器官です。細胞がより良く生存し臓器の機能を維持するためには、酸素が不可欠なわけです。

酸素濃度の乱高下がミトコンドリアを壊す

低酸素状態になると、いきなり細胞やミトコンドリアが青白くなって死にかけるわけではあり

図5−7　睡眠時無呼吸症候群の低酸素・過酸化のイメージ

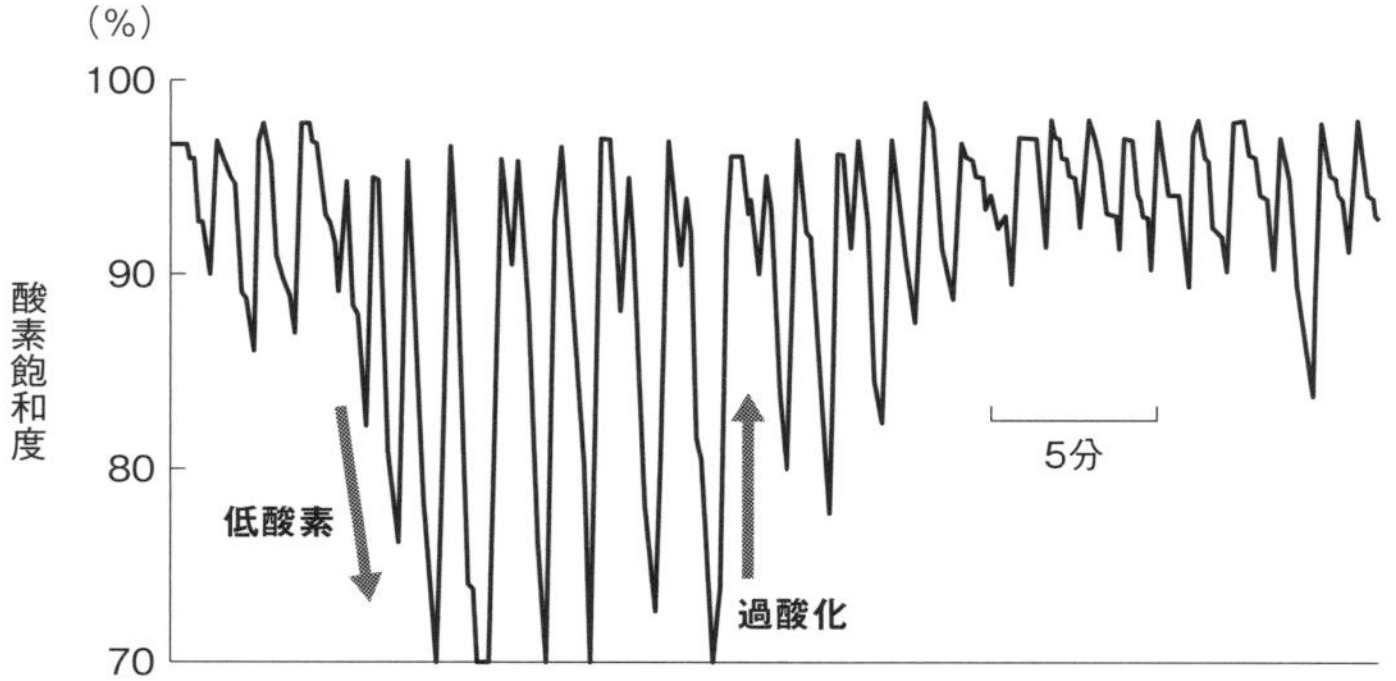

低酸素で固定しているわけではなく、酸素飽和度の上昇/降下を繰り返している。酸素飽和度が下がるときは低酸素ダメージが、上がるときには過酸化ダメージが人体に加わる。

出典：磯野史朗 2019をもとに作成

ません。低酸素状態では、細胞内に低酸素誘導性因子（HIF−1：Hypoxia Inducible Factor-1）という物質がつくられます。無呼吸が続き、このHIF−1のはたらきが強くなっていくと、ミトコンドリアのエネルギー生産が落ちてきます。ただ、じわじわ進む低酸素には、案外順応できることも知られています。たとえば肺気腫など慢性閉塞性肺疾患では、肺機能の機能が低下して、酸素飽和度は健康な人に比べて低めの80％台の人がいますが、なんとか生活できています。なぜならば、低酸素をカバーしようと、酸素運搬役の赤血球を増産する体制が整ってきたり、血管内皮の細胞を増やしたりして、どうにかして酸素利用の効率を上げようとするからです。

むしろ、**ずっと続く低酸素よりも、酸素飽和度が上がったり下がったりする変動が、人体にとってダメージである**と考えられています。重症の睡眠時無呼吸症候群では、基本的には低酸素状態が占める時間が長いのですが、細かく見るとそうではありません。呼吸が止まったり、いきなり大きないびき音とともに呼吸が戻ったりすることを繰り返すので、血液中の酸素飽和度が乱高下します[17]（図5–7）。

健康な状態では、ミトコンドリアの酸素濃度は、低すぎず高すぎず、ちょうど良い値で調整されるようになっています。低酸素が良くないのはもちろんですが、高すぎる酸素濃度は人体にとって毒である活性酸素を生み出してしまいます。活性酸素は、生体に過酸化反応を起こし、タンパク質や脂質を破壊します。

酸素濃度の乱高下は、血圧も上昇させます。睡眠時無呼吸症候群では、高血圧など循環器系の病気発症のリスクが高くなりますが、睡眠中の交感神経系の活性化だけではなく、この低酸素ストレスも影響しています。動物実験では、「低酸素⇔高酸素」というふうに酸素濃度の変動を激しくすると、高血圧を発症することが確かめられています[18]。

また厄介なことに、免疫系の章（第3章）でお話しした、炎症反応の活性化も加わってきます。たとえば、持続的な低酸素では、先ほどの低酸素誘導性因子ＨＩＦは増加しても、炎症マーカーであるＮＦκＢという物質は増加しません。しかし、酸素飽和度の上がり下がりが激しいときは、ＨＩＦは増えないのにＮＦκＢは8日で80％も増えるというデータがあります[19]。腫瘍壊死因子α（ＴＮＦα）も、睡眠時無呼吸症候群では健康な人と比べて1・77倍の濃度だったという報告もあります[20]。**睡眠時無呼吸症候群で見られる低酸素状態が間欠的に続くと、感染もしていないのに炎**

症反応が活性化し、人体にとって望ましくない状態になるわけです。

低酸素は大脳皮質の「白質」を破壊する

最後に、睡眠時無呼吸症候群に伴う低酸素が脳へ与える深刻なダメージを紹介して、この章を終えようと思います。動物を低酸素状態に置くと、短期記憶の貯蔵庫である海馬の細胞が死滅します。[21] 低酸素状態が続くと、ものを覚えにくくなる、忘れっぽくなるなど、海馬のはたらきが低下してくる可能性があります。

人間では、重症の睡眠時無呼吸症候群のような低酸素状態が治療せずにおかれた場合、脳はどう変化するのでしょうか。睡眠時無呼吸症候群の脳研究は数多く行われていて、拡散テンソルという特殊なＭＲＩ画像による解析が用いられます。[註7] **結果として睡眠時無呼吸症候群では、脳の「白質」という部分が、健康な人と比べて損傷している**ことがわかりました。[22] 白質とは、神経細胞が集まっている灰色の灰白質の内側にあり、神経細胞の連絡路（軸索）が集まっています。また、脳のどの部分の白質がダメージを受けやすいかというと、脳梁や帯状回、島、大脳基底核という部分で、これらは気分など精神状態や、心血管系の自律神経の調節に関わっています。

脳の白質のダメージは、本人にとっては無症状であることが多いのですが、白質のダメージがひどくなると、記憶力や判断力など認知機能が低下してきます。

おそらくは、先ほど説明した低酸素状態と、酸素濃度の乱高下による過酸化ストレスが、白質

図5−8　脳の白質

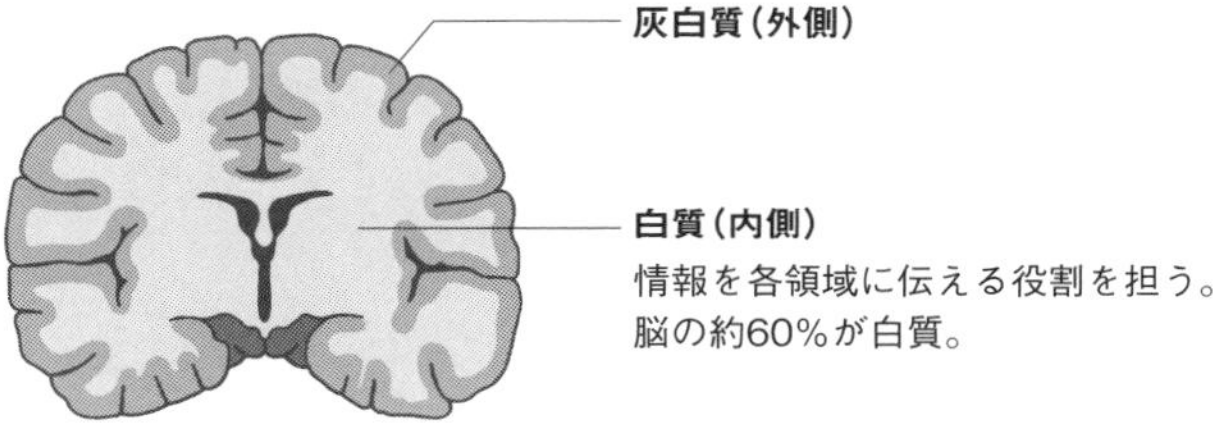

の神経線維を痛めつけていると考えられます。神経細胞本体は低酸素に対して抵抗力があるのですが、細胞同士をつなぐコード役である神経線維は低酸素にはデリケートで、傷みまくることになるわけです。

脳のダメージと聞くと、放置されていた重症の睡眠時無呼吸症候群の脳ダメージはもはや手遅れ……と思いがちですが、あきらめてはいけません。**CPAP治療を行ったところ、脳の白質のダメージも回復したという朗報**もあります。しかし、重症度や未治療期間にもよりますが、CPAP治療期間が1日あるいは2、3ヵ月程度では不十分で、半年から12ヵ月など長期間続けないと回復しないようです[23]。

睡眠時無呼吸症候群がわたしたちに与えるダメージの、ほんの一部を紹介してきました。これだけでも、わたしがCPAP治療を続けている理由が、おわかりいただけたかと思います。

これまで述べたように、睡眠中においては、循環器系や内分泌系などと比べて、呼吸器系はもろい状態になります。睡眠時無呼吸症候群が、珍しくないありふれた病気であるのは、この特徴によるところも大きいと考えられます。最後に強調したいのは、**睡眠時無呼吸症候群は、眠る前にお風呂に入る、寝る前のスマホを禁止するくらいの快眠**

メソッドでは治りませんので、疑わしいならば睡眠を専門とする医療機関や病院の呼吸器内科などで、きちんとした検査と治療を受けるべきだということです。

註

［註1］「橋」の名前の由来は、ラテン語で橋を意味するponsである。腹側から脳幹を観察すると、小脳から伸びた神経線維の束がつつみこむように盛り上がっており、小脳から出た「橋」に見立てて、この名がついた。

［註2］酸素濃度、二酸化炭素濃度は、気圧の影響を受けるので、㎜Hgで表記されるが、濃度を測るには動脈から採血しなければならない。一般の検査では、酸素飽和度（SpO2）が用いられる。肺から取り込まれた酸素は、赤血球に含まれるヘモグロビンと結合して全身に運ばれる。酸素飽和度とは、心臓から全身に運ばれる動脈血の中を流れている赤血球に含まれるヘモグロビンの何％に酸素が結合しているか、皮膚を通して調べた値。若い世代では98％であり、睡眠中に低下することはないが、睡眠時無呼吸症候群など睡眠中の呼吸障害があれば低下する。酸素飽和度を計測する機器はパルスオキシメータという、日常的に使用される医療機器であり、痛くて難しい動脈採血を行う必要はない。

［註3］気道は、喉頭を境に、上気道と下気道に分けられる。鼻から鼻腔、咽頭、喉頭の上の声帯までの気道を、上側ということで、上気道という。これに対し、喉頭より下側の気管や気管支、肺を下気道と呼ぶ。

［註4］睡眠時無呼吸症候群は閉塞性、中枢性に分類されるが、気道が狭くなることによって生じる閉塞性睡眠時無呼吸がほとんどを占める。この項目では、なじみのある睡眠時無呼吸症候群という用語を使うが、閉塞性睡眠時無呼吸のことを意味している。

［註5］ＣＰＡＰは、重症の睡眠時無呼吸症候群の治療法。「Continuous Positive Airway Pressure」の頭文字をとって、「ＣＰＡＰ（シーパップ）療法：経鼻的持続陽圧呼吸療法」と呼ばれる。ＣＰＡＰの原理は、寝ている間の無呼吸を防ぐために気道に圧力をかけて空気を送り続けて気道を開かせておくというもの。ＣＰＡＰ装置からエアチューブを伝い、鼻に装着したマスクから気道へと空気が送り込まれる。日本の医療保険制度では、ＣＰＡＰ装置を医療機関からレンタルして使用するのが一般的である。

［註6］ミトコンドリアは、細胞内に存在する小器官であり、1細胞あたり１００個から２０００個程度含まれる。ミトコンドリアの役割はエネルギー産生であり、細胞の活動に必要なエネルギーの90％以上はミトコンドリアで生産される。ミトコンドリアがしっかりとはたらいてくれることで、それぞれの細胞が元気よく活動し、生命が維持される。

［註7］拡散テンソル画像では、水分子の微小な動きである「拡散」の方向と速さをパラメーターとして画像化する。拡散テンソル画像では、神経線維の走行の細かい変化を鋭敏に検出することができる。

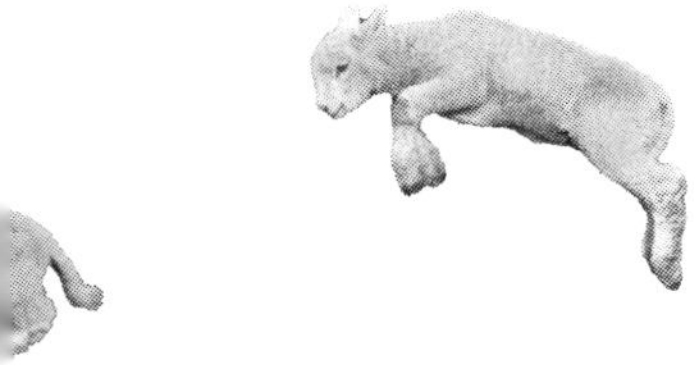

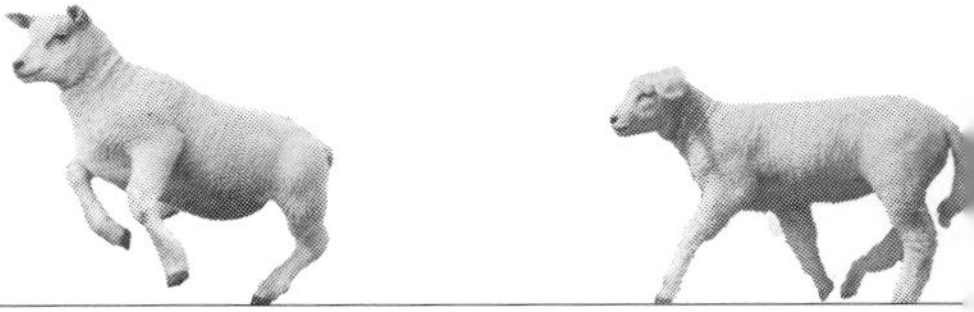

第6章 眠っている間に循環器系では何が起こっているのか

1　日本人の3分の1が高血圧

もっともありふれた病気、高血圧

この本をお読みの方で、ご自身が高血圧、ないしはご両親が高血圧の方は、相当な数に上るでしょう。わたしも、40代後半から高血圧と診断され、降圧薬を服用しています。

厚生労働省による令和元年（2019年）の国民健康・栄養調査を見ると、実に約3450万人もの人が、高血圧に当てはまります。[註1] **日本人のおよそ3人に1人が高血圧**ということになります。

高血圧には、自覚症状がありません。しかし血圧が高い状態を放置していると、脳卒中や心筋梗塞、腎臓や眼の病気など、致命的な病気のリスクを上げます。命に関わるクモ膜下出血や大動脈解離のリスク要因の中で、もっとも一般的なものは高血圧です。[註2]

血圧が高いとなぜ悪いのかは、難しい話ではありません。高血圧の人では、血管の壁に強い圧力がつねにかかっています。この状態が続くと、血管が徐々に硬く、弾力を失っていきます。さらに血管の内側に悪玉コレステロールが入り込んで血管内が狭くなり、動脈硬化が進んで、血圧がさらに高くなります。

血管の加齢現象でもあるので、年齢とともに高血圧患者の割合は増加します。ただ症状がないので、軽く考えがちです。「まだ若いから大丈夫」「ストレスのせいだろう」と、わたしも健康診断で血圧が高めのときは思っていました。

しかし、40代とくに男性では、高血圧に当てはまる人の割合が約60%とぐっと上がってきます。しかも、すべての人が治療を受けるわけではなく、「そのままでも大丈夫」と思い込んで時間が過ぎていくうちに、血管はカチカチになり、生命に関わる病気が生じやすくなるわけです。高血圧が、「サイレントキラー」と呼ばれる理由です。

高血圧を扱う専門は「循環器科」

若い頃は不都合もなく危機感ゼロだけれども、歳をとるとかなりの高確率で薬のお世話になるのが高血圧です。ありふれた病気ですので、一般の内科で治療は可能です。

しかし、なかには特殊な高血圧もあります。たとえば、ほかの病気から発生する二次的な高血圧です。第2章の内分泌系で扱った「アルドステロン」「コルチゾル」を産生する腫瘍（がん）ができると、血圧は上がります。

高血圧を専門的に扱うのは、医学では「循環器系」という分野になります。循環器とは聞き慣れないかもしれませんが、血液やリンパ液などの体液を体に循環させるための器官の総称です。循環器系を構成するのは、心臓や血管、リンパ管です。狭心症や心筋梗塞など心臓の病気、高血圧のような血管の病気は、基本的には循環器科の領域に入る病気です。

さて、循環器疾患の代表格である高血圧ですが、実は睡眠と浅からぬ関係があります。睡眠中の血圧コントロールがどうなっているかを説明する前に、睡眠不足によって血圧がどう変化するのかを、見ていきましょう。

2　慢性的な睡眠不足では、血圧は上昇する

中高年の血管は寝不足に弱い

徹夜ないしは2、3時間しか眠れなかった翌朝は、体も頭もだるいのですが、心臓は少しドキドキしている感じがするものです。ただ、「今週は寝不足の日が続いているな」くらいでは、心臓にかかる負担をそれほどは感じないかもしれません。

一晩徹夜すると、次の日の血圧はなんとなく高くなりそうに思えますが、これまでの研究では、高くなるという結果もあれば変わらないという結果もあり、必ずしも一致しているわけではありません。[1] 睡眠不足では、血圧を上げる交感神経が活発になりますが、一晩程度であれば、リラックス役の副交感神経がはたらいて、興奮し過ぎた交感神経をなだめてくれている可能性があります。

しかし、**長期間にわたる慢性的な睡眠不足となると、とくに中高年の人では、血圧は上がりやすくなります。** アメリカ・シカゴ大学の研究者チームらによる追跡調査では、睡眠時間が少ない

図6−1 睡眠時間別の5年間の血圧の変化

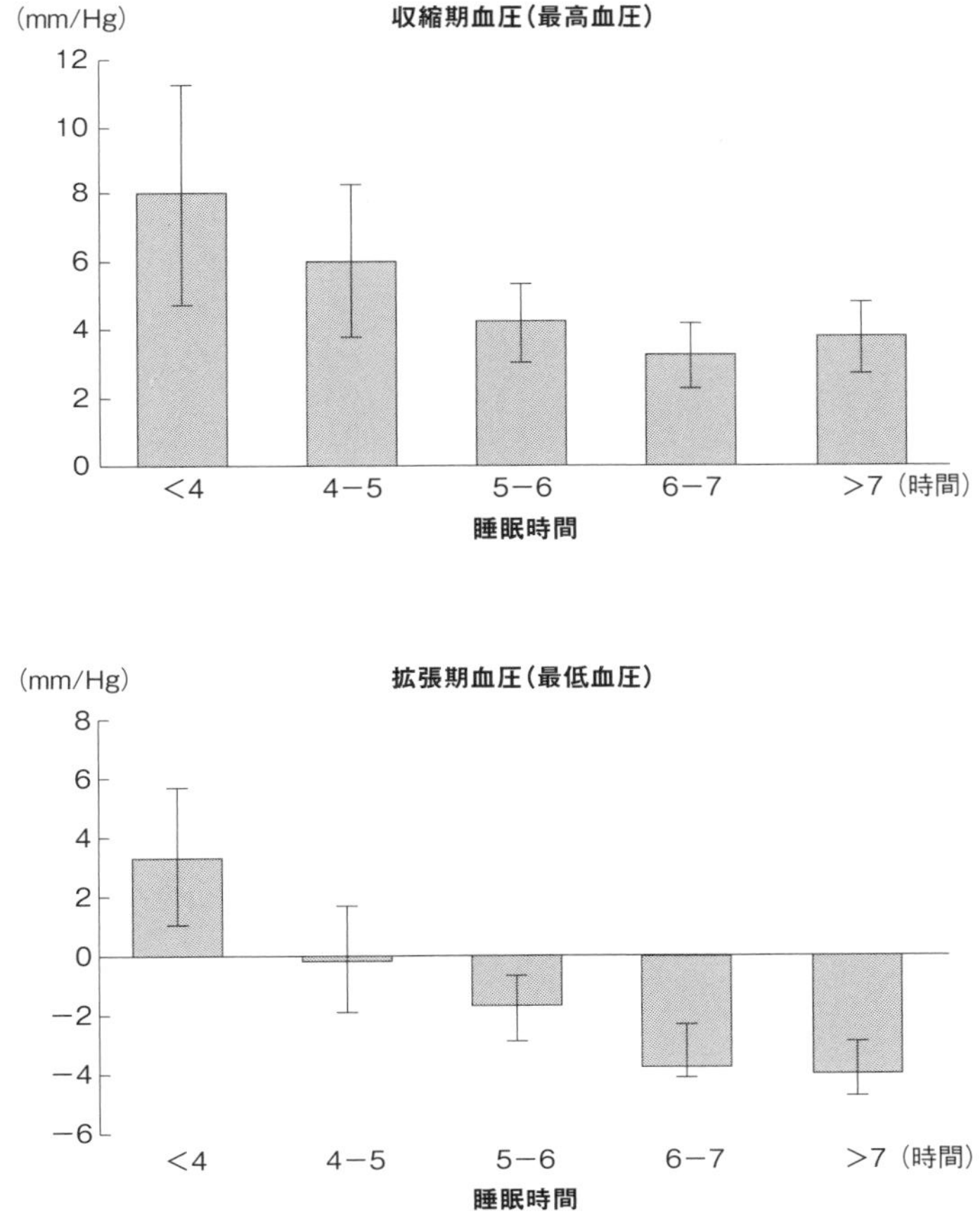

睡眠時間が短いほど、血圧上昇が大きいことを示している。

出典：Knutson et al., 2009をもとに作成

ほど高血圧になる割合が高く、睡眠時間が6時間と5時間のグループを比較すると、5時間のグループが高血圧になる割合が37％も高かったことが明らかになりました。[2]

おそらく、中高年の年齢層の血管は、若い人ほど柔軟性がないので、睡眠不足のストレスで血圧が上がりやすいことが考えられます、慢性的な睡眠不足では副交感神経も疲弊してしまい、血圧を下げる機能が弱くなっていることもあるでしょう。

慢性的な睡眠不足で進む動脈硬化

慢性的な睡眠不足では、動脈硬化も進みます。[3] 第3章の免疫のところでもお話ししましたが、睡眠不足では炎症反応が活性化し、血管の内側にプラークという炎症の残りかすのようなものがつきやすくなります。結果として、血管の中はカスで塞がれ細く血液が通りづらくなり、かつ固くなります。重症の動脈硬化は、血管が「ボロボロ」とよく表現されます。

ほかにも、慢性的な睡眠不足では心臓発作や心不全といった、主要な循環器疾患のリスクが上がることも示されています。これらの疾患も高血圧の人がなりやすいので、やはり睡眠不足による血圧上昇が重要な要因であることは間違いないようです。

睡眠不足による血圧上昇のメカニズムを知るには、眠っている間に血圧がどう変化しているかを、知っておく必要があります。キーワードは、自律神経です。

3 ノンレム睡眠中に血圧が下がるメカニズム

ノンレム睡眠では末梢血管が拡張し、熱が逃げやすくなる

睡眠不足が続けば血圧は上がるのですが、では睡眠を十分にとれば血圧は下がるのでしょうか。「睡眠＝降圧薬」ではないのですが、睡眠中は血圧が下がります。

とくに**ノンレム睡眠中では、人間でも動物でも、血圧は覚醒時に比べて、10％ほど下がります。**[4]

ノンレム睡眠においては、自律神経のアクセル役である交感神経のはたらきが低下し、リラックス役の副交感神経のはたらきが強まります。これだけで、睡眠中に血圧が下がる理由が説明できそうですが、睡眠中の血圧コントロールは、もう少し奥が深いです。

まず、ノンレム睡眠から見ていきましょう。最初のノンレム睡眠では放熱現象が生じますが、そのときに深部体温は低下する一方で、表面の皮膚温度は上がります。このときに、交感神経から放出される血管を収縮させる物質が減少し、毛細血管が拡張します。[5]

毛細血管の拡張によって血行が良くなり、熱がさらに逃げやすくなります。毛細血管も開き直径が大きくなるので、血圧も下がります。

ノンレム睡眠中は、血圧は低くても反応は鈍い

また、第1章の「2　睡眠はどこから生まれるのか？　睡眠中枢の話」で触れた視索前野には、ノンレム睡眠のときだけ活性化する、交感神経の活動を抑えるニューロンが多く含まれています。交感神経のストッパーは、ノンレム睡眠のときに活躍するという仕組みです。

そのほかにも、ノンレム睡眠中は、血圧変動への反射が鈍くなるという生理現象があります。人間は怒ったり興奮したりすると血圧は上がりますが、通常健康な人間は、みだりに血圧が乱高下しないように、自動調節する機能があります。血圧を自動感知して反射的に反応する神経細胞があり、血圧が下がりそうなときは上げて、上がり過ぎるときは下げるという、調節役を務めています。

調節役のこの細胞のはたらきが、ノンレム睡眠のときにリセットされ鈍くなります。その結果、ノンレム睡眠中に血圧が下がっても、上げようとする反射作用が鈍いため、低いままとなります。[6]

ノンレム睡眠中は、「交感神経を抑える＝血圧を上げない」はたらきが、あちらこちらに仕組まれていることになります。

一方でレム睡眠のときの血圧や脈拍の変動は、ノンレム睡眠とはやや異なります。次はレム睡眠の間の心臓や血管、血液の動きに、目を転じましょう。

4 レム睡眠中に血圧が不安定になるわけ

レム睡眠にも、眼が動いていないときがある

レム睡眠中は「自律神経の嵐」とも呼ばれるように、交感神経の活動が活発になります。その結果、血圧や脈拍は上昇する、呼吸数が増える、陰茎の勃起など、あたかも覚醒しているときのような現象が見られます。

ここまでは、ネット記事などによく書いてある内容です。間違いではないのですが、「レム睡眠中は、交感神経の活動が活発になる」は、やや雑な表現です。正確には、「**レム睡眠中は、交感神経の活動が不規則に変動する**」になります。嵐は風が強く吹くばかりではなく、不気味に静かなタイミングもあるのと似ています。

「レム睡眠中は、自律神経が活発になる」とシンプルにいい切れないのは、レム睡眠は、「持続性レム期（tonic REM）」「律動的レム期（phasic REM）」の、2種類に分けられるからです。

レム睡眠は、急速眼球運動を特徴とする睡眠段階です。しかし、睡眠脳波を見て睡眠段階を判定していくと、レム睡眠の中でも、急速眼球運動が頻発している時期と、急速眼球運動が見られない時期があることに気づきます。

急速眼球運動が頻発している時期を律動的レム期（phasic REM）、急速眼球運動が見られない時

期を持続性レム期（tonic REM）といいます。[7] 脳や交感神経に与える影響は、それぞれのレム期で異なってきます。

夢を見ているので血圧は高くなるのか

急速眼球運動のないレム睡眠期、すなわち持続性レム期（tonic REM）においても、交感神経活動の変化が起こっています。しかも、腎臓など内臓系の交感神経活動は下がるが、筋肉の交感神経活動が逆に上がるなど、場所によって活性化したり不活性化したりと、バラバラで不安定な状態です。[8] また、脳幹にある脚橋《きゃくきょう》被《ひ》蓋核《がいかく》というところには、持続性レム期のときに交感神経を活性化させる神経があり、この神経がはたらいたときに、血圧が上がる可能性があります。[9]

一方で、急速眼球運動が活発な、レム睡眠らしい睡眠期である律動的レム期（phasic REM）においては、内側前庭神経核という、急速眼球運動に連動して活動するニューロンがあります。内側前庭神経核は、交感神経系のニューロンと結びつきがあります。[10] 急速眼球運動によって、脳を介して交感神経が刺激され、血圧が上昇している可能性もあることになります。

もっとも、人間が内容のある鮮明な夢を見ているのは、この律動的レム期（phasic REM）の可能性が高いといわれています。[11] 悪夢を見れば、大脳の扁桃体の活性化に伴い、交感神経系の活動も高まります。睡眠中の人間が見ている夢をリアルタイムで確かめることは不可能ですが、夢によって血圧が不安定になっている可能性も、十分にあるのではないかと考えられます。

5　睡眠中も血圧が下がらない危険なノン・ディッパーとは

睡眠中に血圧が下がらない人は、2〜3倍の脳卒中死亡率

夜の睡眠中、とくにノンレム睡眠中は、交感神経の活動が弱まって、血圧が日中起きているときよりも低くなることをお話ししました。血圧は、朝起きてから午前中にかけて上がり、日中は高い値を維持し、夜に眠っている間は下がって低くなります。

しかし、本来ならば睡眠中に低くなるはずの血圧が、夜間の睡眠中も低くならない人がいることがわかってきました。循環器科では、夜中に血圧が下がる健常な人を「ディッパー（dipper）」、夜中でも血圧が下がらない人を「ノン・ディッパー（non-dipper）」と呼んでいます。dip とは、「落ちる」という意味の英語です。なかには、夜中の睡眠中にもかかわらず、昼間と血圧が変わらないどころか上がる人もいて、上昇という意味の rise にちなんで、「ライザー（Riser）」と呼ばれます。[註3]

ノン・ディッパーの人は、夜間の血圧も、昼間と同じくらいの値（厳密には、日中との血圧差10%未満）で推移します。血圧が単に高いというより、日中も夜中も血圧が上がったままの状態が続きます。1日中血圧が高いということは、心臓や血管への大きな負担が24時間365日続くことになるので、脳卒中や心筋梗塞など循環器疾患のリスクが高くなります。**脳卒中による死亡率を**

見ると、夜間になっても血圧が下がらず、日中と変わらないノン・ディッパーは、健常なディッパーと比べると2・56倍、ライザーの人に至っては3・69倍高いというデータもあります。[12]

ノン・ディッパーには睡眠時無呼吸症候群が潜んでいる

ノン・ディッパーやライザーといった、夜間高血圧の管理と治療は、自宅での血圧測定装置の進歩もあって、治療や予防の点からも、重要視されてきています。[13] しかし、寝ている間の血圧がちゃんと低くなっているのか、あるいは高いままなのかを把握している人は、ほとんどいないでしょう。近い将来の高血圧治療は、ウェアラブル機器の進歩によって、「夜間の血圧も測りましょう」ということになると予測されます。

ディッパーになるのか、ノン・ディッパーになるのかは、時計遺伝子の違いによる要因も考えられており、研究が進んでいます。しかし日常の臨床でもっともよく見られる、夜間に血圧が下がらない主要な原因は、寝ている間に何度も窒息状態になる、睡眠時無呼吸症候群です。

過去の論文を総合したメタ解析では、**睡眠時無呼吸症候群は、ノン・ディッパーになるリスクを1・47倍増加させることがわかりました**。[14] 眠っている間に何度も窒息状態になれば、穏やかに眠ることなどできるわけがなく、血圧も下がらず上がったままというのは、理解しやすいと思います。

睡眠時無呼吸症候群の悪影響は、実はこのあとの泌尿器系のところなど、ちょこちょこと登場します。睡眠時無呼吸症候群が、呼吸器だけにとどまらず、全身にダメージを与えていることが、夜の血圧を見てもおわかりいただけると思います。

6 オレキシン 隠れた睡眠中の血圧ペースメーカー

オレキシン投与で血圧は上昇する

ここで再び、オレキシンに登場してもらいましょう。オレキシンは覚醒のコントローラーであるとともに、近年では血圧のペースメーカーとしての機能もあることがわかってきました。まだ解明されていない点の多いオレキシンと血圧の関係ですが、わかっている範囲で見ていきます。

オレキシンは、ノルアドレナリンやドーパミン、セロトニンなど、人間の脳の活動に関わる神経伝達物質とのつながりが豊富です。また交感神経には2種類のオレキシン受容体が存在し、オレキシンとの結びつきも強いことがわかっています。[15] したがって、オレキシンが活発になると、血圧も上がりそうな気がします。

実際に動物実験では、オレキシンを脳に注入すると、血圧が上がります。[16] 逆に、オレキシンをブロックする薬を注入すると、血圧が下がります。[17] また、オレキシン神経を切断したラットでは、覚醒時だけでなく、ノンレム・レム睡眠含むすべての睡眠段階において、深部体温が低く、収縮期および拡張期の血圧が低いという結果でした[18]。おそらくはオレキシンによって交感神経が活発になり、血圧や心拍数が上昇すると考えられます。

ナルコレプシーでは高血圧が多い？

一方で、オレキシンが血圧を上げる効果と矛盾する現象があります。ナルコレプシー[註4]のタイプⅠは、オレキシン作動性ニューロンがなくなってしまうことで生じる、過眠性疾患です。ところが近年、オレキシンがないナルコレプシー患者において、高血圧など循環器疾患の有病率が、ナルコレプシーではない健康な人と比べて、高いことがわかりました[19]。オレキシンがなくなれば、血圧は下がりそうなものですが、原因についてはいろいろな要因が考えられます。中途覚醒が多いなど夜間睡眠の分断や、運動不足と運動不足からの肥満、あるいは治療薬の一部（刺激薬）に血圧を上げる作用があり、それらの影響もあるのかもしれません。

ナルコレプシー患者については、たとえば夜間に血圧が下がらないノン・ディッパーが多いという論文もあれば、健康な人と変わらないという論文もあり、結果が一貫しません。また、現在日本でも使われている、オレキシンのはたらきを抑えるスボレキサント（ベルソムラ®）やレンボレキサント（デエビゴ®）では、血圧低下など循環器系への重大な影響は記載されていません。これまでのところ、オレキシンが血圧に与える影響は、まだ謎が多いというしかありません。

このようにオレキシンは、血圧の値に影響を与えるようですが、アドレナリンやノルアドレナリンといった、交感神経系のアクセル役の主役ではなく、陰に隠れたバイプレイヤーのような存在なのかもしれません。また、ノン・ディッパーやライザーなど睡眠中の高血圧については、現状の降圧薬ではまだ効果が不十分な問題もあります。将来的にオレキシンに作用する血圧の薬が開発される可能性もあり、実現すればおそらく夜間の高血圧治療に、新たな選択肢が加わることになることが期待されます。

註

［註1］心臓が収縮して血液を送り出すときの血圧を「収縮期血圧」と呼ぶ。一般に上の血圧、最高血圧などと呼ばれる。反対に、血液が心臓に戻ってきて、心臓が拡張し次に送り出す血液を溜めている状態のときの血圧を「拡張期血圧」、俗に下の血圧、最低血圧などと呼ぶ。収縮期血圧（上の血圧）が１４０㎜Hg以上、拡張期血圧（下の血圧）が90㎜Hg以上となれば、高血圧と診断される。

［註2］クモ膜下出血による死亡リスクは、高血圧と高血圧でない人とを比べると、高血圧では約2・5倍も高くなる。[20]

［註3］なかには夜間に血圧が下がり過ぎる人もいて（日中よりも20％以上の下降）、極端なディッパー（エクストリーム・ディッパー）と呼ばれる。動脈硬化が進んでいる危険性を示唆しており、高齢者にとって危険とされる早朝の急激な血圧上昇（モーニングサージ）を生じやすい。

［註4］ナルコレプシーは、思春期に発症することが多い睡眠障害である。日中の過度な眠気が主症状であり、ほかに睡眠発作

（居眠り）、入眠時幻覚（寝入りばなの鮮明な夢）、睡眠麻痺（金縛り）の症状を伴うことがある。ナルコレプシーといえば、情動脱力発作（カタプレクシー）という、笑ったり怒ったり驚いたりなど、強い感情変化が起こったときに、筋肉の力が抜けてしまう症状が特徴的とされ、たしかに強い眠気と情動脱力発作があれば、ナルコレプシーの疑いはかなり強い。しかし、情動脱力発作が見られないナルコレプシーも存在する。情動脱力発作があるナルコレプシーをタイプ1、情動脱力発作がないナルコレプシーをタイプ2と、それぞれ分類される。ナルコレプシー1型の病因は、視床下部のオレキシン産生ニューロンの破壊・欠落であると推測されている。自己免疫疾患ではないかという説が有力だが、詳しいメカニズムは明らかにされていない。

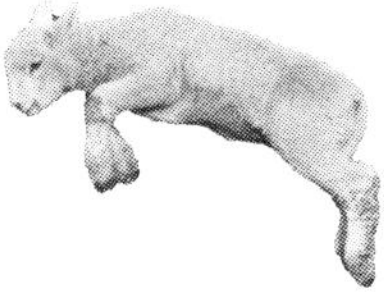
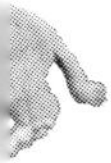
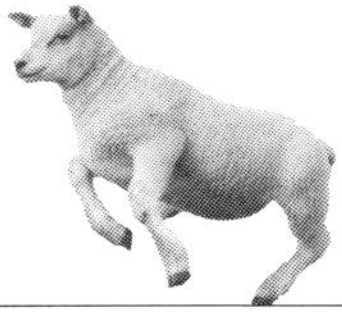
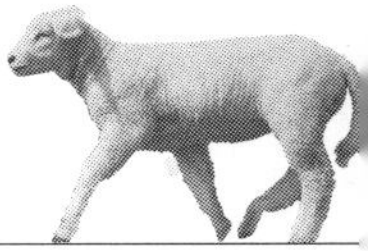

第7章 眠っている間に脳神経系では何が起こっているのか

1 眠っている間の記憶の整理と忘却

眠っている間に楽器やスポーツは上手になる？

わたしたちが日中に覚えた知識や経験、すなわち「記憶」は、眠っている間にどうなってしまうのでしょうか。「嫌なことは寝て忘れよう」ともいわれるように、「寝る前に暗記をすると、せっかく覚えても眠っている間に忘れてしまうのではないか」という心配はつきものです。

しかし、たとえばピアノで日中にいくら練習しても弾けなかったところが、次の日になると少しスムーズに弾けるようになっている。こういった経験は、楽器を演奏する人やスポーツをする人にとっては、思い当たるエピソードではないでしょうか。

単語の暗記、スポーツの上達、人とのつきあい方……これらはすべて、学習による記憶があってこそ、成り立つものです。学習は、覚醒して起きていないとできないと思いがちです。しかし**学習した記憶の整理は、覚醒しているときよりもむしろ睡眠中に行われています。**眠っている間に学習した記憶が整理され、なかなか忘れない長期記憶に移行していくものと、忘れていてもヒントを出されれば思い出すもの、完全に忘れてしまい記憶から消えてしまうものなどにふるい分けられることが、これまでの研究によって示されてきています。

では、記憶の整理整頓をせっせとしている、眠っている間の脳は、どのような状態なのでしょうか。完全に機能を停止し、パソコンがオフになったときのようになっているのでしょうか。実は、脳は睡眠中に完全に休んでいるわけではありません。覚醒中では生じない、ユニークな活動が脳のニューロンには見られます。

睡眠中の記憶の整理は「シナプス」の整理

ニューロンは第1章で説明しましたし、その後の章でも何回か登場していますが、本章はニューロンが主役ですので、もう一度確認しておきましょう。脳の主な機能は情報の伝達・処理ですが、このはたらきがニューロン（神経細胞）によって行われています。人の脳には、約１０００億ものニューロンがあり、大脳皮質には１４０億のニューロンが存在しているとされています。

ニューロンは、細胞の中心である細胞体があり、細胞体から電気コードのように出ている軸索が情報を送り出しています。情報を受け取るのは、細胞体から枝を出している樹状突起という、棘のようなところです。

また、ニューロンとニューロンの間の、「シナプス」という用語を知っておく必要があります。シナプスとは、ニューロン同士の間の接合部のことをいいます。正確には、ひとつのニューロンの軸索末端と、次のニューロンの樹状突起との間にあるすき間です。ドーパミンやセロトニンなど神経伝達物質がシナプス間でやり取りされ、情報を次のニューロンに伝えます。**記憶、判断、**

図7–1　ニューロン（神経細胞）

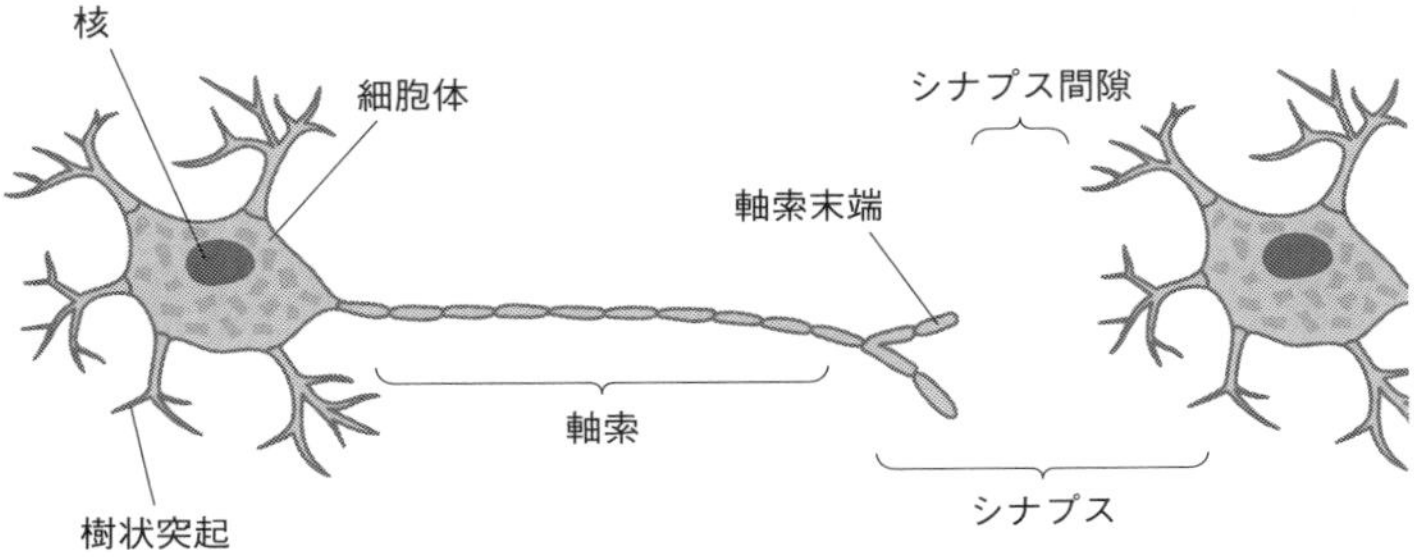

ニューロンによって情報の伝達・処理が行われる。

注意、感情など脳のすべての活動を分解すれば、シナプスの活動に行き着きます。

このシナプスが、睡眠中に増えたり消えたりして整理されることで、残る記憶もあれば、忘れてしまう記憶も出てくるわけです。[註1] そこで記憶の整理や強化は、睡眠のどの段階で行われているのかという疑問が湧いてきます。睡眠には、レム睡眠とノンレム睡眠とがあります。記憶の整理や強化は、レム睡眠、ノンレム睡眠のどちらで行われているのでしょうか。その問題を考える前に、ノンレム睡眠、レム睡眠で、脳がどのような状態になっているかを知ることは大切です。まず眠り始めて最初に現れる、ノンレム睡眠から見ていきましょう。

2 ノンレム睡眠中に素早く、かつゆっくり「振動」する脳

「脳の休み」深いノンレム睡眠では、神経細胞はゆっくり揺れている

ノンレム睡眠と聞いて思い浮かぶのは、脳や体の休息というイメージかもしれません。たしかに、ノンレム睡眠中の脳活動をＰＥＴ（陽電子放射断層撮影）という機器で調べた研究では、とくに深いノンレム睡眠中では、脳の血流や代謝は、覚醒しているときに比べてガクッと落ちています。[1]脳の血流という点から見れば、「ノンレム睡眠中は、脳はお休み中」ということになります。

しかしミクロな細胞レベルで見ると、ニューロンは完全に休んでしまっているわけではありません。**ノンレム睡眠が深くなると、大脳皮質の錐体《すいたい》細胞という大型ニューロンの活動が、だんだん同期して、脳全体が「振動（Oscillation）」するようになってきます。** 脳波でいうとデルタ波やシータ波のような、遅いゆっくりした周期で、徐波振動といわれます。[註2] イメージとしては、野球場で見るウェーブのような現象ですね。錐体細胞は、覚醒時やレム睡眠時には、それぞれバラバラに動いているので、なかなか同期しません。野球場のウェーブも、バラバラに動いていたのでは、ウェーブになりませんよね。

この大型ニューロンである錐体細胞が、いっせいに同期してゆっくり活動することが、ニューロンの維持や、細胞間のつながりを再構成するのに、必要なことなのかもしれません。記憶の整

理は、いわば、ハードディスクのデータを再構成するデフラグ作業のようなものです。コンピューター、いや脳が動いていたのでは、再構成しにくいので、このような状態をつくり出しているのでしょうが、なぜこのような同期活動が生じるのかまでは、わかっていません。

遅い振動と連動する速い振動「睡眠紡錘波」

深いノンレム睡眠から始めましたが、浅いノンレム睡眠（第2段階）でも、特徴的な振動がありますす。これはやや周期の短い振動で、かたちが糸巻きの紡錘（スピンドル）に似ているので、睡眠紡錘波（Sleep Spindle）と呼ばれます。この睡眠紡錘波は、脳の中心にある視床という部位から生じます。[註3]

ノンレム睡眠第2段階では、睡眠紡錘波が特徴的です。ノンレム睡眠第3段階では、デルタ波など遅い周波数の脳波（徐波）が優位となります。

このように、**ノンレム睡眠中は、速い波（睡眠紡錘波）と遅い波（徐波）の2種類のリズムで、脳は振動しています。**ノンレム睡眠と記憶過程の研究は2000年代に入って報告が増えてきて、速いリズムの睡眠紡錘波は、主に宣言的記憶（言葉やイメージで表現できる記憶）や手続き記憶（自転車の乗り方など、技能やノウハウ）の習得に、遅いリズムの徐波は宣言的記憶の固定効果が見られるという結果が多くなっています。そしてこの2つのリズムは互いに連動しており、この連動に関わるニューロンの活動が、記憶の整理や強化をしていると考えられています。[2]

図7−2　人間のノンレム睡眠中の3つの脳波

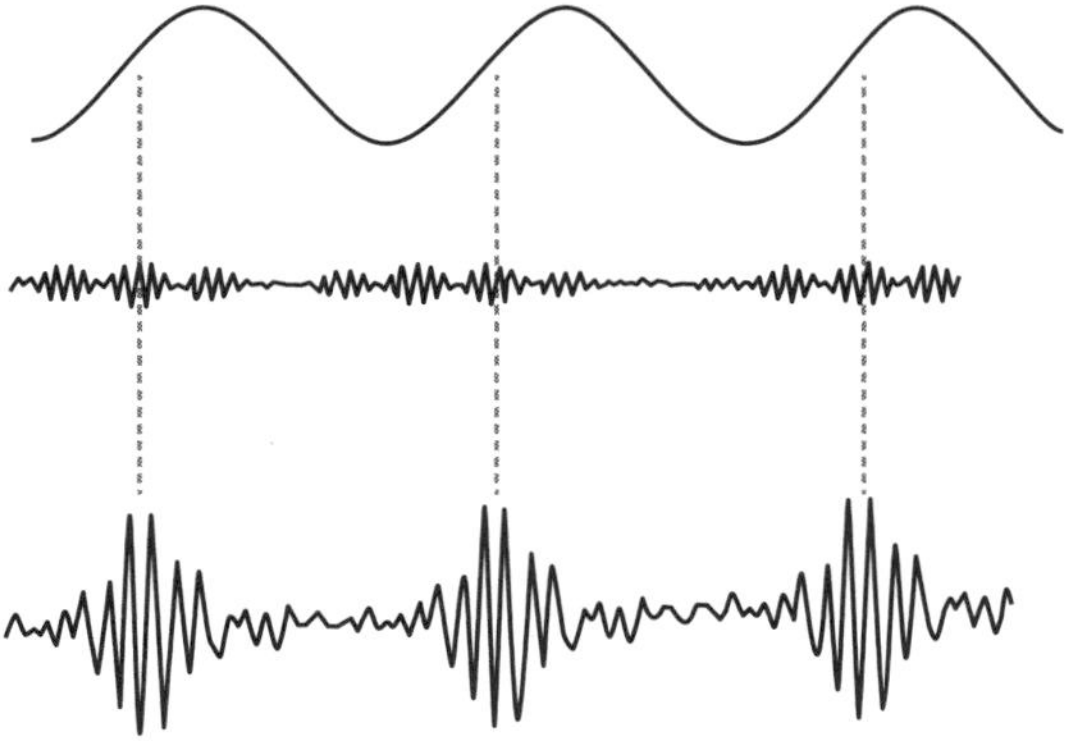

出典：Bruder et al., 2021をもとに作成

短期記憶→長期記憶への変換を促す「リップル波」

記憶力といえば、皆さんも受験勉強などで経験しているように、覚えたものは短期記憶から長期記憶へと移し替えたいと思うでしょう。短期記憶は一時的な記憶なので、忘れてしまう危険にさらされています。長期記憶に移し替えられれば、そうやすやすと脳から消えてしまうことはありません。

この短期記憶から長期記憶への変換作業は、深いノンレム睡眠中に行われています。変換作業を担っているのは、「リップル波」という脳波であると考えられています。リップルとは「さざ波」という意味ですが、実際は150-250Hzという細かい脳波です。

リップル波は、頭皮に電極をつける普通の脳波ではわかりません。実はこのリップル波、短期記憶を司る海馬の中で生じています。[3]小さくて細かい波な

図7―3　睡眠中の記憶固定

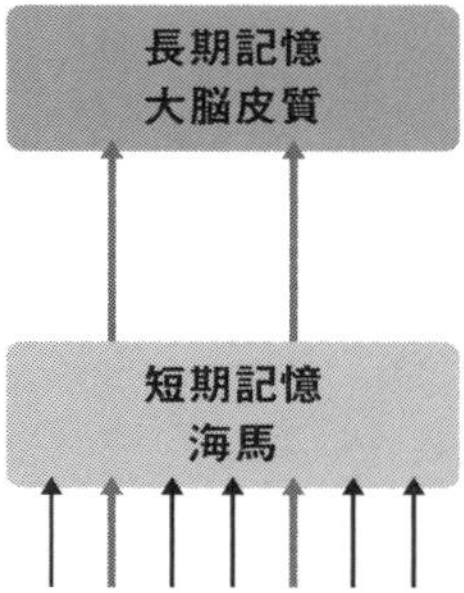

海馬に一時貯蔵された記憶が、大脳皮質に移行して長期記憶となる。

出典：Rasch et al., 2013をもとに作成

ので、頭皮では感知できないのです。

これらの脳波が同期して、記憶は短期記憶から長期記憶へと固定されていきます。[4] **記憶を定着させるには、ノンレム睡眠、とくに深いノンレム睡眠は欠かせないのです。**寝不足の受験生は、生活習慣に気をつけましょう。

しかしながら、記憶の整理と固定は、ノンレム睡眠だけで行われているわけではありません。あとで述べますが、ノンレム睡眠の次に現れるレム睡眠が、ニューロンとシナプスを調整している可能性も考えられています。

レム睡眠の話に入る前に、もうひとつ、ノンレム睡眠で見られる興味深い現象を紹介しましょう。それは、睡眠中の「脳のゴミ処理」です。

3 ノンレム睡眠中に「洗浄」される脳

脳のゴミ処理は深いノンレム睡眠中に行われる

ノンレム睡眠は脳の休息ととらえられがちですが、記憶の処理では、むしろ覚醒しているときにはできないユニークな活動をしています。ほかにも、ノンレム睡眠が、単なる受動的な休息時間ではなく、能動的な脳のメンテナンス時間であることを示すデータがあります。

脳の老廃物の処理は、毛細血管による血流だけで行われているわけではありません。脳脊髄液という液体が、脳室とクモ膜下腔を流れていて、不要なタンパク質など脳の老廃物、いってみれば不要なゴミの処理を行っています。脳脊髄液の量は成人では約１４０㎖であり、１日の生産量は約５００㎖です。脳室やクモ膜下腔の狭さの割に生産量は多く、お湯ではないですが、源泉掛け流しの温泉のようなものだと思ってください。

この脳脊髄液による老廃物処理のほとんどは、ノンレム睡眠中に行われています。アメリカ、ロチェスター大学の研究グループは、グリア細胞[註4]が血液の周囲に脳脊髄液を循環させる水路のような経路をつくっていて、そこで栄養補給と老廃物処理が行われていることを発見しました。

老廃物処理は、リンパ系の機能でもあります。リンパ系のはたらきをグリア細胞が代行するので、「グリンパティックシステム（Glymphatic system）」と命名されています。このグリンパティックシステムの発見も画期的だったのですが、このシステムがもっとも機能するのは、深いノンレム睡眠のときだということがわかりました。[5]

歳をとっても深いノンレム睡眠はあったほうがいいのか

グリンパティックシステムが老廃物をきれいにするメカニズムとしては、深いノンレム睡眠中に生じる、血管や呼吸のゆっくりした周期的な動き、すなわち前の項目で説明した「振動」が関係しています。**脳のゆったりした振動によって、脳脊髄液の移動エネルギーも増えている可能性が考えられています。**[6] ノンレム睡眠のときには、脳脊髄液が流れやすいように、水路のような経路が周期的に拡大する仕組みです。源泉掛け流しの温泉の流れる湯量がときどき増える、そのようなイメージでしょうか。

「老廃物」は単なる不要品やゴミではなく、認知症の原因となりうる物質が含まれています。たとえば、アルツハイマー病の原因となる有害なタンパク質（アミロイドβとタウタンパク質）も、老廃物です。したがって、深い睡眠が十分に含まれるしっかりとしたノンレム睡眠は、認知症予防など脳の健康に、重要であることがわかります。

しかし、歳をとると眠りが浅くなることからもわかるように、高齢者では深いノンレム睡眠は減ってしまいます。高齢の方向けに講演でグリンパティックシステムの話をすると、「眠りが浅いから、ボケてしまうのでは」と心配する人がいますが、無理もない話です。

「加齢で深い（ノンレム）睡眠が減るのは仕方がない」で済ませるしかない話なのかどうかは、実はまだ解答は出ていません。最新の研究では、脳のアミロイドβ蓄積が多い人にとっては、深いノンレム睡眠は「アミロイドβ除去＝認知症予防」に効果がある一方で、脳のアミロイドβ蓄積の少ない人にとっては、深いノンレム睡眠の恩恵は少ないようです[7]。高齢者の深いノンレム睡眠は、あったほうがいいのか、なくても仕方がないのかについては、まだはっきりとした結論は出ていませんが、できれば若いときほどではなくても、「深いノンレム睡眠」があったほうがいいとわたしは考えています。

では次に、レム睡眠に移りましょう。夢を見るレム睡眠中は、脳はやはり部分的にでも活性化しているのでしょうか。

4 レム睡眠中に血流が増加する脳

レム睡眠では「古い脳」が活性化する

「レム睡眠」は、いまだに謎めいた、わからないことが多い睡眠です。第1章でもお話ししましたが、レム睡眠は、急速眼球運動を特徴とする睡眠です。夢をさかんに見ることから、記憶の固定や整理にとって重要と考えられてきました。しかし、記憶の固定や整理には、むしろノンレム睡眠のほうが大きく関わっているという研究結果が相次ぎ、レム睡眠の役割自体を問い直す新しい研究が進んでいます。

レム睡眠中に目の動きが活発であることは、赤ちゃんであれば外見からでもわかりますし、睡眠ポリグラフを記録するときに両眼の脇につける眼電図からも目の動きを記録できます。

さて、夢を見ているレム睡眠中の脳の活動は、どうなっているのでしょうか。もう30年前の研究ですが、レム睡眠中で、しかも実験の夜に夢を見ていたと自己申告した人を対象に、PETを用いて脳のブドウ糖代謝を調べた研究があります。その結果、**レム睡眠中では扁桃体や前帯状回など、感情を司る部位の代謝が活発になっていました。**[8] 前述の「2　ノンレム睡眠中に素早く、かつゆっくり「振動」する脳」で紹介した、ノンレム睡眠に脳血流が低下したPETの研究でも、同じ結果が示されています。[9]

レム睡眠では、大脳辺縁系という部分が活性化していることになります。大脳辺縁系とは、大脳皮質と比べて発生学的に古い型の皮質なので、「古い脳」という別名もあります。大脳皮質の奥に位置していて、帯状回や扁桃体、海馬、海馬傍回などからなります。情動や記憶、本能的な行動、動機づけ、自律神経調節など、多彩な機能に関係しています。

レム睡眠中に感情を伴った悪夢を見るのは、扁桃体が活性化するためです。血圧や脈拍が上がるのは、レム睡眠中に自律神経（交感神経）系が活性化するからです。

図7−4　レム睡眠中は大脳辺縁系が活性化

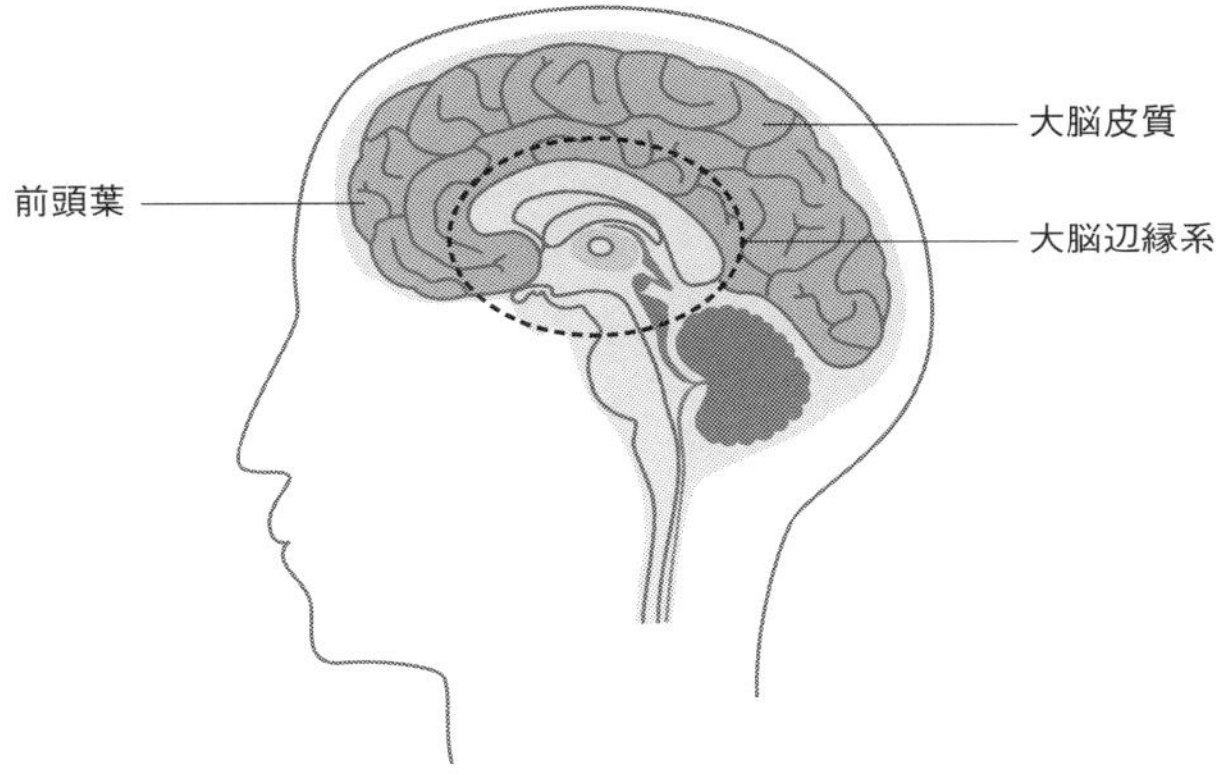

大脳辺縁系は「古い脳」

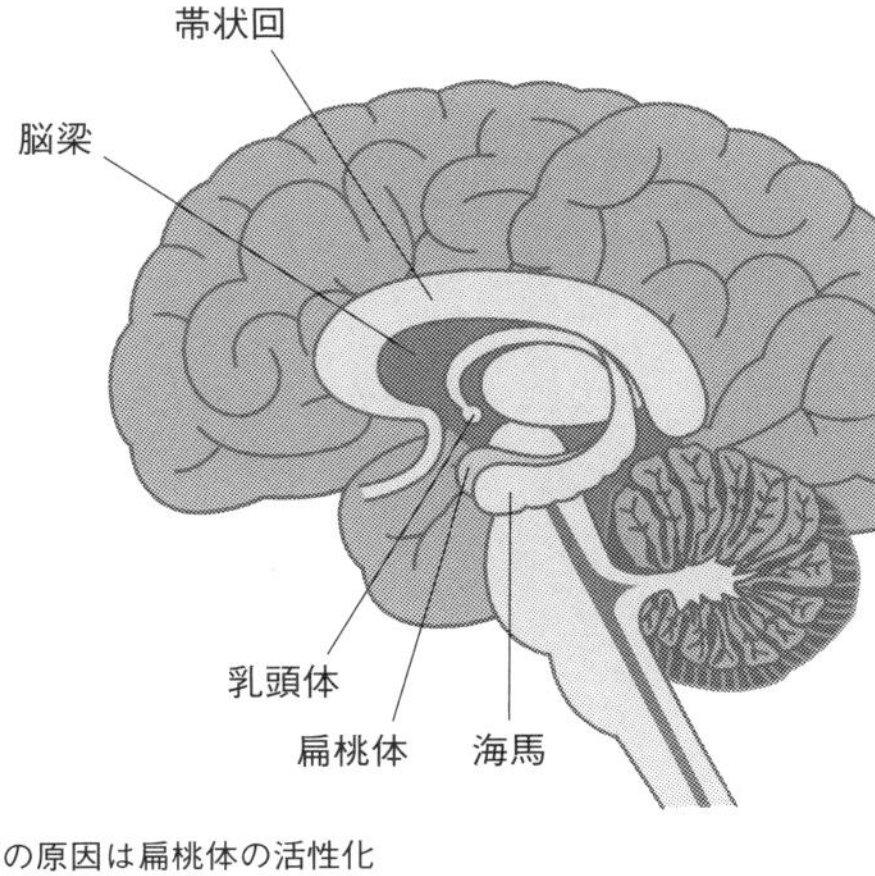

悪夢の原因は扁桃体の活性化

脳をリフレッシュさせるレム睡眠

脳の毛細血管などミクロなレベルでも、レム睡眠中での血流は大幅に増加していることもわかりました。筑波大学と京都大学の研究チームは、睡眠中のマウスの脳における毛細血管中の赤血球の流れを直接観測することに成功し、その最新技術を駆使して、レム睡眠中の毛細血管に赤血球が大量に流入し、血流が上昇することを示しました。[10]

毛細血管の血流増加は、血液中の酸素や栄養を細胞に送り届け、不要となった二酸化炭素や老廃物を回収するはたらきが活発になることを意味しています。つまり、**レム睡眠中に大脳皮質で活発な物質交換が行われ、脳はリフレッシュされていると考えられます。**

第1章「1　睡眠段階 ノンレム睡眠とレム睡眠」の項目で、レム睡眠が短いと死亡率が上がる、スタンフォード大学の研究を紹介しました。さらに、レム睡眠が短いと、認知症のリスクが上がるというデータもあります。[11] レム睡眠は、わたしたちの見る夢だけでなく、脳の健康を維持し、結果的に長寿にも関わっていることがわかります。

5 レム睡眠で脳は大人でも成長する？

歳をとってもニューロンは海馬で生まれる

赤ちゃんの睡眠時間の半分は、レム睡眠です。成長にしたがってレム睡眠は減少し、大人では全睡眠時間の20～25％で落ち着きます。子どもの頃にレム睡眠が多めに出現することから、レム睡眠は脳の成長に重要なのではないかと、漠然と考えられてきました。

大人になっても脳が成長し続ければいいのですが、残念ながら脳の大きさのピークは、25歳頃です。その後は、年齢とともに徐々に小さくなっていきます。1日に失われるニューロンは約10万個ともいわれます。

以前は、成人になったらニューロンが減っていく一方で、新しくニューロンが生まれることはないと考えられていました。しかし現在では、大人になってもニューロンは新しく生まれてくる（神経新生）というデータも多く発表されています。[12・註5]

成人におけるニューロン新生は、海馬で生じます。海馬は、記憶や学習機能をコントロールする、いわば「記憶の司令塔」のような存在で、日常の出来事や学習して覚えた情報はすべて海馬に送られ、一時的に保存されます。

この海馬でのニューロン新生に関わる興味深い現象が、レム睡眠中に行われていることがわかりました。海馬の情報伝達は、ニューロンの樹状突起（細胞体から出ている突起）から飛び出す「樹状突起スパイン」という、棘の形に似た部分で行われています。

情報のメッセンジャー的役割の樹状突起スパインは、レム睡眠のときだけ形成されます。そして、**樹状突起スパインを除去したり、必要な樹状突起スパインだけ残したりする、樹状突起を整理する機能も、レム睡眠中に行われていることがわかりました。**[13]

この樹状突起スパインが新しくつくられたり、逆になくなったりするのは、脳の発達や記憶の整理強化にとって大切です。レム睡眠がこの記憶の固定プロセスに重要であることは、細胞レベルで明らかになったわけです。

このように、レム睡眠中にも、記憶が整理あるいは強化されるメカニズムがあることがわかりました。睡眠中の記憶の整理を考えるときに、やはり関係があるのではないかと思われる生理現象が、「夢」です。夢のメカニズムを理解するために、まず睡眠中の「神経伝達物質」の動きを知っておきましょう。そう、おなじみのドーパミンやセロトニン、ノルアドレナリン、アセチルコリンの、睡眠中の変化です。

6　睡眠中に活動を停止するドーパミンやセロトニン

覚醒時と睡眠時とで活動がまったく異なる神経伝達物質

ドーパミン、セロトニン、ノルアドレナリン、アセチルコリン、ＧＡＢＡ、グルタミン酸、オレキシン……こういった物質は、神経伝達物質と呼ばれます。神経伝達物質はニューロン間で信号を伝達する脳内の化学物質であり、わかっているだけで少なくとも１００種類の神経伝達物質があり、それぞれ異なる機能を持っています。

ここでは、代表的であり、かつ夢の生成にとって重要な神経伝達物質に絞って、見ていきます。それは、ドーパミン、セロトニン、ノルアドレナリンなどのモノアミンと、アセチルコリンです。モノアミンとは、ひとつのアミノ基が2つの炭素鎖によりベンゼン環につながる化学構造を持つ物質の総称で、ドーパミンやノルアドレナリン、セロトニン、ヒスタミンなどがモノアミンに属します。

睡眠中の神経伝達物質をまとめた表を次に挙げます[14]（図7-6）。

覚醒物質として紹介したオレキシンは、覚醒時に活発になっています。不安を抑え催眠作用のあるＧＡＢＡは、覚醒時はおとなしいですが、睡眠中は活動的になっています。ＧＡＢＡをさらに強くはたらかせて眠るためには、ＧＡＢＡを刺激するベンゾジアゼピン系やZ-drugなどの睡眠薬が必要です。

夢の荒唐無稽、創造性は、モノアミンがはたらかないレム睡眠のおかげです。

注目すべきは、モノアミン（ドーパミン、ノルアドレナリン、セロトニン）とアセチルコリンの動きです。モノアミンは、主に覚醒時に活動しますが、ノンレム睡眠時には最小限の活動しかせず、徐々に活動レベルは下がっていきます。レム睡眠になると、完全に活動を停止し、沈黙してしまいます。記憶に関わるアセチルコリンも覚醒時に非常に活発ですが、ノンレム睡眠時には活動せず、レム睡眠時に再び活発になりますが、覚醒時ほどではありません。

もう一度、モノアミンのはたらきを見てください。ドーパミンは、脳を覚醒させ、喜びや楽しみを期待させる報酬系を刺激します。ノルアドレナリンは、覚醒を促し、注意や不安に関わります。セロトニンは、不安や抑うつを軽減します。

こういったモノアミンのはたらきが、レム睡眠では完全になくなってしまうとすれば、脳の活動はどうなってしまうか、想像してみてください。恐怖や不安に満ちた、ネガティブな状態になりそうですね。

また、モノアミンがはたらかないと思考や判断が鈍ってしまいます。**夢で荒唐無稽なストーリーを経験していても疑問に思わないのは、モノアミンのはたらきが停止しているからだと考えられます。**

図7−5　神経細胞と神経伝達物質

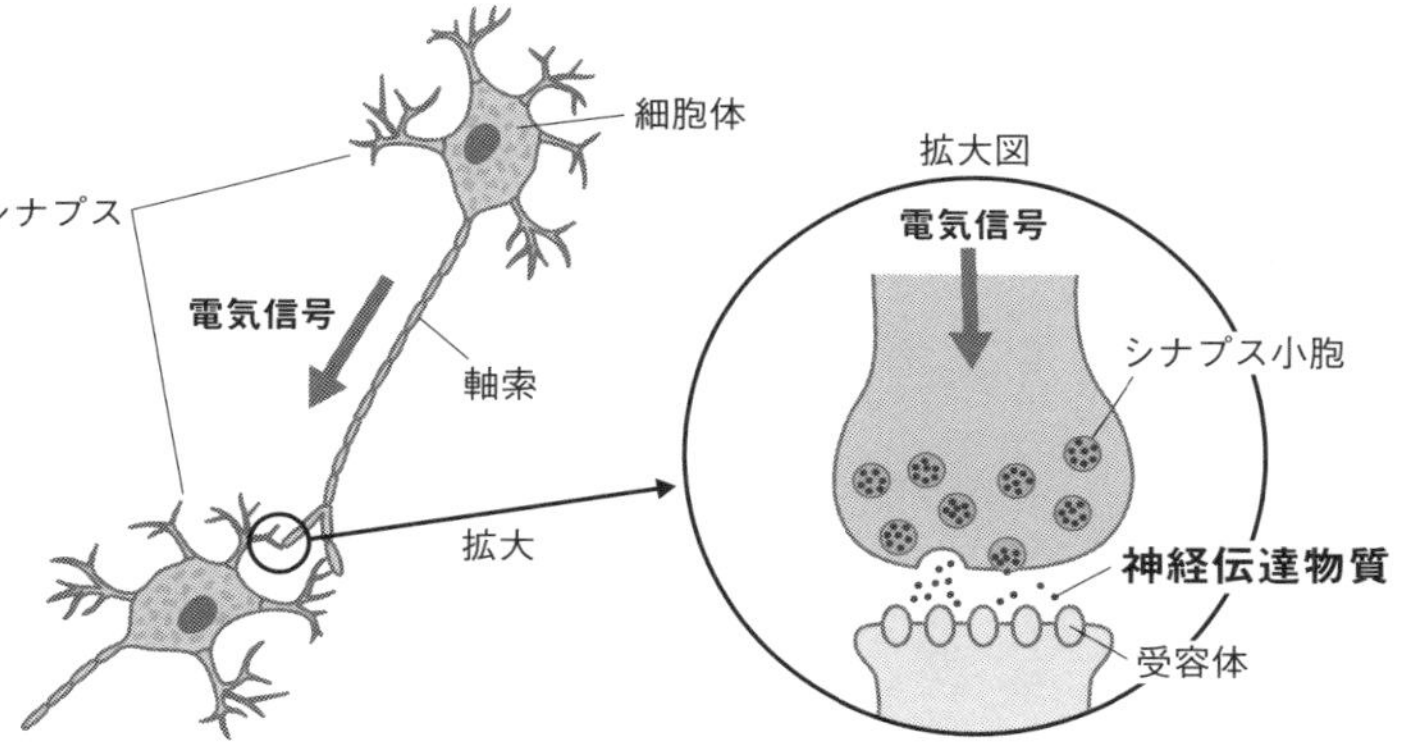

図7−6　睡眠中の神経伝達物質の変動

神経伝達物質	脳の領域	覚醒	ノンレム睡眠	レム睡眠
GABA （γ-アミノ酪酸）	視床下部の 腹外側視索前野	—	△	△
アセチルコリン	外背側被蓋核、 脚橋被蓋核、 前脳基底核	↑↑	—	△
ドーパミン、 ノルアドレナリン、 セロトニン	青斑核、 背側縫線核、 結節乳頭体核	↑↑	△	—
オレキシン	視床下部	↑↑	—	—

↑↑ ニューロンの急速な発火（＝活性化）　△ ニューロンの緩徐な発火（＝まあまあ活動している）　— ニューロンの活動低下ないし活動停止

出典：Scammell, 2015をもとに作成

しかし、レム睡眠中にモノアミンがはたらかないことで、メリットもあります。覚醒しているときには思いつかないアイデアやイマジネーションを得ることもできます。また、**不愉快な記憶を忘れる忘却にも関わっていて、ノンレム睡眠やレム睡眠中でモノアミンが機能しないことで、嫌な記憶が定着しないようにしています。**[註6]

さて、では「夢見る脳」は、どこまでわかっていて、どのような状態なのかを、神経伝達物質や脳機能画像のデータを調べながら、探ってみます。

7 夢を見る脳

ノンレム睡眠でも夢を見る

夢については、フロイトの影響もあって、抑圧した欲望の表れなど、心理学的に語られます。フロイトは、夢は潜在的あるいは抑圧された欲求が現れたものだと解釈し、「日中の残滓《ざんし》（残りかす）」と表現しました。しかし、レム睡眠の発見や神経科学の進歩とともに、フロイトの精神分析学的な解釈は、批判されるようになりました。

ここでは、夢を見ているときの脳の活動でこれまでにわかっていることについて、見ていきます。

レム睡眠の発見者であるアメリカ、シカゴ大学のナサニエル・クライトマン教授と大学院生のユージン・アシュリンスキーは、レム睡眠時に覚醒させたときに夢を見たという報告が多かったことを発見していました。また、急速眼球運動という特徴から、もっぱら夢はレム睡眠で見るものだという、単純な見解が一般的でした。また、レム睡眠のときに見られる高い周波数の脳波が、夢と関連しているとも考えられてきました。

しかしその後の研究で、人間の脳は、平均的な睡眠時間（約8時間）のうちに、約4・8時間にもわたる膨大な量の夢をつくり出していることがわかりました。[15] また、ノンレム睡眠のときに覚醒させると、約70％の人が夢を見ていたと報告しました。[16] 夢はレム睡眠のときに見るとよくいわれますが、レム睡眠は睡眠時間の2割くらいしかないので、**ノンレム睡眠のときもわたしたちは夢をかなり見ていることになります**。[註7]

脳の後頭葉の活動が夢の源泉

レム睡眠のときに見る夢は、大脳辺縁系の血流増加や、モノアミンの活動停止などで説明されてきました。しかし、ノンレム睡眠では、モノアミンの活動も、大脳の活動も低下しています。これでどうして夢を見るのか、不思議な気がします。

レム睡眠時の夢と、ノンレム睡眠で見る夢とでは、脳の活動は違うのでしょうか。アメリカ、ウィスコンシン大学の研究グループは、高密度脳波計という、チャンネル数の非常に多い脳波計を使って、違いを調べました。その結果、ノンレム睡眠、レム睡眠のいずれにおいても、大脳の後頭葉の一部に20〜50Hzの高周波の脳波が出現して、1〜4Hz低周波の脳波が減るときに、夢を見るようです。[17] 脳の後頭葉は、人間の視覚処理に関わっています。**夢を見ているときは、目を使ってものを見ていないにもかかわらず、視覚を担当する脳の後頭葉は、忙しく動いているようです。**

しかし、ノンレム睡眠のときの高周波の脳波は、レム睡眠と比べると活動はそれほど強くもありません。また、レム睡眠時は、夢を見ていた人は、後頭葉・側頭葉など広範囲にわたって高周波活動が活発になっています。

レム睡眠で見る夢のほうが、スリルがあって創造的

ノンレム睡眠でも夢は見ます。しかし、ノンレム睡眠で見る夢の多くは、レム睡眠時の夢と比べて、シンプルでストーリー性、感情に欠けていて、起きたときに思い出しにくいともされています。ノンレム睡眠では、感情を司る扁桃体など、大脳辺縁系の活性化はありません。夢と関連している高周波の脳波活動も、レム睡眠ほどではありません。

ですから、**奇妙な内容で、鮮明なイメージや感情を伴う夢らしい夢は、やはりレム睡眠で見られると考えられます。**レム睡眠中は、感情を司る扁桃体や恐怖の短期記憶を貯蔵する海馬など、大脳辺縁系は活性化していて、かつ理性的・合理的に判断する前頭葉活動が低下しています。お

まけに、思考や判断、感情を整えるドーパミン、ノルアドレナリン、セロトニンなどモノアミンも、まったくはたらいていません。[18]こういったメカニズムが合わさって、レム睡眠中の夢は、荒唐無稽なストーリーがあって、感情を伴うものになっていると考えられます。

扁桃体が関与しているので、ストレスが強いときには、悪夢が多くなることもあります。パワハラやいじめなどの被害者の一部は、毎晩こういった体験の悪夢を見る、あるいは恐ろしい動物や子どもの頃の嫌な経験など、現在の出来事とは無関係な悪夢を見たりします。これは、レム睡眠中の扁桃体の活性化によると考えられます。

夢には、ほかにもデフォルト・モード・ネットワーク[註8]の活性化や、アイデアのひらめきが生まれるなど創造性に関わっているという関心も持たれています。創造性については、レム睡眠中に前頭葉の統制がなくなるおかげで、覚醒時に思い浮かんでいるいつもの連想ではなく、関連の薄い予想外の連想が活発になるからです。[19]

人間が見る夢については、まだまだ書き切れてはいませんが、これくらいにしておきましょう。さらに研究が進んで、夢見る脳の実態が明らかになっていくことは間違いないと思います。

8　睡眠不足で老化する脳

睡眠不足でニューロンもグリア細胞もダメージを受ける

脳は、数え切れないくらいの心理・精神面のはたらきを持っています。睡眠不足や不十分な睡眠は、記憶や学習、判断や思考、注意や気分、情緒など、ほぼすべての脳の高次機能にダメージを与えるので、紹介しようとすると一冊の本でも足りないくらいです。

睡眠不足は、脳のいろいろな部分に、さまざまなダメージをもたらします。たとえば、

- **ニューロンがぎっしり詰まっている灰白質の体積減少**[20]
- **神経線維が密に通っている白質の広範囲にわたる**（良くない）**変化**[21]
- **大脳皮質の広範囲にわたるニューロンの**（良くない）**変化**[22]
- **脳室の拡大**（＝脳の萎縮）[23]

など、ニューロンやグリア細胞を含めて、睡眠不足は、脳の細胞にはロクなことがないようです。

これらの研究は、脳ＭＲＩを研究者が多大なエネルギーを傾けて解析したものです。ＭＲＩ画像の解析なんて脳科学者にしかわからない、と思われるかもしれませんが、もしかしたらわたしたち自身が、自分の脳の老化を可視化できるようになるかもしれません。

図7−7　睡眠不足で脳年齢が老ける

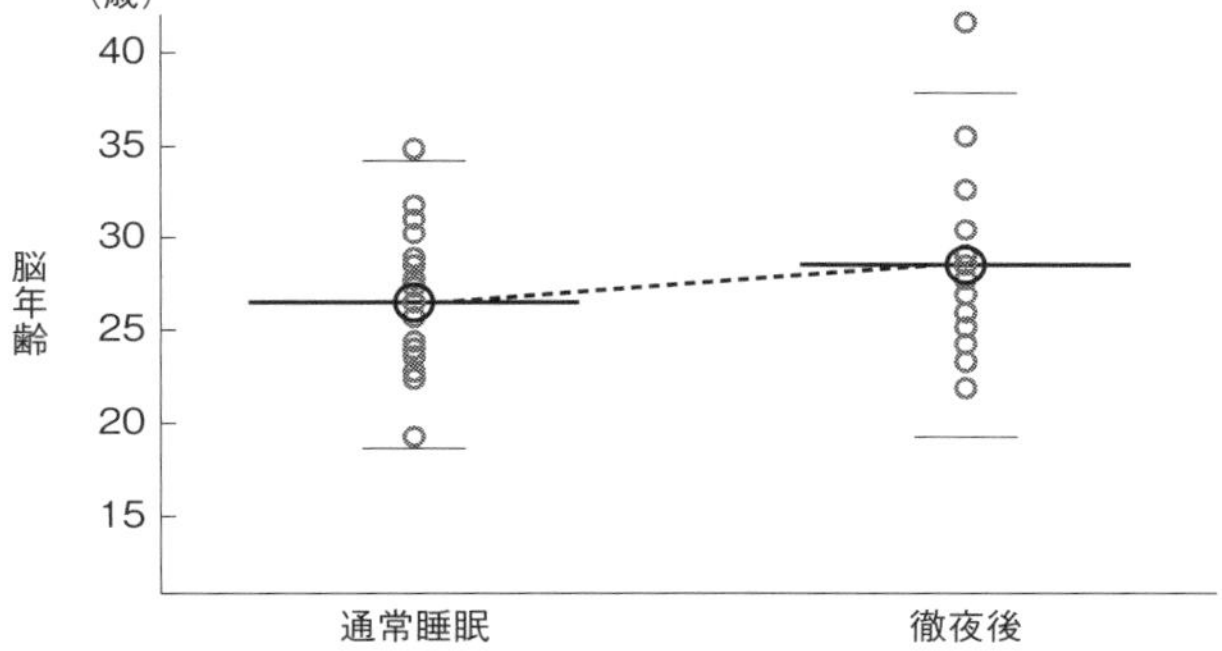

個人差はあるが、徹夜すると平均2歳ほど脳年齢は老ける。

出典：Chu et al., 2023をもとに作成

睡眠不足で脳は老化する

「新しいものを覚えられない」「人の名前が出てこない」「とにかく話が長い」「すぐにカッとしてしまう」

これらの特徴は、悲しいかな脳の老化現象の表れです。脳神経系のダメージを身近に感じさせる脳の老化ですが、**人間の脳は一晩眠らないだけで、1～2歳老けること**が、新しい研究で明らかになりました。[24] チューリッヒ大学やハーバード大学など、欧米の合同研究チームは、「brainageR」という機械学習アルゴリズムを用いて、睡眠不足の人の脳ＭＲＩから「脳年齢」を推定し、同じ人の一晩中眠ったあとの脳ＭＲＩと比較しました。ちなみにbrainageRは公開されていて、約4年先の脳年齢を正確に予測できることが確かめられています。

結果は先述した通りで、一晩眠らなかった場合は、

ちゃんと睡眠をとったときと比べて、平均で1～2歳老けていると、brainageRが推定しました。幸いなことに、この老化現象は一晩眠ったらなくなりました。

この研究では一晩の睡眠不足でしたが、継続的な睡眠不足による脳年齢の変化も、そのうちデータが発表されると思われます。おそらく結果は、一晩よりももっと老化が進むことになると予測されます。

社会的孤立と孤独、睡眠不足はウェルビーイングへの最大の脅威

これからの人間の健康には、単に平均寿命が長いだけではなく、幸福感や満足度の高い生活、いわゆるウェルビーイングが、大きな課題です。孤独や社会的孤立は、喫煙や運動不足、飲酒よりも、死亡率やウェルビーイングに悪影響を及ぼします。

睡眠不足と孤独、社会的孤立の間には、双方向の関係があることが注目されています。睡眠不足の人が、見知らぬ人が自分に向かって歩いてくるビデオクリップを見たときに脳スキャンをとると、人間がパーソナルスペースを侵害されたと感じたときに活性化する神経ネットワークが活性化し、強い拒否感が見られました。それだけでなく、睡眠不足は、社会的関与を促す脳活動も鈍らせてしまうという結果が出ました。[25]

最後の第10章 皮膚でも触れますが、睡眠不足になると、外見からも他人から敬遠されるようにもなります。**睡眠不足によって強まる社会的孤立傾向も、脳の老化を促進している可能性大です。**

その意味で、脳を若々しく保っておくことは、非常に重要です。そのためにも、その人に合った十分な睡眠時間の確保や、あるいは睡眠時無呼吸症候群などの早期発見と治療などが、より大切になってくると思います。

註

［註1］睡眠中に記憶が整理される神経メカニズムとして、「ホメオスタシス（恒常性）」説がある。[26] 重要な記憶はなるべく残して、どうでもいい記憶は消し去る、脳の調整機能である。覚醒時に活発に活動していたニューロンは、睡眠中も同じように活動している。覚醒時の学習で変化の大きかったシナプスの10％は、睡眠時においても影響を受けなかったというデータもある。[27]
また、睡眠中に神経活動を抑制することで、日中に得られた重要ではないシナプス結合は消えてしまい、乱雑さを一掃することができる。音の小さいノイズは、全体の音を小さくしてしまえば聞こえなくなるようにである。このように、日中に使ったシナプスは強化され、あまり使わなかったシナプスは消えていく。そして、睡眠によって次の日に新たな学習ができる準備が整う。

［註2］脳波（Electroencephalogram：ＥＥＧ）は、ニューロンの活動で生じる電位変化を、頭皮から記録したもの。1個のニューロンは0・1㎜～0・005㎜ほどのミクロな大きさだが、わずかな電位変化が発生している。脳1㎣あたり約10万個ものニューロンが含まれているが、すべての神経細胞の電位変化をかき集めてもマイクロＶ（1Ｖの1000分の1）にしかならない。しかし脳波計は高感度のアンプ（増幅器）であり、数十マイクロＶの微小な電位変化を増幅して、数㎜程

度の振れとして記録することができる。脳波は周波数の遅い順から、デルタ波、シータ波、アルファ波、ベータ波、ガンマ波などに分類される。周波数の遅いデルタ、シータ波は、大きな山のような波であるに対し、ベータ波やガンマ波は、細かいギザギザ型の形になる。周波数の遅い波は徐波、速い波は速波と呼ばれる。

[註3] 視床とは、脳のほぼ中央に位置し、視覚や聴覚、痛覚、体性感覚など感覚情報を大脳皮質に送る中継基地である。

[註4] グリア細胞の役割は、ニューロンに栄養を運ぶ、あるいは軸索を絶縁して電気信号を送る手助けをすることなどである。グリア細胞は、1000億個以上あるニューロンの、さらに10倍以上もの数に上る。脳機能や神経・精神障害の病因の研究では、ニューロンよりもむしろ注目されている細胞である。グリア細胞には、ミクログリア、オリゴデンドロサイト、アストロサイトなどの種類がある。

[註5] 人のニューロン新生については、動物実験と同程度のニューロン新生があるという説が有力であった。しかし、近年において、人でのニューロン新生は極めて少なく、一定年齢で止まると結論する論文もあり、人間でのニューロン新生については結論がまだ出ていない。

[註6] 健康な人では睡眠中のノルアドレナリン放出が75%減少するのに対し、トラウマ記憶に長年苦しむ心的外傷後ストレス障害（PTSD）患者では、反対に25%増加していた。[28] トラウマ記憶がなかなか消えない神経科学的な根拠でもある。

[註7] ノンレム睡眠（N2）で起こされて夢を見ていたと報告する割合は、デメントとクライトマンの最初の論文（Dement WC & Kleitman N. J Exp Psychol. 1957）では7%だったのに、その後少しずつ増加している。実際には50～60%と思われるが、70%以上という結果もある。

[註8] デフォルト・モード・ネットワーク（Default Mode Network：DMN）とは、前頭前野や側頭葉、扁桃体、帯状回といった、脳の広範囲にわたる重要部位をつないでいる神経回路で、無目的で何も考えていないときだけ活発化する特質がある。自動車のアイドリング（車のエンジンのスイッチは入っているが走っていない時の状態）によくたとえられる。DMNは睡眠段階にわたって変化し、深いノンレム睡眠のときには著しく弱まり、逆にレム睡眠ではつながりが強まる。[29] これも、レム睡眠とノンレム睡眠で見る夢の違いの一因かもしれない。

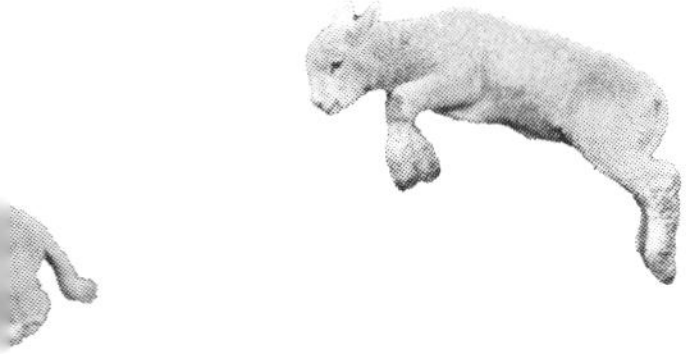

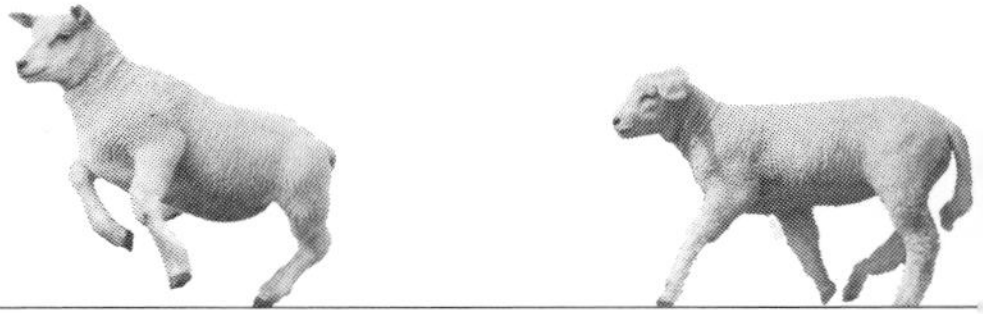

第8章

眠っている間に筋骨格系では何が起こっているのか

1　リカバリーとしての睡眠①　筋トレと睡眠

老若男女どの世代にも筋肉は大切

皆さん、筋トレ[註1]はしていますか？　わたしも以前はフィットネスジムで、健康維持レベルながら続けていましたが、新型コロナウイルスが感染拡大してからは、エクササイズはジョギング中心になり、筋トレはごぶさたしてしまっています。

アスリートでなくても、筋トレは大切です。筋肉は、体を動かしたり、支えたりするはたらきを持ちます[註2]。成人の筋肉が体組成に占める割合は、男性で全身の約38％、女性で約30％であり、体の3～4割を構成する主要成分です。

筋肉の量は生後30年以内にピークに達し、その後は減る一方です。65歳以降は減少率が増大し、80歳までに3～4割も減ってしまいます。とくに中高年での筋肉量の減少は、サルコペニアという高齢者の筋力低下を招きます。サルコペニアは、加齢により心身が老い衰えた状態であるフレイルになりやすくなり、生活の自立が難しくなり、介護が必要になってきます[註3]。

したがって、筋肉は、若い人にとっては運動能力の向上やスタイル維持という意味で大切ですし、中高年以降はスポーツの好き嫌いに関係なく、自身の健康とウェルビーイングのためにも筋肉の維持が不可欠になってきます。

筋肉に必要なのはトレーニングやプロテインだけではない

さて、筋トレを語るときには、ダンベルやトレーニングマシンなどの道具やトレーニングの負荷や頻度、あるいはプロテインなどが、よく話題になります。もちろん、「方法」は重要ですが、もっと目を向けてもらいたいものがあります。それは、「休養」です。

スポーツ科学では、「リカバリー」という用語をよく使います。一般的には疲労回復の意味で用いられますが、スポーツの業界では、「トレーニングや試合によって生じた身体的、精神的疲労を回復させると同時に、心身のコンディションを以前の状態に、あるいはそれ以上に引き上げること」を意味します。[1] **効果的なリカバリーとしての生活習慣は、もちろん睡眠です。**十分な睡眠がとれなければ、リカバリー効果は上がらず、筋トレ効果も十分に現れません。

それでは、十分な睡眠によって、筋肉がパワーアップするメカニズムを見ていきましょう。

2 睡眠中に強化される筋肉

いったん壊れてから、前以上に増強する筋肉の「超回復」

筋トレをすると、筋肉に強い刺激を与えることになるので、筋組織が破壊されます。しかしこ

図8—1　筋肉の合成と分解に関わる物質

筋肉の合成	筋肉の分解
●成長ホルモン ●IGF-1（インスリン様成長因子1） ●テストステロン	●糖質コルチコイド （コルチゾルなどステロイド） ●ミオスタチン

の破壊は一時的ですので、栄養や休息をとることによって徐々に回復します。これも、リカバリーの一環です。

破壊された筋肉が回復するときには、元に戻るのではなく、以前より強い状態になります。筋トレによって、筋肉の「破壊と再生」「分解と合成」が繰り返されることで筋組織が太く、強くなります。このようなサイクルで、筋肉が以前より強い状態になることを「超回復」といいます。[註4]

筋肉が強くなっていくには、筋肉の再生が破壊を上回ることが必要です。筋肉は、部位によって違いはありますが、48時間〜72時間かけて回復していきます。[2] 筋肉の回復に要するこの2〜3日間のインターバル期間には、当然ですが睡眠が入ってきます。

筋肉の再生と破壊には、内分泌系のところ（第2章）で紹介したホルモンが、再登場します。成長ホルモンやIGF-1、テストステロンは筋タンパク質を合成するので、筋肉の再生にはたらきます。また、糖質コルチコイドやミオスタチン[註5]は、筋タンパク質を分解するはたらきがあるので、筋肉の破壊・分解を促進します。

筋肉の成長には、ノンレム睡眠だけでなくレム睡眠も必要

第2章 内分泌系の「4　成長ホルモン 寝る子は育つは正しい？」でお話ししましたが、成長ホルモンやIGF-1は、深いノンレム睡眠のときに、分泌がマックスになります。このときに、筋肉を分解するコルチゾルの分泌はもっとも低くなります。思い出してほしいのは、男性ホルモンのテストステロンです。テストステロン濃度は、ノンレム睡眠ではなく、レム睡眠初期から増加が始まり、睡眠後半に至るまで高い値を維持します。

したがって、**筋肉の増強には、睡眠前半に多く出現する深いノンレム睡眠をとることはもちろんですが、ちゃんと睡眠時間を確保して、睡眠後半の部分もしっかりとることが望ましいということになります。**逆に質の悪い睡眠や睡眠不足はコルチゾルを増加させ、筋肉の分解を促進します。したがって、トレーニング効果を上げるためには、筋肉が回復する2～3日間は、深いノンレム睡眠もレム睡眠も含む、十分な睡眠時間をとることが重要です。

さて、ぐっすりと眠ることが筋トレ効果を上げることがわかったところで、今度は睡眠不足がいかに筋肉の健康にとって良くないかに、視点を変えましょう。

3　睡眠不足で壊れる筋肉

睡眠不足は筋肉のタンパク質分解を促進する

あとで述べる骨にも当てはまるのですが、睡眠不足が筋肉や骨に良くない理由は、以下の３つのメカニズムによります。

1. **成長ホルモンやＩＧＦ－１の分泌低下によって、筋肉、骨の再生が妨げられる。**
2. **コルチゾルの分泌増加によって、筋肉や骨の分解、破壊が進む。**
3. **睡眠不足は慢性炎症を活発にさせてしまい、筋肉や骨にダメージを与える。**

では、睡眠不足による筋肉への悪影響を具体的に見ていきましょう。

睡眠不足の人は、十分な睡眠をとっている人と比べて、筋肉量が少なくなるというデータがあります。これは２０１１年にアメリカ、シカゴ大学による研究で、14日間の睡眠制限実験によって明らかになったものです。この実験では、**5・5時間睡眠を14日間続けた条件では、8・5時間睡眠を14日間続けたときと比べて、筋肉量の減少が60％も多い**ことが示されました[3]。睡眠不足では、筋肉の合成・分解バランスは、分解のほうにシフトしていることを示しています。

睡眠不足がタンパク質の分解を促進することは、実は古くから知られています。**完全な睡眠不**

図8−2　睡眠不足で筋肉は減る

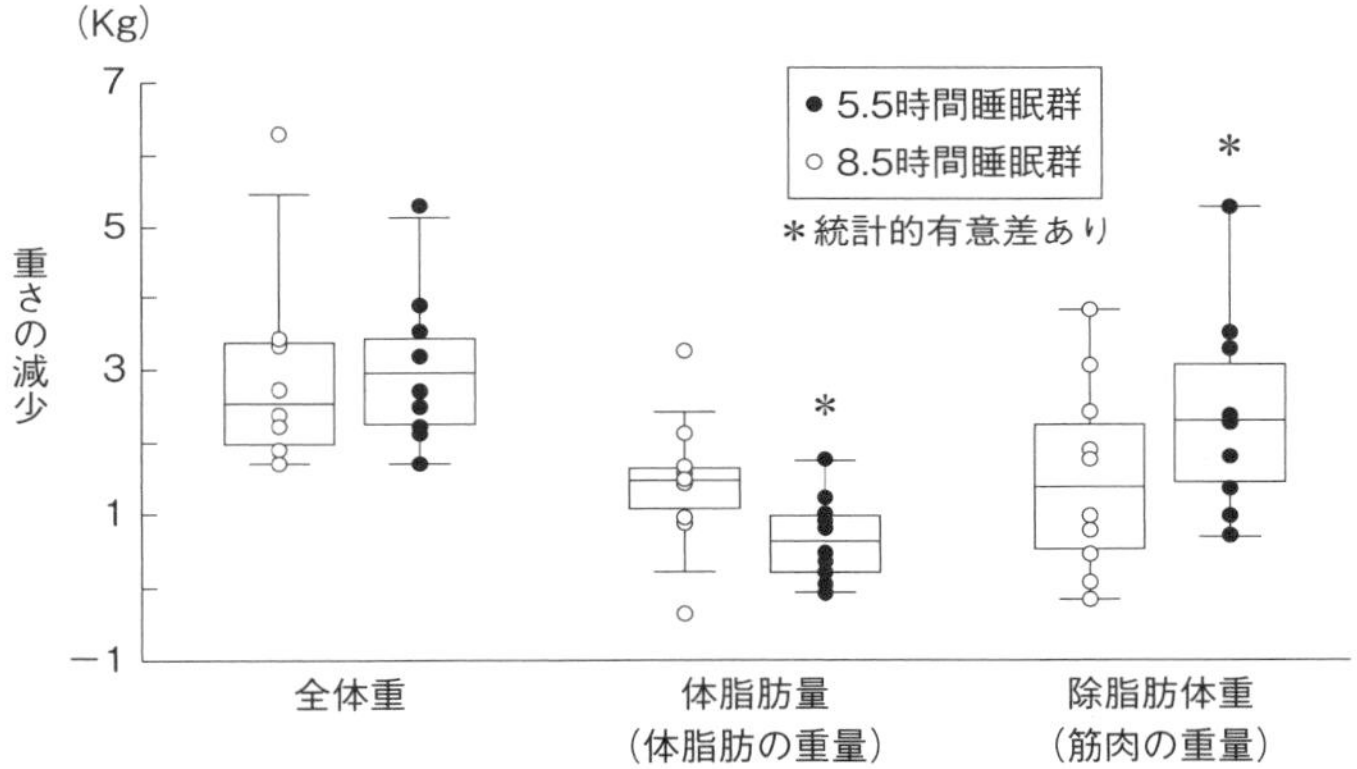

除脂肪体重とは、全体重から体脂肪の重量を引いた残りの部分の体重のことで、すなわち骨格筋の重量。筋肉の減少量は、5.5時間睡眠群（●）のほうが、8.5時間睡眠群（○）より大きい。

出典：Nedeltcheva et al., 2010をもとに作成

足つまり徹夜状態では、筋タンパク質の分解速度が飛躍的に増加します。[4]

筋肉の分解が進むことは、パワーの低下にもつながります。睡眠不足で、筋力パフォーマンスが低下することに関する研究は、一般人からエリートアスリートを対象に幅広く行われ、筋力や筋持久力、テクニックともにダメージを受けることが実証されています。[5]

たとえば、男性ウェイトリフティング選手を対象として、3時間睡眠を3日続けて行ってもらうと、ベンチプレスと上腕二頭筋カールともに、3日目から挙上重量がガクンと落ちてきます。[6]

ストレスホルモン、コルチゾルも筋肉を分解する

睡眠不足になると、筋肉にダメージを与えるいろいろなものが、頭をもたげてきます。不十分な睡眠だと、成長ホルモンやＩＧＦ－１、テストステロンの分泌が低下するからだけではありません。

筋肉を分解しダメージを与えるのは、第２章 内分泌系「５ コルチゾル 夜中に喘息発作が多いわけ」で説明した、コルチゾルです。「ストレスホルモン」と呼ばれるコルチゾルですが、人間が生きていくためには、適切なレベルでの分泌が不可欠です。

しかし、**コルチゾルが必要以上に分泌されていると、筋肉の分解が増えて、筋タンパク質の合成が減少します。**[7] コルチゾルが過剰に分泌される、クッシング症候群という内分泌の病気があります。[註6] クッシング症候群の患者は、内臓脂肪の増加や骨がもろくなるほかに、肩から腕、腰周りから太ももにかけての筋肉（近位筋）の筋力も低下します。クッシング症候群の筋肉を顕微鏡で見てみると、損傷したミトコンドリアや筋線維、および筋線維間のすき間が大きくなっているなど、筋肉の崩壊ぶりがミクロなレベルでわかります。[8]

睡眠不足、あるいは深いノンレム睡眠がとれない場合は、ぐっすり寝ているときに比べて、睡眠中のコルチゾルが増加しています。つまり、筋肉が分解され、脂肪は増えていることになります。

次に睡眠不足が筋肉にダメージを与える要因で、ぜひ紹介したいものがあります。その要因は、骨の健康にも関わりますので、ここで、いったん筋肉から、骨の話題に移ります。

4 リカバリーとしての睡眠② 骨折と睡眠

骨を強くする成長ホルモン、IGF−1

骨も、筋肉と助け合って、体を支えたり、動かしたりする上で、重要な組織です。ただ、筋肉は鍛えればムキムキになるのでわかりやすいですが、骨は外部からは見えないので、骨が強いかどうかといわれても、ピンとこないでしょう。しかし、骨の健康も、人間にとってはとても大切です。

骨のポピュラーな病気といえば、やはり骨折でしょう。骨折は、スポーツや交通事故で生じるばかりではありません。高齢化社会へのシフトは、転倒が増えるということでもあり、骨折が増加する大きな要因です。高齢者の骨折は、寝たきりになる原因ともなり、社会的問題になっています[註7]。

骨折した経験のある人に聞くと、「早く骨がついてくれないかな」と、起きている間はいつも思うそうです。早く骨がつくには、ちゃんと栄養をとることと、折れた部分がズレないよう、安静を守ることぐらいしかないのでしょうか。

安静と重なりますが、十分な睡眠も、地味ながら「骨が早くつく」ことを助けます。骨には独自の修復能力がありますが、修復には少しばかり時間がかかるものです。

骨の修復に関わっている物質はたくさんありますが、主要な役者は筋肉と同じで、成長ホルモンとＩＧＦ－１です。したがってメカニズムは似ていて、**深いノンレム睡眠の間にたくさん分泌される成長ホルモンとＩＧＦ－１が、骨を育て修復させています。**[9]

骨折後は眠りが悪くなりやすい

したがって、骨折の予防だけでなく、骨折したあとの療養やリハビリテーションにも、睡眠をしっかりとることは重要になってきます。とくに骨折したあとは、姿勢が固定されて寝返りが打ちにくい、動くと痛い、日中に運動不足になるなど、いろいろな悪循環で睡眠が悪化します。

睡眠不足は、骨折の治癒に悪影響を及ぼします。外科的に骨折させたラットを４週間睡眠不足にさせたところ、ちゃんと睡眠をとらせたラットよりも、骨折の治癒が遅れていました。[10]

人間では心理的要素やリハビリテーションの効果も加わってきますが、骨折したあとの睡眠の確保が、骨折からの社会復帰にとって大切だということがわかります。不眠が続けば、骨折の治りも悪くなり、痛みにも敏感になってきます。「本当に治るのかな」など、精神的にもつらくなってくるのは自然ですよね。[註8] そして骨折後の睡眠の管理には、痛みのコントロールや、寝やすい体勢を調整するなどの工夫も大切です。

では、睡眠中の骨の代謝や、睡眠不足になると骨はどうなるかなど、骨と睡眠との関係を次に見ていきましょう。

5 睡眠で生まれ変わる骨

どんどん壊され、つくり替えられる「骨」

わたしたちの体にある骨は、どのくらいの重さなのでしょうか。体格で異なりますが、体重の15%程度ですので、結構重いですね。また、成人の骨の数は、206個です。

骨のはたらきは、体を支える、動かすだけではありません。カルシウムを貯蔵しておく役割もあります。何より特徴的なのは、血液をつくり出していることです。骨の内部にある骨髄で、赤血球や白血球などは生産されています。

骨は、カルシウムやリンなど無機質（ミネラル）だけでつくられているわけではありません。骨に占めるミネラルの割合は55〜60%であり、あとはコラーゲンなどが15〜20%を占めます。ただ、コラーゲンは体積比にすると50%にもなるので、骨に与える影響が小さくありません。

さて骨の健康、成長は、どのようなプロセスで行われているのでしょうか。人は、一生同じ骨で過ごしているわけではありません。人間の体の中では、古い骨をつねに壊して、その場で新しい骨をつくるということを繰り返しています。この骨の入れ替え作業を「リモデリング（骨の代謝）」といいます。[註9]

骨のリモデリングには、「破骨《はこつ》細胞」と「骨芽《こつが》細胞」という2つの細胞がはたらきます。破骨細胞は骨の壊し屋、骨芽細胞は骨を新しくつくる細胞です。破骨細胞は古くなった骨の表面にはりついて、骨を溶かします。次に骨が溶かされたところで、骨芽細胞がタンパク質やカルシウム、リンといった骨の成分を分泌して、新しい骨をつくります。[註10] このように、破骨細胞と骨芽細胞がいっしょにはたらくことで、骨は正常な強度が保たれます。

骨のリモデリングにも、睡眠は無関係ではありません。メカニズムは筋肉と似ていて、成長ホルモンやIGF-1の分泌が活発になれば、リモデリングも活発になります。**成長ホルモンやIGF-1がピークとなる深いノンレム睡眠は、筋肉と同じように、強い骨を維持するためにも重要なのです。**[11]

睡眠が骨の健康にとって大切であることを知るには、睡眠不足が骨に与えるダメージを知るのがわかりやすいです。睡眠不足は、本当に骨を弱くしてしまうのでしょうか。

6 睡眠不足で壊れる骨

睡眠不足や質の悪い睡眠は、骨密度を低下させる

骨は、「壊す・つくる」のバランスで成り立っています。睡眠不足になると、本当に骨は弱くなってしまうのでしょうか。

5時間以下の睡眠時間で過ごしていると、骨が弱くなるというデータがあります。アメリカ、ニューヨーク大学やミシガン大学などによる合同研究チームは、閉経後の女性1万1084人の睡眠の時間および質と、骨密度と骨粗しょう症との関連を調査しました。[註11] **1日の平均睡眠時間が7時間のグループに比べると、5時間以下のグループでは全身および股関節、大腿骨頸部および脊椎の骨密度が、平均で0・012〜0・018g／㎠低い**という結果になりました。[12] 短時間睡眠は、女性の低い骨密度や骨粗しょう症と関連があるようです。

そのほかに、夜勤が多く睡眠不足になりがちな看護師でも、骨が弱くなるデータがあります。閉経後の女性看護師では、日勤者だった人と比べて、腰椎および大腿骨頸部の骨密度が低いことがわかりました。[13] また、**中等〜重症の睡眠時無呼吸症候群では、若い人でも骨密度が低下する**という報告があります。[14] 睡眠時無呼吸症候群で骨がもろくなるという結果は、ほかにもいくつか発表されています。質の悪い睡眠も、骨には悪影響を与える可能性大です。

睡眠不足で、骨をつくるタンパク質は低下し、骨を壊すタンパク質は増加する

どうして睡眠不足になると、骨は弱くなるのでしょうか。そのメカニズムは、筋肉の場合と似ています。

●睡眠不足ないし質の悪い睡眠で成長ホルモンやIGF-1の分泌が悪くなり、骨の生成が悪くなる。

●睡眠不足ないし質の悪い睡眠でコルチゾルの分泌が増え、骨の破壊が進む。

睡眠不足で見られる、骨特有の現象もあります。骨の形成を促進するP1NPというタンパク質があるのですが、1日5時間の睡眠制限を3週間行うと、P1NPが低下したという研究があります。同じ研究では、スクレロスチンという骨形成を妨げるタンパク質が、若者では睡眠不足で増加します。[15]

7 炎症は骨も筋肉も弱めてしまう

筋肉を分解し骨を破壊する炎症物質、サイトカイン

第3章 免疫系で説明した炎症ですが、もう一度だけ簡単に確認しておきましょう。炎症とは、

細菌やウイルスなどの微生物の感染に対して、あるいはケガや火傷、化学薬品などの刺激に対して起きる、生体の防御反応です。炎症が起これば、その部分は腫れて赤くなり、熱を帯びて痛みます。

骨の炎症によって生じる、関節リウマチという病気があります。免疫系の抗体が、異物ではなく誤って自分を攻撃して、炎症が生じる自己免疫疾患です。関節リウマチでは、手足の関節が腫れて激しい痛みを伴い、炎症が治まらないと関節が変形してしまいます。これは関節が免疫反応による炎症を起こしているためです。

しかし、関節リウマチのように症状がはっきりせず、サイトカインなど炎症に関わる化学物質が体の中で活性化しているだけの、ボヤが消えずくすぶっているような状態もあります。睡眠不足のときは、まさにそのような状態です。人間を対象とした睡眠制限の実験では、熱や痛みは出なくても、インターロイキン-1（IL-1）や腫瘍壊死因子α（TNF-α）、IL-6、CRPなど、炎症を示すさまざまな炎症物質、サイトカインが増加します。[16]

これらのサイトカインは、筋タンパク質の分解を促進し、筋肉を萎縮させます。[17・註12] 骨も同じで、**炎症性のサイトカインによって骨破壊が進み、骨密度が低下します。**[18] とくに腫瘍壊死因子α（TNF-α）は、睡眠不足によって敏感に活性化するサイトカインです。TNF-αは、筋肉を分解し骨を破壊する、中心的役割を果たしている可能性が指摘されています。[19]

抗生物質を飲めばいいわけではない

さてここで、「炎症を抑えれば、筋肉や骨にとって良いかも」と思った人は、良いセンスを持っていると思います。「4　リカバリーとしての睡眠②　骨折と睡眠」で紹介した、骨折させて寝不足にさせたかわいそうなラットの実験ですが、この骨折ラットに炎症を抑える薬を投与すると、睡眠不足が骨の回復に及ぼす悪影響が劇的に小さくなったとのことです[20]。

しかし人間の場合、睡眠不足で生じる炎症反応への対抗策として、抗炎症薬や抗生物質を飲むのは、ナンセンスです。やはり、生活習慣からアプローチして、十分な質の良い睡眠をとることに努めるのがベストです。

まとめとして、筋トレを行ったあとの睡眠の重要性について、理解が深まったと思います。筋肉、骨を強靭にするためには、トレーニングや栄養だけではなく、睡眠も大切な生活習慣であり、現在のパフォーマンスだけでなく、将来の病気の予防にもつながっていることになるわけです。

8 骨を強化する意外な立役者 レプチンと自律神経

レプチンはダイエットだけでなく、骨も強くしている

最後は、骨を強くする前向きな話でこの章を終わりましょう。まずは、骨とは関係なさそうな「レプチン」が、睡眠中の骨の強化に関わっているというお話です。

第2章 内分泌系「9 食欲と睡眠 睡眠不足だと太りやすくなる」のところで、レプチンのことはすでにお話ししていますが、もう一度。慢性的な睡眠不足になると、グレリンという食欲を増加させる物質が活性化して、太りやすくなります。さらに良くないことに、食欲を抑えるレプチンという物質の分泌が低下するため、ますます太りやすくなってしまうのでした。

実はこのダイエット物質ともいえるレプチン、骨代謝への関わりが注目されてきています。レプチンは、食欲だけでなく、骨量もコントロールしているようなのです。

血液の中に骨を壊す破骨細胞のはたらきを抑える、オステオプロテゲリンという物質があります。人間の血液を使った実験では、レプチンは、このオステオプロテゲリンを増加させることがわかりました。[21] **レプチンは、肥満防止だけでなく、骨の壊し屋のはたらきを抑えることによって、骨を強くする**と考えられています。

睡眠時間によるレプチンの変化が骨代謝に与える影響は、今後の研究課題です。しかし、睡眠

不足によるレプチンの異常は、太りやすくなるだけではなく、骨ももろくなる可能性のあることは、頭に置いておいていいでしょう。

リラックス役の副交感神経も、骨を強くしている

もうひとつ、骨を強化する意外な、いや実はもっともな役者は、「自律神経」です。自律神経が体や心にとって重要であることは、もういうまでもないでしょう。しかし、「骨」については、自律神経の効能は今ひとつイメージしづらいのではないでしょうか。

自律神経について、もう一度確認しておきましょう。自律神経は、生体を活性化させ活動モードにする「交感神経」と、リラックスさせ休養・回復モードにする「副交感神経」の2種類に分けられます。

マウスの副交感神経を切断すると、骨量が少なくなったという実験があります。[22] 人間でも、短時間睡眠では交感神経が過活動になり、骨量が低下する可能性が示唆されています。[23]

交感神経の過剰な活性化、あるいは副交感神経の機能が弱まると、骨はもろくなる可能性がありそうです。メカニズムを考えてみましょう。交感神経ではたらく神経伝達物質は、ノルアドレナリンです。ノルアドレナリンにはα受容体とβ受容体がありますが、骨細胞にはβ受容体が分布しています。

動物実験では、このβ受容体を毎日刺激し続けていると、骨をつくるもとの骨芽細胞の機能が

低下し、骨を壊す破骨細胞の形成が促され、最終的に骨量が減ってしまいました[24]。交感神経がはたらき過ぎると、骨は弱くなることを示しています。

一方で、副交感神経が活発になると、神経伝達物質であるアセチルコリンが機能することで、骨芽細胞が活性化し、破骨細胞が抑制されます[25]。副交感神経の活性化は、リラックスだけでなく、骨量の維持や増加にとって好ましいと考えられています。

骨の健康にとって、交感神経はマイナスに、副交感神経はプラスに作用するようです。睡眠中では、深いノンレム睡眠である徐波睡眠では、副交感神経の活動が優位になります。**骨の健康にとっては、十分な質の良いノンレム睡眠で副交感神経を機能させるのが望ましい**ということになります。

しかし、それだけでは不十分で、レム睡眠中に交感神経を活動させ過ぎないことも大切です。レム睡眠は、不規則な生活リズムでは睡眠初期の寝始めに出現しやすくなり、不安定になります。うつ病や不安障害では、レム睡眠の活動が高まります。不規則な睡眠覚醒リズムやメンタル不調は、睡眠中の自律神経活動を乱し、骨を弱くしている可能性もあるわけです。

健康な骨づくりにおいても、規則正しい生活リズムと、日々のメンタルヘルスの維持が大きく関わってくるのです。

註

［註1］筋トレは筋力トレーニングの略である。筋力トレーニングは、スクワットやプランクなど自分の体重を利用する自重トレーニングと、ダンベルやマシンなどで負荷をかけて行うレジスタンス・トレーニングに分けられる。レジスタンス・トレーニングの中で、ダンベルやベンチプレスなど重りを用いるトレーニングを、ウェイトトレーニングという。本稿では、なじみやすい「筋トレ」で通す。

［註2］筋肉は、「骨格筋」「心筋」「平滑筋」の3種類に分けられる。腕や足の筋肉や腹筋、背筋など、筋トレに関わるのは、骨についている骨格筋である。心筋は、心臓だけにある筋肉で、自分の意志に関係なく一生動き続ける。平滑筋は、血管や内臓の壁にある筋肉で、胃や腸を動かしたり、血管を伸縮させたりしている。この項目で扱う筋肉は、骨格筋のことである。

［註3］サルコペニアとは、高齢になるに伴い、筋肉の量が減少し筋力が低下していく老化現象。フレイルとは、病気ではないが、年齢とともに筋力や心身の活力が低下し、介護が必要になりやすい、健康と要介護の間の虚弱な状態になること。サルコペニアは、不眠や睡眠不足よりも、長すぎる睡眠との関連が指摘されている。[26]

［註4］肝臓や骨格筋には、グリコーゲンという糖質が蓄えられ、エネルギー源となっている。運動後にはグリコーゲンが枯渇するが、この枯渇した状態で十分な糖質を摂取することで、運動24〜48時間後にはグリコーゲンが運動前よりも増加する。このプロセスは「グリコーゲン超回復」と呼ばれ、スポーツパフォーマンスの向上にとって重要な現象である。

［註5］ミオスタチンは骨格筋で合成される糖タンパク質であり、筋肉の増殖を抑制してしまう、厄介な物質である。ミオスタチンが活性化すると、筋肉量が減り、体脂肪が増えてしまう。高齢者のサルコペニア発症は、ミオスタチンが関わっている可能性がある。ミオスタチンと睡眠の研究はほとんどないが、数少ない論文によると、睡眠の影響はあまりないようだ。[27]

［註6］クッシング症候群の原因は複数あり、病気の治療のためにコルチゾル（あるいは類似のステロイドホルモン）を服用している薬剤性もあれば、ステロイドホルモンを過剰に産生する厄介な腫瘍ができてしまう、などがある。

［註7］高齢者の骨折では脊椎椎体骨折がもっとも多く、日本人女性では70-74歳で約25％、80-84歳で約4割にのぼる。大腿骨頸部骨折も頻度が高く、毎年10数万人が受傷しており、寝たきりになりやすいため、受傷者の約10％は1年以内に死亡する。

［註8］近年、睡眠薬の一種であるメラトニン受容体刺激薬（ラメルテオン、日本未発売のアゴメラチンなど）が骨代謝を促進し、骨折治癒に効果があるという研究があるが、まだ動物実験の段階である。[28]

［註9］リモデリングは、ターンオーバー（骨回転）とも呼ばれる。

［註10］骨を溶かす機能を「骨吸収」、新しい骨を形成する機能を「骨形成」と呼ぶ。骨が破壊され周辺組織に吸収されていくので骨吸収というが、本稿ではわかりやすいので骨の破壊と呼ぶことにする。

［註11］骨に含まれるカルシウムなどミネラルの量を骨量という。骨密度とは、単位面積あたりの骨量のことであり、主に骨折のリスク評価に使われる。骨粗しょう症とは、骨量が減って骨が弱くなり、骨折しやすくなる病気である。日本には約1000万人以上の患者がいるといわれており、高齢化に伴ってその数は増加傾向にある。

［註12］加齢によって筋肉量が減り、筋力も低下するサルコペニアも、慢性的かつ軽度の炎症が発生要因のひとつとして考えられている。[29]

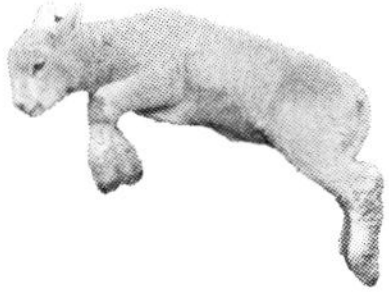

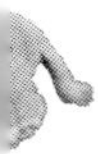

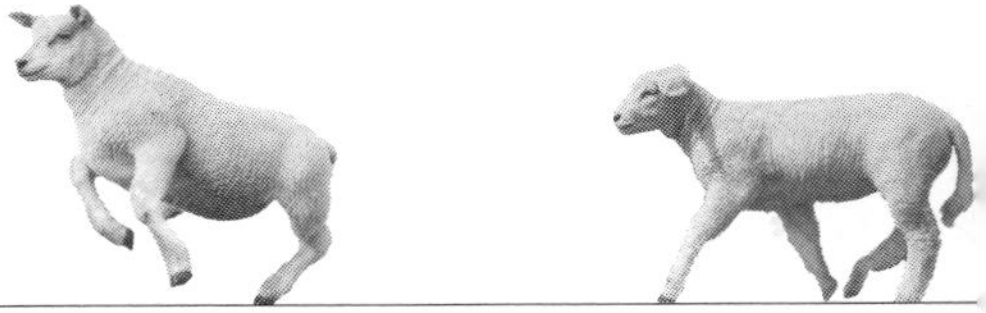

第9章 眠っている間に泌尿器系では何が起こっているのか

1 睡眠中にトイレの回数が減る理由

睡眠中にトイレに行かないのは水を飲まないせい?

皆さんは、日中に何回トイレ(小)に行きますか?

飲む水分量によっても違いますが、排尿の回数は1日に5〜7回くらいが標準といわれています。起きている時間が16〜17時間とすると、排尿の時間間隔は、だいたい2〜4時間くらいでしょうか。

では、夜間寝ている間にトイレに行く回数は、皆さんどのくらいでしょうか。若い人であれば夜中にトイレに行くことはほとんどなく、あっても一度起きるかどうかだと思います。中高年になると、夜のトイレが増えてきます。

尿は、日中に多くつくられ、夜寝ている間は日中に比べて生産されないような仕組みになっています。夜は水分をとらないから当たり前だと思うかもしれませんが、それだけではありません。

睡眠中は尿をつくらせないホルモンが分泌されている

内分泌系のところ(第2章)で触れましたが、**眠っている間に、脳の下垂体というところから、抗利尿ホルモン(ADH:antidiuretic hormone)という、尿量を少なくするホルモンが分泌されます。**

このホルモンのおかげで、夜はトイレにしょっちゅう行かなくてすみ、ちゃんと眠れるようになっているわけです。

抗利尿ホルモンは、バソプレッシン（Vasopressin）という別名を持ちます。バソは血管、プレスは押すという意味ですので、「血管を押す＝収縮」させて血圧を上げる効果があります。

抗利尿ホルモンが尿量を減らすのは、尿をつくる腎臓の尿細管という場所の血管を締め上げて、血流を減らしているからです。[註1] 尿は、腎臓を流れる血液が濾過されて生成されます。腎臓を流れる血液が少なくなれば、尿量も減ることになります。

睡眠中のおしっこにまつわるトラブルは、子どもではおねしょ、いわゆる夜尿症があります。中高年では、夜間頻尿の問題が切実です。それぞれ、眠っている間にどのようなメカニズムで、排尿のトラブルが生じているのでしょうか。

2　子どもの夜尿症の原因は？

おねしょをする子どもは何％？

「おねしょ」とは、睡眠中に無意識におしっこをしてしまい、布団やベッドなどをぬらしてしまう現象です。生後間もない赤ちゃんは、排尿リズムが未熟ですので、おむつをしていて毎晩おねしょをしているのが普通です。

赤ちゃんは全員おねしょをしていますが、成長するにしたがって少しずつなくなっていきます。では、何歳までおねしょをするのが普通なのでしょうか？

おねしょは、医学用語では「夜尿症」と呼ばれます。夜尿症と診断されるのは、5歳以上の子どもで、1ヵ月に1回以上のおねしょが3ヵ月以上続く場合です。

頻度ですが、3歳では3人に1人、5歳では5人に1人、小学校低学年で10人に1人、中学生で20人に1人と、年齢とともに減っていきます。[1] 自然に治ってしまうことも多いのですが、思春期や成人になっても夜尿が残るケースもあります。[註2]

見逃せないおねしょの原因、尿崩症と睡眠時無呼吸症候群

夜尿症の原因は、多岐にわたります。膀胱や尿道（奇形など）の問題、脳から分泌されるホルモン（抗利尿ホルモンなど）の異常、膀胱がいっぱいになっても起きられない睡眠障害、注意欠如多動症（ADHD）の関与など、さまざまです。わたしも、高校生になっても夜尿をしている患者を診たことがありますが、結局、側頭葉てんかんの発作による夜尿で、てんかんの治療をしたら夜尿がピタリと止まった経験があります。

多くの原因をひとつひとつ解説していくわけにもいきませんので、なかでもとりわけ早く診断して治療したほうがいい子どもの疾患を、2つ説明します。

ひとつ目は、「尿崩症《にょうほうしょう》」という病気です。尿が崩れると書かれてもピンとこないですが、薄いおしっこが1日3L以上くらいに大量に出る病気です。尿崩症は、脳下垂体からの抗利尿ホルモン分泌の欠乏タイプと、腎臓が抗利尿ホルモンに反応しにくくなるタイプがあります。海外のデータでは、新規発症は10万人あたり3～4人であり、そう多くはない病気といえます。どちらのタイプも、小児科での診断と治療が必要です。

2つ目は、これは意外に思われるかもしれませんが、睡眠時無呼吸症候群です。子どもの睡眠時無呼吸症候群の頻度は1～5％ですが、見つかっていない潜在患者も見積もると、患者数はもっとたくさんいると思われます。

2～6歳で発症することが多く、ちょうど成長期と重なります。日中の強い眠気や頭痛、倦怠感など、大人の無呼吸でもよくある症状もありますが、**子どもの場合は、成績不良、情緒不安定、注意散漫（注意欠如多動症ＡＤＨＤに似た症状）で困ることもしばしばあります。**もっとも多い原因は、扁桃肥大やアデノイド肥大ですが、あごが極端に小さいことによって、のどの部分（咽頭・喉頭）が狭くなって生じることもあります。

睡眠時無呼吸症候群になるとなぜ夜尿しやすくなるのかは、あとの項目でお話しします（中高年でも睡眠時無呼吸症候群になると、夜間頻尿が多くなるメカニズムと重複しますので）。

夜尿症の治療については専門の書籍やホームページを確認していただきたいのですが、睡眠の基本と同じで、まずは生活習慣の改善が必要です。寝る前に水分や塩分をとり過ぎない、などです。しかし、尿崩症や睡眠時無呼吸症候群のように、治療しなければ良くならない病気もあります。あまりに治りが遅い場合は、本人の自尊心も損なわれますので、小児科や泌尿器科を受診したほうがいいでしょう。

3　歳をとると困る夜間頻尿の3つの原因

病気なのか老化なのか迷う夜間頻尿

歳をとると、夜中にもトイレに行くことが多くなります。日本泌尿器科学会によると、夜間に排尿のために1回以上起きなければならなくなったら、夜間頻尿に当てはまるとのことです。ただ、加齢とともに頻度が高くなるので、夜間頻尿かどうかを判断する回数の目安は、年代によって異なります。70代以上になると就寝中に2回程度トイレで起きるのは、よくあることです。60代以下の場合、1回以上起きるようであれば夜間頻尿といえます。

頻度は報告によってかなり異なるのですが、若年者で10~30%、高齢者で40~80%となっています。夜間頻尿は男性に多いと考えられていましたが、現在では女性にも見られ、性別はあまり関係ないようです。[2] 男性女性ともに、中高年では、夜間頻尿は老化なのか病気なのか、迷うところです。

夜間頻尿は老化だから仕方がない……ではなく、頻尿による睡眠の問題で、日中の生活に支障が生じていれば、泌尿器科での治療をしたほうが、人生が充実します。昼も夜もトイレを気にする生活は、やはりストレスフルです。

夜間頻尿の3つの原因

では夜間頻尿について、もう少し詳しく見てみましょう。夜間頻尿の原因は、大きく分けて①膀胱容量の減少、②多尿・夜間多尿、③睡眠障害に分けられます。

①の膀胱容量の減少とは、膀胱が小さくなるというより、少量の尿しか膀胱に溜められなくなるものです。膀胱が過敏になるために起こるので、日中も頻尿です。また、トイレに急いで駆け込む症状があるのも特徴です。過活動膀胱とも呼ばれます。男性の場合、加齢による前立腺肥大症も、膀胱を過敏にして頻尿にさせます。

②は、寝る前に水分や塩分をとり過ぎることによって生じます。生活習慣の問題で、気をつければ大丈夫なように思えますが、案外この水分・塩分の過剰摂取は、より注意すべき場合が多いです。たとえば糖尿病では、口やのどが渇くので、我慢できずどうしても水分を多くとってしまいます。[註3] 糖尿病のほかにも、高血圧や心不全、腎機能障害などの内科の病気による場合もあります。薬剤による多尿や頻尿もあって、たとえば血圧を下げる降圧剤は尿量を増やします。

③不眠症でも、夜間頻尿は見られます。ただ、眠れないので夜起き出してそのついでに水分を

とるせいなのか、頻尿のせいで夜眠れないのか、原因と結果の特定が難しい場合が少なくありません。

では、不眠あるいは睡眠不足のときは、高齢者でなくても、頻尿になってしまうのでしょうか。睡眠不足と頻尿との関連を探ってみましょう。

4　睡眠不足で尿量が増える?

睡眠不足で尿量は増えて脱水傾向になる

「寝不足で頻尿になる」、実感はあまり湧かないのではないでしょうか。わたしも、正直ピンときません。

一晩完全に眠らせなかったときの排尿がどうなるかは、デンマーク、アーフス大学での研究があります。20名の若い成人に参加してもらい、十分な睡眠をとっているときと、一晩徹夜させたあとで、排尿検査を行いました。尿量だけでなく、尿中のミネラルの排泄量や尿浸透圧[註4]を測りました。

その結果、徹夜つまり断眠したときは、利尿作用が高まり、尿量が増えました。また、腎臓から尿へのナトリウム過剰分泌も引き起こしました。[3] **徹夜すると、おしっこが増えて、尿の回数も**

図9−1　徹夜すると利尿作用が高まり、尿量が増える

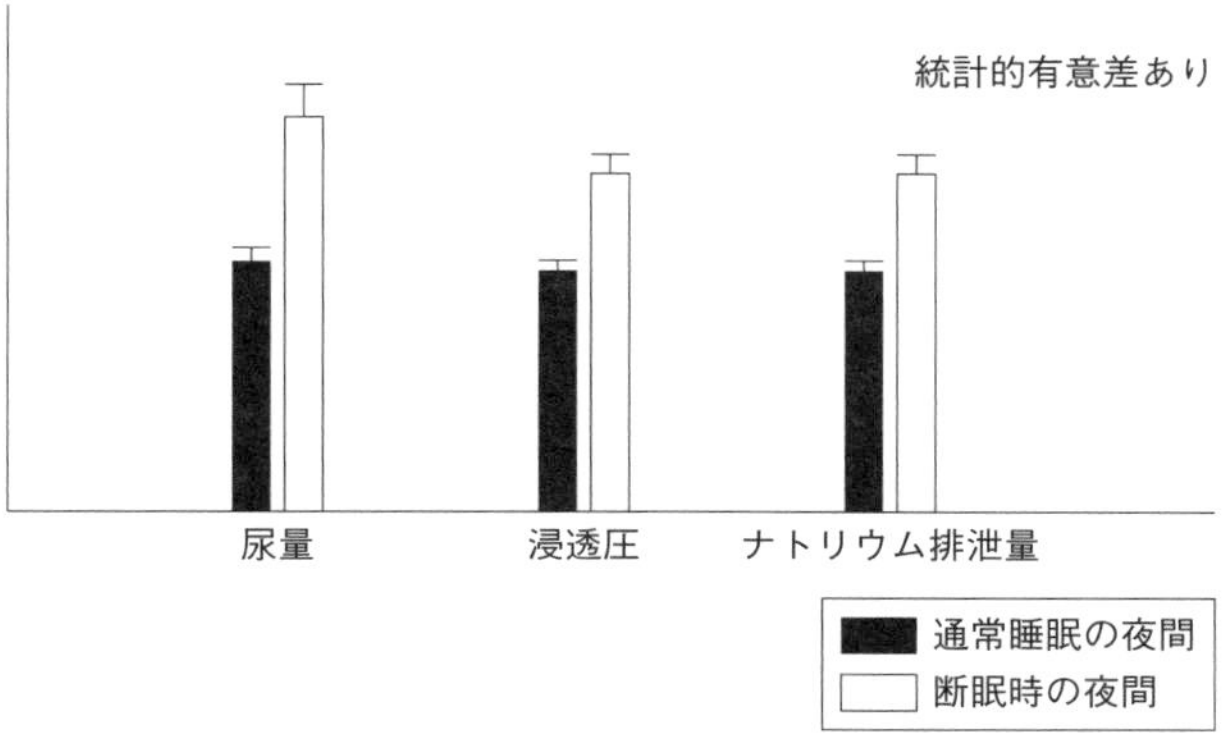

断眠しているほうが、尿量と尿中排泄量が多い。

出典：Kamperis et al., 2010をもとに作成

増えることになります。

尿が増えて中身も濃くなるということは、脱水傾向になるということです。一晩の徹夜は極端でしょうが、6時間睡眠でも尿量が増えて脱水傾向になっていく可能性があります。アメリカと中国が合同で行った約2万人を対象とした睡眠時間と尿の調査では、6時間睡眠の人は、8時間の人と比べて、高い尿比重（濃くなる）であり、水分がより失われる傾向が見られました。[4]

尿をつくる腎臓の健康にも大切な睡眠

こうなるのは、尿をつくらせないホルモンである抗利尿ホルモン、すなわちバソプレッシンが影響しています。バソプレッシンは、睡眠中、とくに睡眠後半に増加します。[5] 睡眠中は水分補給ができないので、呼吸により失われる水分が増加していきます。このままでは水分がどんどん失われる

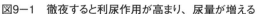

のですが、バソプレッシンの活性化のおかげで、体からの水分喪失を防ぎ、水分補給状態を適度に保つのに役立っています。

したがって、**睡眠時間が短いと、体内の水分を保つのに必要なバソプレッシンが十分にはたらかないため、脱水になりやすくなります。**

さらに注意したいのは、睡眠不足は脱水だけではなく、腎臓にも負担をかけていることです。[註5] 本来睡眠中は、バソプレッシンのおかげで尿はあまりつくらなくてもよく、腎臓は休んでいられます。しかし、睡眠不足では腎臓も休んではいられなくなります。

その結果、慢性腎臓病という病気のリスクが上がることが、懸念されています。慢性腎臓病（CKD：chronic kidney disease）とは、慢性に経過するすべての腎臓病のことをいいます。日本の患者数は1330万人、8人に1人が該当するので、もはや国民病といっていい患者数です。尿や血液、腹部超音波やCTなどの検査で腎臓の機能に異常が見られ、その状態が3ヵ月以上続いている場合に診断されます。

慢性腎臓病（CKD）は、メタボリックシンドロームとの関連が深いことがわかっています。腎臓の機能が低下し続けることで、余分な水分や塩分、老廃物が体内に蓄積されやすくなり、生活習慣病や腎不全の発症などさまざまなリスクが発生します。重度の腎不全になれば、週3回程度は人工透析をしなければなりません。

慢性腎臓病の患者では、睡眠不足など睡眠に関わる問題が、健康な人に比べて多く見られることも判明しています。[6] 睡眠と健康の問題ではほとんど注目されない腎臓ですが、睡眠は腎臓の健康にも大切なのです。

5 睡眠時無呼吸症候群と夜間頻尿の深い関係

睡眠時無呼吸症候群の男性3割、女性6割が夜間頻尿

夜間頻尿の原因として、睡眠障害を挙げました。頻尿と睡眠障害と聞くと、不眠症をイメージされるかもしれません。しかし現在、不眠よりも注目されているのは、「見逃せないおねしょの原因、尿崩症と睡眠時無呼吸症候群」のところでも出てきた、睡眠時無呼吸症候群です。睡眠時無呼吸症候群では、夜間頻尿になってしまうメカニズムがあることがわかってきています。

メカニズムの前に、睡眠時無呼吸症候群での夜間頻尿の頻度を見てみます。最新のデータでは、睡眠時無呼吸症候群の男性患者の35・2%、女性患者の59・8%が夜間頻尿でした。[7] 夜間頻尿のある睡眠時無呼吸症候群の患者には、高齢、酸素飽和度低下が大きい、深いノンレム睡眠が少ない、など、睡眠の質や無呼吸の状態が悪いという特徴がありました。**睡眠時無呼吸症候群は、現在では夜間頻尿の重要な要因と認められています。**[8]

睡眠時無呼吸症候群で夜間頻尿が生じる原因は、交感神経の活性化と「利尿ペプチド」

では、どうして睡眠時無呼吸症候群では、夜間頻尿が起こるのでしょうか。原因として3つのメカニズムが、考えられています。ひとつ目は、睡眠時無呼吸症候群によって睡眠が浅くなり中途覚醒して、「起きたついでにトイレに行っておこうか」という行動による頻尿です。これは、わかりやすいですね。

2つ目は、交感神経系の活性化です。睡眠中は脳と体を休めるため、リラックス役の副交感神経が優位になります。しかし、睡眠時無呼吸症候群では、無呼吸による低酸素状態が続くことにより、アクセル役の交感神経が優位となります。交感神経が優位になると、膀胱は収縮傾向となり、容量が減少するため頻尿になります。

重要なのは、3つ目のメカニズムです。睡眠時無呼吸症候群では、心臓の一部を占める心房から分泌される、心房性ナトリウム利尿ペプチド[註6]というホルモンが夜間に増加し、このホルモンの利尿効果によって、夜間頻尿・多尿となります[9]。

なぜ睡眠時無呼吸症候群になると、この心臓由来の利尿物質が増えるのでしょうか。睡眠中に呼吸が止まったり浅くなったりすると、心臓や肺などの臓器がある胸腔内の圧力が低下して、心臓に大きな負荷がかかります。その心臓への負荷により体液が多すぎると勘違いしてしまい、心房から心房性ナトリウム利尿ペプチドが放出されます。

このように、睡眠時無呼吸症候群は、いろいろな方面から、夜間頻尿を生じさせていることがわかります。

睡眠時無呼吸症候群の治療で夜間頻尿も改善

睡眠時無呼吸症候群では、膀胱が過敏に反応して頻尿になる、過活動膀胱も多いことがわかっています。[10] メカニズムはまだはっきりわかっていないのですが、骨盤内で膀胱を司っている神経の機能異常はありうるかもしれません。[註7] 過活動膀胱も、尿の回数が増えてしかも我慢が効かなくなる、つらい状態です。

生活に支障が出るレベルの頻尿は、泌尿器科での検査・診断と治療が必要です。ただ、睡眠時無呼吸症候群を見落としている場合も、かなりあると思われます。もしも夜間頻尿があって、いびきや日中の眠気が強い人は、睡眠時無呼吸症候群の検査をおすすめします。持続陽圧呼吸療法（CPAP）によって、約75％の睡眠時無呼吸症候群患者が、夜間頻尿の改善を実感したという報告があります。[11] 夜間頻尿の薬の種類は多いのですが、なかには薬が効きにくい人がいるのも事実です。もしかしたら、睡眠時無呼吸症候群が隠れているかもしれません。

最後に、妊娠中の夜間頻尿について説明します。

6 妊娠中の夜間頻尿 がまんのし過ぎは、尿路感染症になりやすい

妊婦の頻尿は一般女性の3・5倍

「妊娠＝産婦人科」と思われがちですが、尿に関わる泌尿器のトラブルも多く発生します[註8]。なかでも妊婦さんの頻尿、とくに夜間頻尿については、あまり知られていないように思います。しかし、大きなお腹を抱えてしょっちゅうトイレに行かなければいけないのは、心理的にも体力的にも相当な負担です。夜のトイレは、睡眠だけでなく、転倒したりなど母子の安全にも関わります。

アメリカの調査では、**現在妊娠中の女性の夜間頻尿の有病率は56・4％であり、妊娠していない女性（16・1％）よりも、夜間頻尿の有病率が3・5倍近くも高い**という結果でした[12]。妊娠後期には、実に97％の妊婦が夜間頻尿となる可能性があります[13]。

妊娠時の頻尿のメカニズムは、大きく分けて2つあります。ひとつ目は、妊娠によって大きくなった子宮が膀胱を圧迫するためです。膀胱は、子宮の前に位置しているので、子宮・胎児の影響を受けやすい臓器です。出産が近づいてくると、赤ちゃんの位置が下がり、膀胱をより圧迫するようになります。妊娠後期にとくに頻尿がひどくなるのは、このためです。

2つ目のメカニズムとして、循環する血液が増えることで、尿量も増えるからです。妊娠中は胎児を育てるために、体を循環する血液量が増えます。自然に、腎臓が濾過する血液量も増え、

つくられる尿の量が増加します。

妊娠中の頻尿は、尿路感染症になりやすくする

夜間頻尿の鍵を握っていたのは、抗利尿ホルモンであるバソプレッシンでした。妊娠中に夜間頻尿になるということは、尿を減らすバソプレッシンのはたらきが落ちているのでしょうか。その通りで、妊娠中は、バソプレッシンを分解する物質がさかんにつくられています。胎盤の絨毛《じゅうもう》細胞という細胞から産生されるバソプレシナーゼという酵素は、バソプレッシンを積極的に分解しています[14・註9]。

正常な妊娠では、バソプレッシンの合成と分解はバランスがとれているとはいえ、夜間頻尿になりやすい傾向はやはりあるようです。

妊娠中の夜間頻尿に関しては、薬などはできれば使いたくないので、夜にトイレに行きやすい場所で寝る、トイレまでに行く間につまずくような物を置かないなど、生活の工夫が大切になってきます。

医学的に注意したいのは、**膀胱炎などの尿路感染症です**[註10]。妊娠するとプロゲステロン（黄体ホルモン）の影響で、膀胱や尿道の筋肉がゆるむことや、大きくなった子宮が膀胱や尿道を圧迫することから、尿の流れが悪くなることが原因です。尿がうまく排出されないと、膀胱の中に細菌が繁殖しやすくなり、膀胱炎や腎盂《じんう》腎炎などの尿路感染症にかかりやすくなります。

膀胱炎になると、ますます頻尿になり、かつ排尿時痛や血尿も生じます。膀胱炎の予防には、水分をよくとって、排尿を我慢せずにこまめにトイレに行く習慣が大切です。これによって尿道に入り込んだ細菌は尿で洗い流され、細菌が繁殖しにくくなります。また、排便後は前から後ろに拭いて、大腸菌が尿道に侵入しないようにしましょう。最後に、妊娠時は睡眠時間が短く、睡眠の満足度も低くなりがちですが、できるだけ負担を避けて、睡眠時間を確保するよう心がけましょう。

註

[註1] アルコールは、抗利尿ホルモンの機能を抑制するので、尿が出やすくなる利尿効果がある。またアルコールによる脱水のため、水分を多量に摂取しがちになり、多飲多尿となりやすい。

[註2] 夜尿症の青年期での有病率は約3%、成人では0・5~1%である。[15]

[註3] 糖尿病では、血液中のブドウ糖が多くなるため、ブドウ糖を薄めて血中濃度を下げようとすることで、飲水過多になる。また、尿量を増やすために体の中の水分を多く使うことになり、脱水傾向になるためのどがますます渇くようになる。昔は「飲水病」といわれ、藤原道長は「日夜を問わず水を飲み、口は渇いて力無し、但し食が減ぜず（小右記）」、源頼朝は「前右大将頼朝卿、飲水に依り重病に（猪隈関白記）」など、糖尿病のわかりやすい行動として記載されている。[16]

[註4] 尿浸透圧とは、尿中に含まれている溶質の濃度を示している。血漿とは異なり、尿浸透圧を決定する溶質は、代謝老廃物

（尿素、クレアチニン、尿酸など）とナトリウムである。

［註5］睡眠時間が1時間不足するごとに、腎臓の糸球体という部分で濾過される血液の量（糸球体濾過量）が増加する。[17]

［註6］心房性ナトリウム利尿ペプチド（ANP：atrial natriuretic peptide）は、心臓の心房でつくられ、血液中に分泌されるホルモン。利尿作用（＝おしっこを増やす）だけでなく、血管の拡張やレニン・アルドステロンの分泌抑制など、多彩な生理作用を持つ。高血圧や心不全、腎不全などの診断や重症度判定を目的として、病院でも検査されることが多い。

［註7］骨盤内の神経は、膀胱や性器の感覚・運動に関わっている。睡眠時無呼吸症候群では、性機能障害（インポテンツ）のリスクが増えるという報告もある。[18]

［註8］妊娠中の夜間頻尿や尿失禁、尿意切迫感、排尿困難などの症状を、妊娠中および出産後の下部尿路症状（LUTS：lower urinary tract symptoms）という。

［註9］バソプレッシンを分解するバソプレシナーゼが活発になり過ぎると、一過性の尿崩症（尿の出すぎ）を発症する場合がまれにある。

［註10］膀胱炎の症状のない細菌尿を、無症候性細菌尿という。妊婦、非妊婦での割合は5～6％と変わらないが、妊娠中に無症候性細菌尿を放置すると、重大な妊娠関連合併症である尿路結石の発生率は約25％に跳ね上がる。[19]

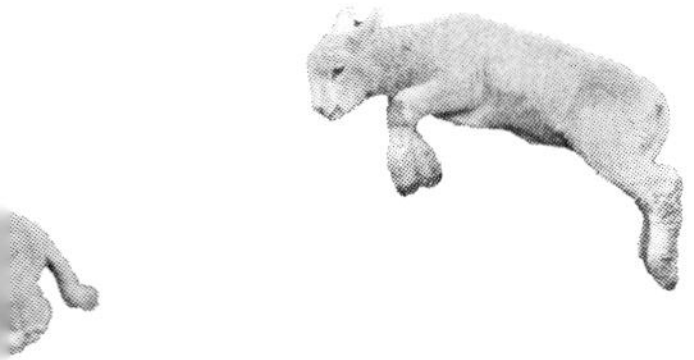

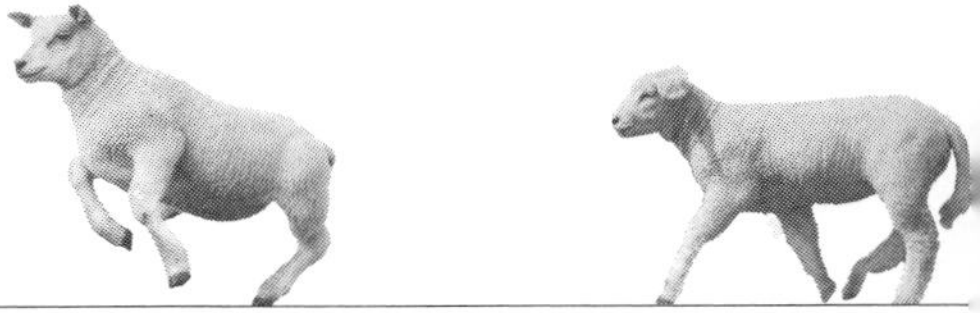

第10章 眠っている間に皮膚では何が起こっているのか

1　美肌には「ゴールデンタイム」だけで十分なのか

「ゴールデンタイム」は子どもの成長より美容に大切？

「睡眠のゴールデンタイム」、第2章の内分泌系のところでも出てきた有名なフレーズですが、もう一度復習しておきましょう。睡眠前半のノンレム睡眠中に成長ホルモンの分泌がピークとなるので、このような名前がつきました。22時～2時など時間帯は決まっているわけではなく、入眠してから3～4時間ぐらいの時間帯が、「ゴールデンタイム」にあたります。

このゴールデンタイムという俗語は、成長ホルモンの話題ですので、本来なら子どもの発育や成長の記事の中で、いちばん見られるはずです。しかし医療系よりも、美容やエステ、ファッション、ビジネス系のメディアでよく使われます。

その理由は、成長ホルモンがシワを減らし、たるんだ皮膚を引き締め、体脂肪を減らし、エネルギーを高め、見た目を数年、いや数十年若くすることができるアンチエイジング効果[註1]を期待している人が多いからでしょうか。

皮膚の健康を決めるのは成長ホルモンだけではない

とくに皮膚とゴールデンタイムとの関係は、成長ホルモンで説明されることがほとんどです。

新しい皮膚が生まれ、古い皮膚は垢となってはがれ落ちるように、皮膚は一定期間で入れ替わりを続けています。この入れ替わりに、成長ホルモンが関わっているからです。

しかし、「成長ホルモンは皮膚の新陳代謝にとって良い」だけでは、皮膚と睡眠との関係を語るには不十分です。たとえば、成長ホルモンがあまり分泌されないレム睡眠にも、皮膚にとって重要な機能があることは知られていません。そもそも、ゴールデンタイムよりも、トータルでの睡眠時間が大切なのです。

では、

- **睡眠時間が少なくなると、皮膚の潤いがなくなる。**
- **睡眠中に湿度が低くても、皮膚が脂ぎってくる**（**覚醒時は、湿度が高いと皮膚も脂ぎる**）。

という事実は、ご存じでしょうか。

この章では、皮膚と睡眠との関係を探っていきます。睡眠による皮膚自体の変化や、他人から皮膚がどう見られるか、皮膚の老化と睡眠など、あまり知られていないトピックもご紹介したいと思います。

それではまず、皮膚の基本構造から簡潔に説明していきます。

2　皮膚の構造とターンオーバー

畳1枚分もの広さがある人間の皮膚

毎日何気なく見たり触ったりするわたしたちの皮膚ですが、切り傷や吹き出もの、シミなどトラブルが起きない限りは、表面に出ていても、あまり気に留めないと思います。

皮膚は全身を覆っていて、その表面積は成人男子で約1・6㎡（畳1枚分ぐらい）です。皮膚の厚さは場所によってかなり違いますが、平均すると3㎜となり、意外にぶ厚い組織です。皮膚の総重量は約3・5kgもあり、内臓の中でもっとも重い肝臓の約3倍の重さもあるのには驚きます。

皮膚は、3つの層からなります。表面から、表皮、真皮、皮下組織の3層です。[註2] 皮膚には、毛包や脂腺、汗腺、立毛筋などが付属しています。

皮膚のはたらきは、表面を覆って体の中身を保護するだけではありません。皮膚の機能には、バリア機能による体の保護ももちろんですが、触覚や熱、痛みなどの知覚、汗などを介する体温調節、ホルモン分泌、免疫機能の維持など、多岐にわたります。

約1ヵ月で新旧交代する皮膚の細胞

ぜひ知っておいてもらいたいのは、新旧の皮膚の入れ替わりです。骨と同じでターンオーバー

図10−1　皮膚の構造

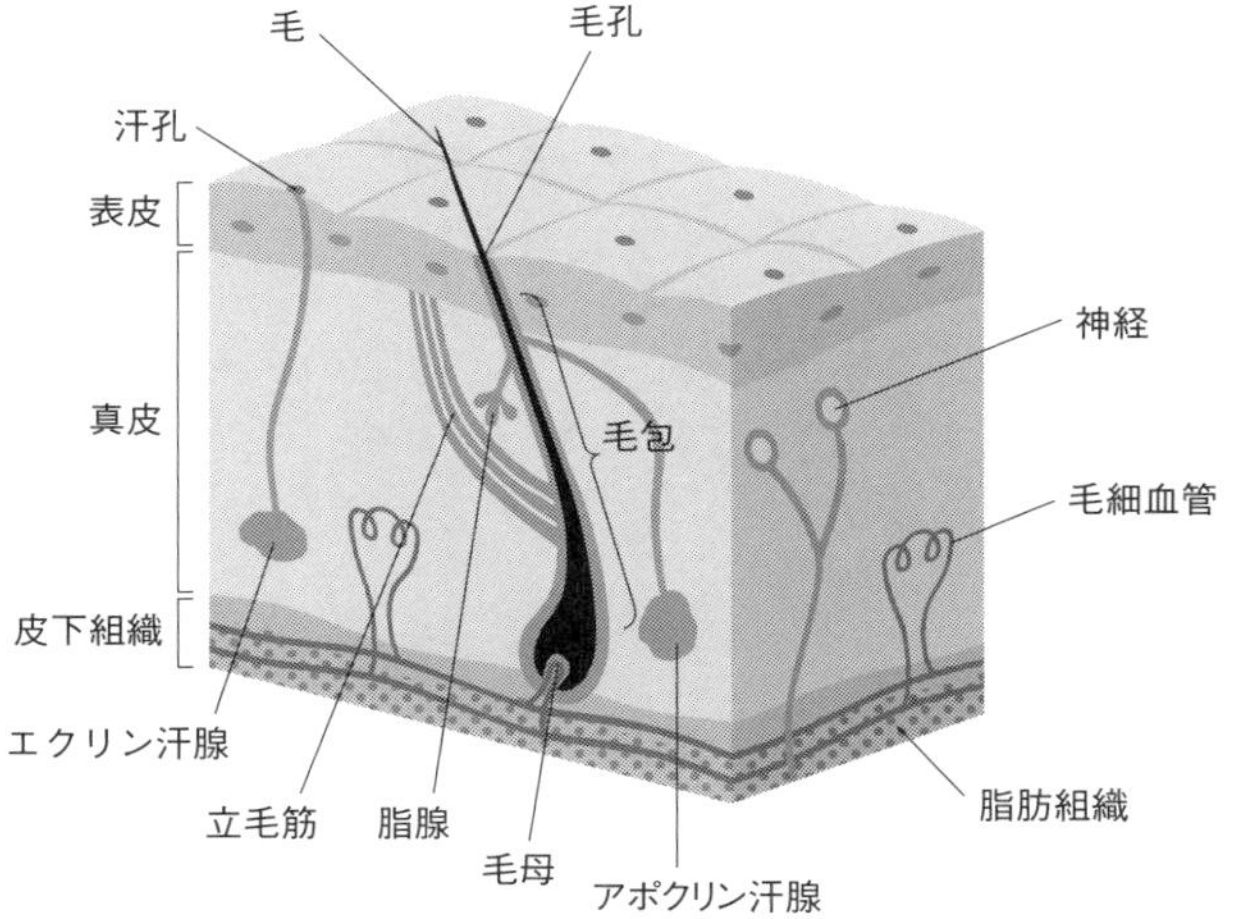

といわれます。表皮は表面から、「角質層《かくしつそう》」「顆《か》粒層《りゅうそう》」「有棘層《ゆうきょくそう》」「基底層《きていそう》」の4つの層に分けられます（図10−2）。

いちばん奥にある基底層では、新しい皮膚細胞が毎日生まれています。生まれた細胞は、少しずつ形を変え成熟しながら、日々生まれる細胞によって、表面にトコロテン状に押し上げられていきます。そして、最終的には古くなった細胞が垢となって表面からはがれ落ちます。

これが皮膚細胞の入れ替わり、すなわち「**ターンオーバー**」です。年齢によって違いますが、健康な皮膚では約28日の周期でターンオーバーが繰り返され、つねに新たな細胞に入れ替わっています。

ところが、何らかの原因でターンオーバーが乱れると、古くなった角質細胞がいつまでもはがれずに表皮に残ったり、角質層の細胞の間を

図10−2　皮膚のターンオーバー

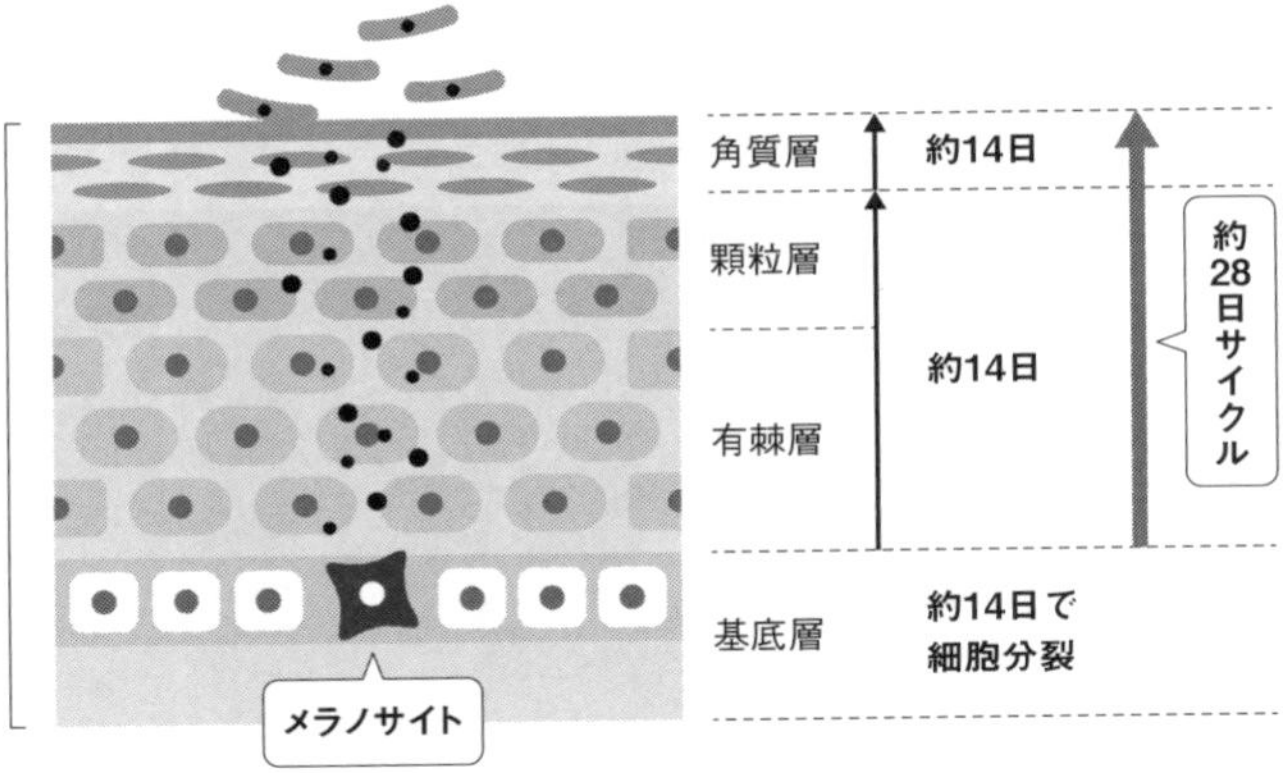

健康な皮膚は約28日周期でターンオーバーが繰り返され、つねに新しい細胞に入れ替わる。

埋めている脂質などの保湿成分がつくられにくくなるなど、皮膚の状態が悪化します。睡眠不足も、ターンオーバーを乱す大きな要因です。

さて、皮膚のターンオーバーといえば、やはり「成長ホルモン」の話題は避けられません。成長ホルモンははたして皮膚にとっていわれるほど重要なのか、見ていきましょう。

3　成長ホルモンは皮膚のどこにはたらくのか

成長ホルモンはコラーゲンやヒアルロン酸をつくる細胞にはたらく

睡眠のゴールデンタイム、すなわち深いノンレム睡眠（徐波睡眠）の時間帯において、成長ホルモンの分泌はピークに達します。この成長ホルモンが、皮膚のターンオーバーを促進し、皮膚の新陳代謝を高めます。

健康や美容の記事でもおなじみの内容で、あながち間違いではありません。あえていえば、成長ホルモンのはたらきを仲立ちする、これまでにも何回か登場してきたインスリン様成長因子1（ＩＧＦ−１：insulin-like growth factor-1）も関与していることをつけ加えるくらいです。

成長ホルモンが先天的に分泌されない病気の皮膚では、発汗が減少して乾燥肌になる、運動したときや暑熱時の体温調節の障害、表皮が薄くなる、皮脂量が減るなどの異常が見られます。[1]

成長ホルモン欠損患者がカラカラで張りのない皮膚を持つことから、成長ホルモンが皮膚に与える作用について、多くの研究がなされてきました。結論として、成長ホルモンが、わたしたちの肌の健康と老化に重要な役割を果たしていることは、間違いありません。

しかしながら、「成長ホルモンは皮膚のターンオーバーに良い」は、医学的には雑な感は否めません。では、成長ホルモンは、皮膚のどの部分にどうやって作用しているのでしょうか。

皮膚の真ん中の層、真皮には、線維芽細胞という細胞があります。線維芽細胞は、美肌のもととなるおなじみの成分（コラーゲン、エラスチン、ヒアルロン酸）をつくり出しています。この線維芽細胞には、成長ホルモンをキャッチする受容体や、成長ホルモンが結合するタンパク質が発現しています。**成長ホルモンは、前出のＩＧＦ−１と協働して、真皮の線維芽細胞を増殖させ、皮膚の柔軟性を維持させせます。**[2・註3]

成長ホルモンは汗腺や毛包にも作用する

成長ホルモンは、真皮だけにはたらくわけではありません。表面の表皮のすべての層、さらに汗腺や毛包にも、真皮と同じように、成長ホルモンをキャッチする受容体や、成長ホルモンが結合するタンパク質があることもわかっています。[3]

成長ホルモンは、美容や保湿だけに重要なわけではありません。ケガや火傷などからの、皮膚の修復・治癒にとっても、成長ホルモンの存在は欠かせません。皮膚損傷からの修復には、いろいろな種類のインシュリン様成長因子が関わっています。[4] インシュリン様成長因子は成長ホルモンによる刺激の結果分泌されるので、成長ホルモンの良きパートナーともいえますね。

しかし、皮膚の状態は、成長ホルモンだけで決まっているわけではありません。女性ホルモンであるエストラジオール、男性ホルモンであるテストステロン、ステロイド、甲状腺ホルモンなど、さまざまな物質が関わっています。さらに、皮膚に影響を与えるのは、ホルモンなど内分泌系だけではありません。

では次に、睡眠不足になると皮膚はどうなるかを見ながら、成長ホルモン以外の要因について考えていきましょう。

4　たるみ、シワ、乾燥、シミ……睡眠不足による皮膚ダメージ

皮膚からの水分の喪失は、睡眠時には低くなる

寝る前のお肌のケアを、美容の習慣にしている人も多いでしょう。十分で質の良い睡眠と美肌とは、密接な関係があると思われています。たしかに、成長ホルモンのところでもお話ししたように、お肌の質を保つためにも睡眠は重要です。

美肌には、水分と脂分との適切なバランスが大事です。睡眠中も、皮膚はなるべくバランスを保とうと頑張ります。たとえば低い湿度の乾燥した寝室で寝ると、皮膚の水分は減るのですが、それを補うために皮脂の量が増加して、脂ぎった皮膚になります。[5] 皮膚に備わった乾燥対策です。

では皮膚の水分は、睡眠中どのように調節されるのでしょうか。表皮からの水分の蒸散量、すなわち表皮からの水分の損失は、睡眠時にもっとも低くなります。[6・註4] 睡眠中の皮膚は、なるべく水分を保とうとしています。このように皮膚は、眠っている間も、周囲の環境に合わせて水分や脂分を調節しています。

寝不足で皮膚はくすんで、目の下の「クマ」が目立つ

それでは、徹夜などして睡眠不足になったとき、あなたの皮膚はどんな状態になっているでし

ょうか？　脂ぎっている、ハリがない、目の下にクマができているなどいろいろでしょうが、健康でみずみずしいお肌とはかけ離れた状態でしょう。

人間の皮膚は、睡眠不足の影響をてきめんに受けます。フランス、パリ大学の研究チームは、女性24名を対象に睡眠不足と皮膚変化の実験を行いました。十分な睡眠をとったときの皮膚の状態を計測し、その後の2日間を3時間睡眠で過ごしてもらいました。その後に皮膚を同じように測って、睡眠不足前後で、皮脂量や水分量など、いろいろな指標において比較しました。

その結果、**睡眠不足になると、皮膚からの水分蒸発量は増加し、皮膚の水分は減少しました。**わかりやすいダメージとしては、肌の明るさや彩度が低下し、落屑《らくせつ》（垢としてはがれる）は減少しました。何より、寝不足のマンガのキャラのように、**目の下のクマがより目立つ**ようになりました。睡眠不足は皮膚を多くの要素において劣化させたことが明らかになりました。[7]

どうして睡眠不足が皮膚の水分や皮脂分を減らしてしまうのかですが、ホルモンの変化やサイトカインなどの炎症反応といった、いろいろな要因が関わっていると考えられています。[8]

その中でも、寝不足のシンボル「目の下のクマ」は、原因がかなり特定されています。それは、皮膚の毛細血管を流れる血流のよどみです。では、睡眠不足で、血流はどのように変化して、クマができるのでしょうか。

図10―3　睡眠不足で見た目が老ける

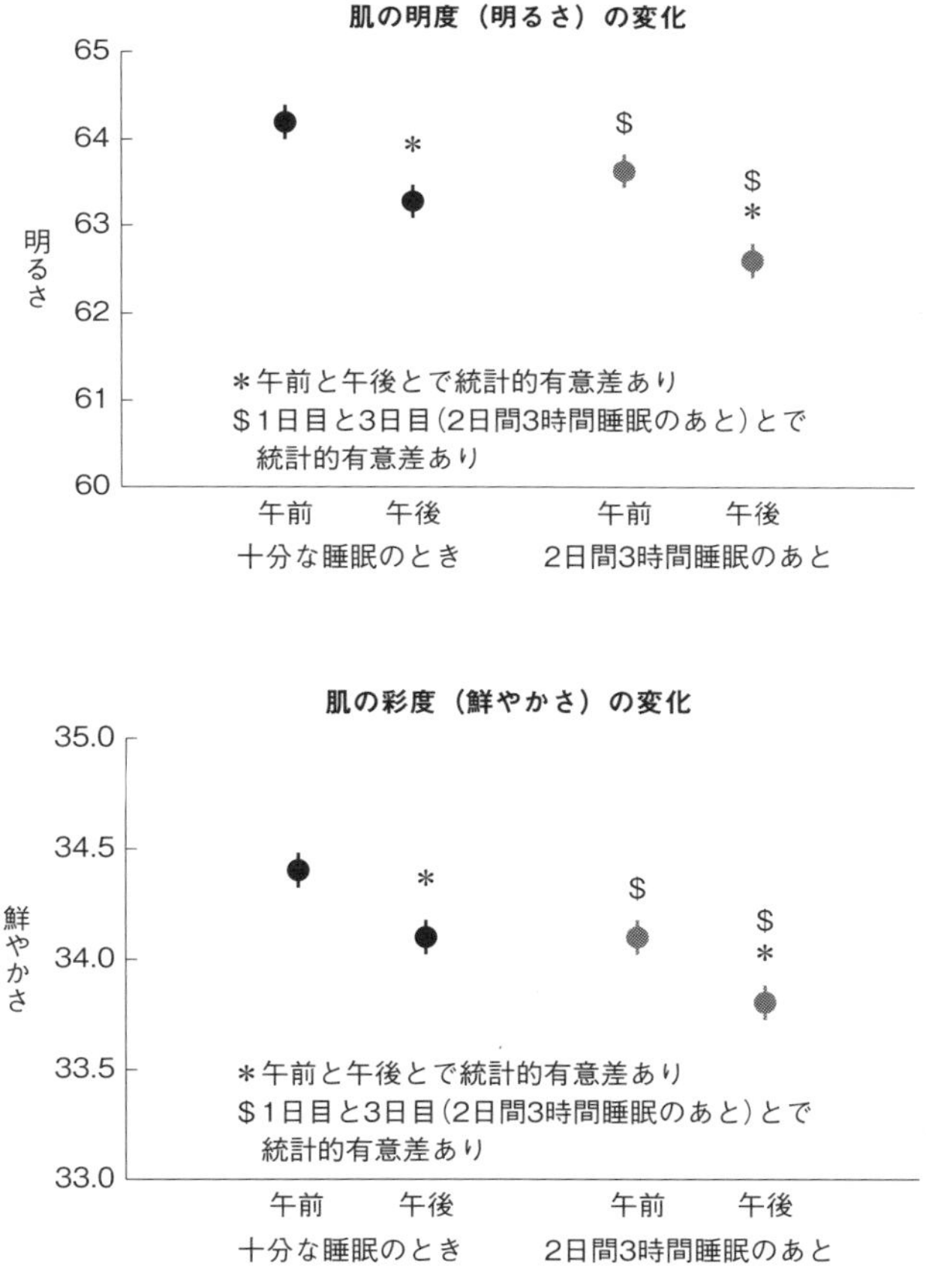

2日間3時間睡眠をすると、とくに午後で明るさ、鮮やかさが失われる。

出典：Léger et al., 2022をもとに作成

5 寝不足の皮膚の血流低下と目の下の「クマ」

目の下の「クマ」は毛細血管の血行不良

寝不足のイラストでは、決まって目の下が黒ずむ「クマ」ができています。徹夜や寝不足のシンボルですが、「クマ」は本当にできるのでしょうか？

その前に、目の「クマ」について少し説明します。目の下のクマにも種類があり、**睡眠不足のときにできるクマは、目の周りのうっ血、つまり血行不良によって生じます**[註5]。目の周りの皮膚は、体の皮膚の中でももっとも薄いので、ちょっとした変化でも目立つのです。

皮膚は、細い毛細血管が豊富にめぐらされています。皮下深くにある動脈から皮膚の真ん中の層である真皮に毛細血管は出ていますが、いちばん表面の表皮には血管はありません。

皮膚の毛細血管は、皮膚への栄養補給はもちろんですが、体温調節も重要な仕事です。真皮への血流を調節することにより、体温を調節しています。血流が増えれば、表面へ体温が逃げやすくなります。逆に血流が乏しくなれば、熱はなかなか逃げていきません。暑いときでは、ちょうど水冷式のエンジンにたとえると、血液は冷却水にあたります。逆に寒いときでは、毛細血管は収縮して熱を逃がさないようにする、オイルヒーターの役割も果たすわけです。

毛細血管の機能不全も皮膚劣化の原因

体温調節に重要な毛細血管ですが、睡眠不足になると機能が低下します。[9] 本来であれば、睡眠中の毛細血管は適度に拡張して血液が循環し、体温を低く調節していなければならないはずです。ところが、**睡眠不足では、交感神経系が活発になってしまい、細い血管が収縮してさらに細くなってしまうことが、血行不良の原因として考えられます。**交感神経系がはたらくと、アドレナリンやノルアドレナリンが活性化し、血管を収縮させて、血圧を上げようとするからです。[註6]

このような毛細血管の機能不全が、睡眠不足による皮膚の保湿能力やハリ、ひいては色彩の明るさに影響していると考えられます。しかし、睡眠不足の皮膚への悪影響は、血流が悪くなるだけではありません。睡眠不足によって、有害な物質も体の中で増えています。それは、「活性酸素」と「フリーラジカル」です。たまに耳にする用語かもしれませんが、睡眠と皮膚とにどんな関連があるのでしょうか。

6 皮膚の酸化ストレスと睡眠

余計な酸素が有害物質に変わる

加齢に伴って、表皮の自己再生能力は低下していきます。そして真皮のコラーゲンは、断片化して劣化し始めます。皮膚コラーゲンの劣化が進行すると、皮膚のハリ、すなわち弾力性が低下します。シワやたるみは、真皮細胞の機能低下の表れです。[10]

ここで成長ホルモンとは別の、睡眠に関係する要因を紹介しましょう。それは、酸化ストレスです。酸化ストレスとは、文字通り「酸化反応により引き起こされる生体にとって有害な作用」のことです。

地球をとりまく大気には、酸素が約21%含まれています。わたしたちが活動するエネルギーをつくるためには、栄養素を燃やさなければなりません。エネルギーを産生させるには、酸素原子が結合する現象、すなわち「酸化」が必要です。

しかし、取り込んだ酸素は、細胞のミトコンドリアで糖や脂肪は酸化されますが、すべて消費されるわけではありません。約2～3%の酸素は余分なものとして体内に残り、フリーラジカルや活性酸素という物質に変化します。[註7] 活性酸素やフリーラジカルは不安定な物質で、酸素よりもほかの分子を酸化する能力が高く、細胞はダメージを受けます。これを酸化ストレスと呼びます。

老化も、活性酸素やフリーラジカルのよろしくない作用のひとつです。

睡眠不足で活性酸素やフリーラジカルも活性化して、老化が進む

酸化ストレスとは、この活性酸素の生産と、抗酸化物質による活性酸素の消去のバランスがとれていない状況をいいます。ある研究では、**酸化ストレスは、1年に1％の皮膚老化分にあたるコラーゲン分解を促進する**と報告されています。[11]

酸化ストレスを高めてしまう要因として、過度の運動や運動不足、偏食、喫煙など、不健康な生活習慣が挙げられます。[註8] 睡眠不足や睡眠障害も、この酸化ストレスが増加することで、皮膚の老化を早めると考えられています。[12]

7 朝起きたら顔がむくむ、寝相が悪いとシワが増える

毎朝の顔のむくみは、顔面の皮膚への負担になる

「朝起きたら、顔がむくんでいる」

男女問わず身に覚えのある経験ですが、起きたときに顔がむくむというのは本当なのでしょうか。本当であれば、どういうメカニズムからでしょうか。

朝起きたときに顔がむくむのは、本当です。睡眠中は、体を地面と水平にしています。立っているときは、体液は重力に従って下半身にも分配されています。しかし横になって寝ているときには、下半身に配分されていた体液が、重量の抵抗がないので、上半身により多くシフトしてきます。これがむくみ、すなわち顔面の腫脹が1日の早朝に見られる理由です。[13]

むくみは朝の一時的な現象ですので、「しばらくしたら、むくみはなくなるから大丈夫」と思いたいところです。しかし、毎朝このむくみ、すなわち日々の顔面腫脹が長期的に続くとなると、もはや一時的とはいえません。**顔面組織が毎日強い膨張と収縮を繰り返すことになり、顔面を支える靭帯に負担をかけます。最終的に、老け顔のもととなる皮膚のたるみにつながります。**[14]

飲酒や水分のとり過ぎなど、むくみの原因はさまざまですが、適度な高さの枕をすることで、顔に配分される体液を少なくすることができます。

あなたのシワやたるみに左右差はあるか?

さて、むくみとたるみの次は、シワに移りましょう。

あなたの顔のシワやたるみですが、左右で差はないでしょうか。「左側だけシワが多い」「右側がやや老けている」、結構な確率であるかもしれませんので、この本を少し置いて、鏡を見てみてください。

たとえば、左側の顔やほほを下向けにして寝ている時間が長いと、左側の皮膚のシワが増える、肌色が悪くなる可能性があります。

睡眠中の体位・姿勢は、大きな個人差があります。横向けに関しては、左右バランスが良い時間配分で眠れていればいいのですが、実際は左か右どちらかに傾いている場合が多いものです。狭い日本の部屋では、ベッド脇に壁があると、そちらとは反対に向く姿勢をとりがちになります。隣にパートナーや子どもがいれば、反対向きに寝る姿勢がどうしても多くなります。わたしも睡眠検査をしたときに、ほとんど右ばかり向いて寝ていることがわかりました。

眠っているときの偏った体位や姿勢が、美肌を妨げ、皮膚の老化を促進していることには、皆さんも気づいていないかもしれません。

枕で圧迫されている側の皮膚は、枕との摩擦ももちろんですが、皮膚の動きによって生じる剪《せん》断応力《だんおうりょく》（物をずらすような力）を繰り返し受けることになるので、角層細胞がダメージを受けやすくなります。すると、角層細胞が水分を保持しにくくなり、皮膚が乾燥します。その結果、水分不足で肌がしぼみ、シワができやすくなります。さらに悪いことに、毎日繰り返される枕との摩擦によって、メラニンが増えて色素沈着が生じる可能性もあります。

睡眠中の体位・姿勢も重要であることがおわかりいただけたかと思いますが、眠っている間は自分で体勢を変えることはできません。美容のためには、枕との摩擦は小さいほうがいいので、シルクやサテンなど、摩擦の少ない枕カバー生地を選ぶと、摩擦を少しは弱くすることができます。

さらにいえば、美容のためには仰向け寝が良いのですが、いびきが大きいなど睡眠時無呼吸症候群の傾向のある人は、横向き寝のほうが、副鼻腔や気道が通りやすくなるので推奨されます。睡眠時無呼吸症候群の人が仰向けで寝る時間が長いと、どうしてもいびきや無呼吸の回数・時間が増えてしまいます。

健康にも美容にも最悪なのは、うつぶせ寝です。うつぶせで寝ると、肌が枕に押しつけられ、周期的にむくみが生じ、目や唇の周りにシワができます。また、**枕に顔を押しつけると、頭と心臓が同じ高さになるため、目の周りがより膨らみ、より多くの血液が顔に流れ込みます。**[15] 最悪の場合、顔がパンパンになります。うつぶせ寝はやめておきましょう。

8 寝不足による見た目の劣化で社会から孤立する

睡眠不足では人相が悪くなる

睡眠不足が続くと、皮膚の水分が減り、シワやたるみも増え、血行不良でクマもでき、シミも増えることをお話ししました。睡眠は、皮膚のターンオーバーだけでなく、皮膚に属するいろいろな細胞や組織に対して、美と健康を維持・促進するようなはたらきをしていると考えられます。

睡眠不足による皮膚自体の劣化・老化もありますが、「若々しく見られる」「老けて見られる」など、他人からどのように見られるかのほうが重要問題かもしれません。人間がきれいに見られるか、若々しいか老けているかは、皮膚だけではなく、顔の表情などの要素も合わさって、感知されています。

スウェーデン、カロリンスカ大学の研究チームは、睡眠不足で顔や外見がどう見られるかの研究を行いました。25名の顔写真を、睡眠不足（2日間）にさせたときと、十分な睡眠をとったあとでの、2枚撮影します。122名の人がその写真を見て、どのくらい仲良くなりたいかなど、印象を評価しました。

その結果、**睡眠不足のときの顔については、魅力的、健康的という項目が低評価でした**。これは当たり前ですが、さらに**睡眠不足の顔の人とは、つきあいたくない度合も強い**ことがわかりました[16]。睡眠不足は隠そうとしても顔に出てしまい、他人はそんな睡眠不足の人とはなるべく接したくないということを示しています。

美容より深刻な孤立・孤独の問題と睡眠

どうして寝不足の顔の人とは、距離を置きたくなるのでしょうか。メカニズムとして考えられるのは、肌の血色の違いです。健康的で魅力的な顔というは、ある程度の赤みがあることが特徴で、これは血管の拡張によります。睡眠不足で皮膚の毛細血管の血流が減ってしまうことは、前にお話ししました。健康的な白いお肌はある程度赤みがあるものですが、病気のような青白さは、美しいとは見なされないのでしょう。

これは白人を対象とした研究でしたが、アジア人を対象とした実験では、睡眠時間を制限すると、あたかも黄疸が出たように、皮膚の黄色味が増したという報告もあります。[17] 睡眠不足による皮膚変化は、黄色人種にとっては、肝臓病のような不健康な顔色をもたらしてしまうようです。

結局のところ、睡眠不足による表情や皮膚の変化があると、人からは敬遠されてしまい、無意識のうちに近づきたくない人になってしまうようです。目や口の動きも重要ですが、皮膚の変化が表情に与える影響は大きいものがあります。皮膚は体の保護や体温調節だけでなく、スキンシップやハグなど、社会的コミュニケーションとしての役割も持っています。われわれは肌と肌を合わせて、親子や友人、パートナーとの愛情を確かめ合い、また、顔の色や表情で喜びや悲しみを表すからです。

第7章 脳神経系の「8 睡眠不足で老化する脳」でも、社会的孤立や孤独を取り上げました。**睡眠不足によって、お肌の劣化や老化だけでなく、皮膚の変化を通して、社会からも孤立してしまう危険があるわけです。**皮膚は、美容だけでなく、人生の満足度、ウェルビーイングにとっても重要であり、睡眠の影響を受ける臓器なのです。

註

［註1］成長ホルモンは、年齢とともに分泌量が減少する。30歳以降では、1日の成長ホルモン分泌量は、10年ごとに14％ずつ減少していく。

［註2］表皮は、90％以上を占める角化細胞、それぞれ10％以下のメラノサイト（色素産生細胞）とランゲルハンス細胞で構成される。真皮は、引っぱる力に抵抗して形を整える膠原線維（コラーゲン繊維）と、伸縮力に富み、しわやたるみを消す弾力（弾性）線維の2種類の線維で構成される。皮下組織のほとんどは、脂肪細胞である。

［註3］インシュリン様成長因子1に反応するのは若い線維芽細胞のみであり、老化した線維芽細胞では反応が鈍い。成長ホルモンの老化による分泌低下だけでなく、ＩＧＦ-1の活性低下も、老化要因と考えられる。

［註4］表皮からの水分の蒸散量を、表皮水分蒸散量（ＴＥＷＬ：transepidermal water loss）という。ＴＥＷＬは、表皮からの水分損失、すなわち表皮の角層を介した水分の蒸散である。体温上昇や運動などにより汗腺から出ていく汗は含まない。

［註5］目の下の「クマ」（目の隈、Periorbital dark circles）は、眼窩の下部にできることがある黒ずんだ部分。この黒ずみが強まることを、「目の下にクマができる」などという。要因として、紫外線、摩擦による色素沈着、目の下のたるみやくぼみによる「影」、本文で述べた血行不良が挙げられる。血行不良は睡眠不足だけでなく、冷え性や、生活習慣の乱れ、パソコンやスマートフォンの長時間使用によっても生じる。

［註6］睡眠不足によって毛細血管による体温調節機能が低下し、暑さ寒さに対する適応力が落ちる。とくに猛暑のときは寝不足や熱中症になりやすいので注意したい。

［註7］酸化の際に、酸素は電子ひとつを相手の酸化のために使ってしまう。通常はペアで2対あるべき電子がひとつしかない分子や原子を、フリーラジカルという。電子が足りないために不安定で、反応しやすいという性質から、自由でラジカル（過激な）と名づけられている。活性酸素とフリーラジカルの違いだが、活性酸素の中には不対電子を持つものと持たない

ものがある。スーパーオキシドやヒドロキシラジカルはフリーラジカルかつ活性酸素だが、過酸化水素はフリーラジカルではない。

［註8］第3章　免疫系で説明した慢性炎症も、酸化ストレスを増大させる。

おわりに

睡眠中の体の動きや状態について、内分泌・免疫から始まり、胃腸や心肺、筋骨格、泌尿器、皮膚にわたって見てきました。難しい内容もあったかと思いますが、少しでも印象に残るものがあれば、そこだけでも頭に置いておいてもらえれば、それだけでも良い学習効果です。

良い睡眠のコツなどの快眠法については、本書ではあえて取り上げませんでした。ただここまで読んでくると、やはり「良い睡眠とは何か」について、知りたくなってくることでしょう。最後に、「良い睡眠」について、最新の考え方や基準をもとに考察して、この本を締めくくりたいと思います。

「良い睡眠」とは、8時間以上たっぷりと長く眠ることでも、深いノンレム睡眠が多い睡眠でもありません。**その人が「まあよく眠れた」と思えていて、日中に元気に活動できていれば、それが「良い睡眠」**です。

したがって、「8時間睡眠」「ノンレム睡眠が多く占める睡眠」が、良質とは必ずしもいえません。[1] 8時間以上眠れていても、「悪い睡眠」が事実見られます。睡眠時無呼吸症候群では、睡眠が浅くなり、長時間寝てもすっきりしません。これは、わたし自身が経験したことなので、間違いありません。また不眠症では、睡眠検査で深いノンレム睡眠が健康な人なみにあっても、本人は「そんなはずはない、睡眠は悪いはず」と訴えるケースもよくあります。

不眠症を判定する際、「睡眠時間が何時間以下」「深いノンレム睡眠が何%以下」というような客観的基準はありません。数値化された基準がある高血圧などとは違って、不眠とは、かなり主観に依存する症状でもあるのです。

現代の睡眠医学では、単に夜眠れないだけでは、睡眠障害とは診断されません。**厳密な「病気」としての不眠は、不眠が原因で体調不良やパフォーマンス低下など有害な症状が生じて、日中の活動に支障が生じた状態をいいます。** したがって、最新の睡眠障害国際分類第3版では、「不眠症」という病名でなく、「不眠障害」という名称に変更されています。

また、実際に測った睡眠時間や睡眠の質よりも、**「睡眠休養感」**が、とくに働く世代の健康にとって重要であることが、最近明らかになりました。睡眠休養感とは、朝起きて目覚めたときに、どれだけ体が休まったと感じたか自己評価したものです。[2] 睡眠休養感は、日中の活動性やパフォーマンスに注目した主観的な指標ですので、睡眠は、睡眠時間や深いノンレム睡眠の割合だけでなく、主観的にも満足度の高いほうが望ましいことになります。

反対に、主観的に「悪い睡眠」は、不安や抑うつなど、メンタルヘルスの不調と関わっていることが多いものです。心身ともに、ゆったりと休めない、あるいは休んだ感覚が得られないからだと考えられます。

たとえば、睡眠がどうしても悪くなる高齢者がいたとして、「もう若いときほど眠れないけど仕方がないし、日中は問題ない」という人と、「8時間寝ないとボケるから毎晩心配で、日中も不安」という人では、おそらく前者の人のほうが幸福な状態で長生きできるでしょう。

もちろん、主観的評価が大事とはいえ、あまりに極端な睡眠不足、逆に長すぎる睡眠時間、あるいは起きている時間帯が毎日不規則だったり昼夜逆転していたりなど、生活リズムの乱れは、やはり「悪い睡眠」です。あるいは、睡眠時無呼吸症候群など、睡眠障害がある場合も、悪い睡眠といえるでしょう。

ですから、繰り返しますが、非常にアバウトな基準ではありますが、その人なりに日中まずまず元気に活動できていれば、「良い睡眠」ということになります。

わたしは仕事柄、「良い睡眠とは何か」という質問をよく受けますが、「翌日に強い眠気を感じずに、すっきりと過ごせる睡眠」と答えています。「何時間以上」「ノンレム睡眠何%以上」など、明確な基準がないのでモヤモヤされる人もいますが、現代の医学ではこのような答えしかないのです。

したがって、「夜の睡眠がおそらく原因で日中パッとしない」「日中眠気がひどくて仕事になららない」ということでなければ、あまり考えすぎないようにしたほうがいいとも答えています。

また、「必要な睡眠時間はどのようにしたらわかりますか」という質問もよく受けるのですが、残念ながら、これも正確にかつ簡便に測る方法はありません。週末に3時間以上寝すぎていれば、慢性的な睡眠不足すなわち睡眠負債が溜まった状態とはいえるでしょう。

強調しておきたいのは、**睡眠時間の必要性は、個人によって大きな差と、柔軟性がある**ということです。「7〜8時間睡眠」が健康にもっとも良いというデータは知られていますが、年齢によって必要な睡眠時間はもちろん異なります。激しいトレーニングをしているアスリートは、もっと長めの睡眠時間が推奨されています。逆に高齢者で8時間以上ぐっすり眠っている人は、少数派だと考えられます。

睡眠は、柔軟性も持ち合わせています。どうしても成し遂げなければならないことがあれば、人は睡眠を犠牲にするでしょう。そのような状態でもかなりの能力を発揮することが可能です。文学や芸術などのクリエイティブな仕事は、睡眠時間が短くてもやりとげられる、あるいは不眠が創造性を高めるという現象も見られます。

仕事ではない家庭の場でも、たとえば生まれたての赤ちゃんを持つ母親に、「8時間眠らないとダメですよ」と言っても、夜泣きを思えば現実的ではないでしょう。大事なところでは、睡眠は融通が利くところもあるのです。

もちろん、こうした無理はあとでたっぷり寝て埋め合わせる必要がありますし、そうでなければこの本で見たように、深刻なダメージが体の至るところではっきりしてきます。

これまで科学的な現象を中心に書いてきましたが、結局のところ、「良い睡眠」を考えてみると、計測しても正確には評価できず、「**自分でよく眠れたと思えればよし**」という、現段階ではなんともいい加減な結論になってしまいます。しかしわたしは、そこが睡眠の面白いところだと思います。なぜならば、睡眠は重要ではありますが、人間の生き方は、睡眠だけで決まっているわけではないからです。食事や運動、生活環境や人間関係など、いろいろな要素が合わさって、人間は生きているからです。

最後に、有名な人の格言ではないですが、わたしが睡眠についての講演の際に、最後のスライドで置いている言葉で、この本を終えたいと思います。

「**人は眠るために生きるのではない、生きるために眠る**」

最後まで読んでいただき、まことにありがとうございました。

＊編集でお世話になった草思社・吉田充子さんに深謝いたします。科学的・専門的な内容の編集作業であり、とくに草稿の段階では読みづらい論文のような有様でしたので、誰にでもできる

仕事ではなかったと思います。また、本書の英語タイトルは、同僚のMichael Annear 早稲田大学准教授が考えてくださった10個の候補の中から選びました。

本書でも何度か登場するわたしの睡眠時無呼吸症候群は、医療法人社団docilisすなおクリニックで診断され、治療を受けています。同院の院長であり、若かった頃のわたしを睡眠科学の世界に誘ってくださった内田直早稲田大学名誉教授、そして多忙である中、身に余る推薦文を書いてくださった西野精治スタンフォード大学教授に、改めて深謝したいと思います。

西多昌規

2023年12月

Dermatol, *40*(6), 813-819. https://doi.org/10.1016/j.clindermatol.2021.11.001

(13) Anson, G., Kane, M. A., & Lambros, V. (2016). Sleep Wrinkles: Facial Aging and Facial Distortion During Sleep. *Aesthet Surg J*, *36*(8), 931-940. https://doi.org/10.1093/asj/sjw074

(14) Kapoor, K. M., Saputra, D. I., Porter, C. E., Colucci, L., Stone, C., Brenninkmeijer, E. E. A., Sloane, J., Sayed, K., Winaya, K. K., & Bertossi, D. (2021). Treating Aging Changes of Facial Anatomical Layers with Hyaluronic Acid Fillers. *Clin Cosmet Investig Dermatol*, *14*, 1105-1118. https://doi.org/10.2147/ccid.S294812

(15) Jaster, J. H. (2020). Gravitational ischemia in the brain—may explain why we sleep, and why we dream. *AME Medical Journal*, *6*. https://amj.amegroups.com/article/view/6037

(16) Sundelin, T., Lekander, M., Sorjonen, K., & Axelsson, J. (2017). Negative effects of restricted sleep on facial appearance and social appeal. *R Soc Open Sci*, *4*(5), 160918. https://doi.org/10.1098/rsos.160918

(17) Matsubara, A., Deng, G., Gong, L., Chew, E., Furue, M., Xu, Y., Fang, B., & Hakozaki, T. (2023). Sleep Deprivation Increases Facial Skin Yellowness. *J Clin Med*, *12*(2). https://doi.org/10.3390/jcm12020615

おわりに

(1) 川端裕人, 三島和夫. 8時間睡眠のウソ。日本人の眠り、8つの新常識. 集英社文庫. 2017年

(2) Yoshiike, T., Utsumi, T., Matsui, K., Nagao, K., Saitoh, K., Otsuki, R., Aritake-Okada, S., Suzuki, M., & Kuriyama, K. (2022). Mortality associated with nonrestorative short sleep or nonrestorative long time-in-bed in middle-aged and older adults. *Sci Rep*, *12*(1), 189. https://doi.org/10.1038/s41598-021-03997-z

第10章

(1) Tanriverdi, F., Karaca, Z., Unluhizarci, K., & Kelestimur, F. (2014). Unusual effects of GH deficiency in adults: a review about the effects of GH on skin, sleep, and coagulation. *Endocrine*, *47*(3), 679-689. https://doi.org/10.1007/s12020-014-0276-0

(2) Póvoa, G., & Diniz, L. M. (2011). Growth hormone system: skin interactions. *An Bras Dermatol*, *86*(6), 1159-1165. https://doi.org/10.1590/s0365-05962011000600015

(3) Lobie, P. E., Breipohl, W., Lincoln, D. T., García-Aragón, J., & Waters, M. J. (1990). Localization of the growth hormone receptor/binding protein in skin. *J Endocrinol*, *126*(3), 467-471. https://doi.org/10.1677/joe.0.1260467

(4) (2)と同論文

(5) Jang, S. I., Han, J., Lee, M., Seo, J., Kim, B. J., & Kim, E. (2019). A study of skin characteristics according to humidity during sleep. *Skin Res Technol*, *25*(4), 456-460. https://doi.org/10.1111/srt.12673

(6) Firooz, A., Zartab, H., Sadr, B., Bagherpour, L. N., Masoudi, A., Fanian, F., Dowlati, Y., Ehsani, A. H., & Samadi, A. (2016). Daytime Changes of Skin Biophysical Characteristics: A Study of Hydration, Transepidermal Water Loss, pH, Sebum, Elasticity, Erythema, and Color Index on Middle Eastern Skin. *Indian J Dermatol*, *61*(6), 700. https://doi.org/10.4103/0019-5154.193707

(7) Léger, D., Gauriau, C., Etzi, C., Ralambondrainy, S., Heusèle, C., Schnebert, S., Dubois, A., Gomez-Merino, D., & Dumas, M. (2022). "You look sleepy…" The impact of sleep restriction on skin parameters and facial appearance of 24 women. *Sleep Medicine*, *89*, 97-103. https://doi.org/https://doi.org/10.1016/j.sleep.2021.11.011

(8) Elkhenany, H., AlOkda, A., El-Badawy, A., & El-Badri, N. (2018). Tissue regeneration: Impact of sleep on stem cell regenerative capacity. *Life Sciences*, *214*, 51-61. https://doi.org/https://doi.org/10.1016/j.lfs.2018.10.057

(9) Keramidas, M. E., & Botonis, P. G. (2021). Short-term sleep deprivation and human thermoregulatory function during thermal challenges. *Experimental Physiology*, *106*(5), 1139-1148. https://doi.org/https://doi.org/10.1113/EP089467

(10) Quan, T., & Fisher, G. J. (2015). Role of Age-Associated Alterations of the Dermal Extracellular Matrix Microenvironment in Human Skin Aging: A Mini-Review. *Gerontology*, *61*(5), 427-434. https://doi.org/10.1159/000371708

(11) Passeron, T., Krutmann, J., Andersen, M. L., Katta, R., & Zouboulis, C. C. (2020). Clinical and biological impact of the exposome on the skin. *Journal of the European Academy of Dermatology and Venereology*, *34*(S4), 4-25. https://doi.org/https://doi.org/10.1111/jdv.16614

(12) Xerfan, E. M. S., Sartor, A., Samama, M., Facina, A. S., Tomimori, J., & Andersen, M. L. (2022). Reproduction, skin aging, and sleep in middle-aged women. *Clin*

pone.0267441

(8) Zhou, J., Xia, S., Li, T., & Liu, R. (2020). Association between obstructive sleep apnea syndrome and nocturia: a meta-analysis. *Sleep Breath*, *24*(4), 1293-1298. https://doi.org/10.1007/s11325-019-01981-6

(9) Umlauf, M. G., Chasens, E. R., Greevy, R. A., Arnold, J., Burgio, K. L., & Pillion, D. J. (2004). Obstructive sleep apnea, nocturia and polyuria in older adults. *Sleep*, *27*(1), 139-144. https://doi.org/10.1093/sleep/27.1.139

(10) Kemmer, H., Mathes, A. M., Dilk, O., Gröschel, A., Grass, C., & Stöckle, M. (2009). Obstructive sleep apnea syndrome is associated with overactive bladder and urgency incontinence in men. *Sleep*, *32*(2), 271-275. https://doi.org/10.1093/sleep/32.2.271

(11) Margel, D., Shochat, T., Getzler, O., Livne, P. M., & Pillar, G. (2006). Continuous positive airway pressure reduces nocturia in patients with obstructive sleep apnea. *Urology*, *67*(5), 974-977. https://doi.org/10.1016/j.urology.2005.11.054

(12) Khosla, L., Huang, A. J., Kasarla, N., Monaghan, T. F., Weiss, J. P., & Kabarriti, A. E. (2022). Association between pregnancy and nocturia: A National Health and Nutrition Examination Survey analysis. *Neurourol Urodyn*, *41*(6), 1505-1510. https://doi.org/10.1002/nau.24998

(13) Soundararajan, K., Panikkar, M., & Annappa, M. (2021). Urinary symptoms in pregnant women in their third trimester-a cross-sectional study. *Int Urogynecol J*, *32*(7), 1867-1873. https://doi.org/10.1007/s00192-021-04838-3

(14) Schrier, R. W. (2010). Systemic arterial vasodilation, vasopressin, and vasopressinase in pregnancy. *J Am Soc Nephrol*, *21*(4), 570-572. https://doi.org/10.1681/asn.2009060653

(15) Fernandes, A. E. R., Roveda, J. R. C., Fernandes, C. R., Silva, D. F., de Oliveira Guimarães, I. C., Lima, E. M., de Carvalho Mrad, F. C., & de Almeida Vasconcelos, M. M. (2023). Relationship between nocturnal enuresis and sleep in children and adolescents. *Pediatr Nephrol*, *38*(5), 1427-1438. https://doi.org/10.1007/s00467-022-05818-5

(16) 日本泌尿器学会ホームページ. https://www.urol.or.jp/

(17) Petrov, M. E., Kim, Y., Lauderdale, D. S., Lewis, C. E., Reis, J. P., Carnethon, M. R., Knutson, K. L., & Glasser, S. P. (2014). Objective sleep, a novel risk factor for alterations in kidney function: the CARDIA study. *Sleep Med*, *15*(9), 1140-1146. https://doi.org/10.1016/j.sleep.2014.05.021

(18) Fanfulla, F., Malaguti, S., Montagna, T., Salvini, S., Bruschi, C., Crotti, P., Casale, R., & Rampulla, C. (2000). Erectile dysfunction in men with obstructive sleep apnea: an early sign of nerve involvement. *Sleep*, *23*(6), 775-781.

(19) Gilstrap, L. C., 3rd, & Ramin, S. M. (2001). Urinary tract infections during pregnancy. *Obstet Gynecol Clin North Am*, *28*(3), 581-591. https://doi.org/10.1016/s0889-8545(05)70219-9

The association between sleep parameters and sarcopenia in Japanese community-dwelling older adults. *Arch Gerontol Geriatr, 109*, 104948. https://doi.org/10.1016/j.archger.2023.104948

(27) Schwarz, P., Graham, W., Li, F., Locke, M., & Peever, J. (2013). Sleep deprivation impairs functional muscle recovery following injury. *Sleep Medicine, 14*, e262. https://doi.org/https://doi.org/10.1016/j.sleep.2013.11.638

(28) Köse, D., Köse, A., Halıcı, Z., Gürbüz, M. A., Aydın, A., Ugan, R. A., Karaman, A., & Toktay, E. (2020). Do peripheral melatonin agonists improve bone fracture healing? The effects of agomelatine and ramelteon on experimental bone fracture. *Eur J Pharmacol, 887*, 173577. https://doi.org/10.1016/j.ejphar.2020.173577

(29) Beyer, I., Mets, T., & Bautmans, I. (2012). Chronic low-grade inflammation and age-related sarcopenia. *Curr Opin Clin Nutr Metab Care, 15*(1), 12-22. https://doi.org/10.1097/MCO.0b013e32834dd297

第9章

(1) Yeung, C. K., Sreedhar, B., Sihoe, J. D., Sit, F. K., & Lau, J. (2006). Differences in characteristics of nocturnal enuresis between children and adolescents: a critical appraisal from a large epidemiological study. *BJU Int, 97*(5), 1069-1073. https://doi.org/10.1111/j.1464-410X.2006.06074.x

(2) Schatzl, G., Temml, C., Schmidbauer, J., Dolezal, B., Haidinger, G., & Madersbacher, S. (2000). Cross-sectional study of nocturia in both sexes: analysis of a voluntary health screening project. *Urology, 56*(1), 71-75. https://doi.org/10.1016/s0090-4295(00)00603-8

(3) Kamperis, K., Hagstroem, S., Radvanska, E., Rittig, S., & Djurhuus, J. C. (2010). Excess diuresis and natriuresis during acute sleep deprivation in healthy adults. *Am J Physiol Renal Physiol, 299*(2), F404-411. https://doi.org/10.1152/ajprenal.00126.2010

(4) Rosinger, A. Y., Chang, A. M., Buxton, O. M., Li, J., Wu, S., & Gao, X. (2019). Short sleep duration is associated with inadequate hydration: cross-cultural evidence from US and Chinese adults. *Sleep, 42*(2). https://doi.org/10.1093/sleep/zsy210

(5) Trudel, E., & Bourque, C. W. (2012). Circadian modulation of osmoregulated firing in rat supraoptic nucleus neurones. *J Neuroendocrinol, 24*(4), 577-586. https://doi.org/10.1111/j.1365-2826.2012.02298.x

(6) Plantinga, L., Lee, K., Inker, L. A., Saran, R., Yee, J., Gillespie, B., Rolka, D., Saydah, S., & Powe, N. R. (2011). Association of sleep-related problems with CKD in the United States, 2005-2008. *Am J Kidney Dis, 58*(4), 554-564. https://doi.org/10.1053/j.ajkd.2011.05.024

(7) Chung, Y. H., Kim, J. R., Choi, S. J., & Joo, E. Y. (2022). Prevalence and predictive factors of nocturia in patients with obstructive sleep apnea syndrome: A retrospective cross-sectional study. *PloS one, 17*(4), e0267441. https://doi.org/10.1371/journal.

Humans. *J Clin Endocrinol Metab, 102*(10), 3722-3730. https://doi.org/10.1210/jc.2017-01147

(16) Mullington, J. M., Simpson, N. S., Meier-Ewert, H. K., & Haack, M. (2010). Sleep loss and inflammation. *Best Pract Res Clin Endocrinol Metab, 24*(5), 775-784. https://doi.org/10.1016/j.beem.2010.08.014
Vgontzas, A. N., Zoumakis, E., Bixler, E. O., Lin, H. M., Follett, H., Kales, A., & Chrousos, G. P. (2004). Adverse effects of modest sleep restriction on sleepiness, performance, and inflammatory cytokines. *J Clin Endocrinol Metab, 89*(5), 2119-2126. https://doi.org/10.1210/jc.2003-031562

(17) Costamagna, D., Costelli, P., Sampaolesi, M., & Penna, F. (2015). Role of Inflammation in Muscle Homeostasis and Myogenesis. *Mediators Inflamm, 2015*, 805172. https://doi.org/10.1155/2015/805172

(18) Adamopoulos, I. E. (2018). Inflammation in bone physiology and pathology. *Current Opinion in Rheumatology, 30*(1). https://journals.lww.com/co-rheumatology/Fulltext/2018/01000/Inflammation_in_bone_physiology_and_pathology.11.aspx

(19) Geng, W., Wu, G., Huang, F., Zhu, Y., Nie, J., He, Y., & Chen, L. (2015). Sleep deprivation induces abnormal bone metabolism in temporomandibular joint. *Int J Clin Exp Med, 8*(1), 395-403.
Reid, M. B., & Li, Y. P. (2001). Tumor necrosis factor-alpha and muscle wasting: a cellular perspective. *Respir Res, 2*(5), 269-272. https://doi.org/10.1186/rr67

(20) Xu, X., Wang, R., Sun, Z., Wu, R., Yan, W., Jiang, Q., & Shi, D. (2019). Trehalose enhances bone fracture healing in a rat sleep deprivation model. *Ann Transl Med, 7*(14), 297. https://doi.org/10.21037/atm.2019.05.73

(21) Holloway, W. R., Collier, F. M., Aitken, C. J., Myers, D. E., Hodge, J. M., Malakellis, M., Gough, T. J., Collier, G. R., & Nicholson, G. C. (2002). Leptin inhibits osteoclast generation. *J Bone Miner Res, 17*(2), 200-209. https://doi.org/10.1359/jbmr.2002.17.2.200

(22) Tien, D., Ohara, P. T., Larson, A. A., & Jasmin, L. (2003). Vagal afferents are necessary for the establishment but not the maintenance of kainic acid-induced hyperalgesia in mice. *Pain, 102*(1-2), 39-49. https://doi.org/10.1016/s0304-3959(02)00336-6

(23) (15)と同文献

(24) Bonnet, N., Benhamou, C. L., Brunet-Imbault, B., Arlettaz, A., Horcajada, M. N., Richard, O., Vico, L., Collomp, K., & Courteix, D. (2005). Severe bone alterations under beta2 agonist treatments: bone mass, microarchitecture and strength analyses in female rats. *Bone, 37*(5), 622-633. https://doi.org/10.1016/j.bone.2005.07.012

(25) Bajayo, A., Bar, A., Denes, A., Bachar, M., Kram, V., Attar-Namdar, M., Zallone, A., Kovács, K. J., Yirmiya, R., & Bab, I. (2012). Skeletal parasympathetic innervation communicates central IL-1 signals regulating bone mass accrual. *Proc Natl Acad Sci U S A, 109*(38), 15455-15460. https://doi.org/10.1073/pnas.1206061109

(26) Shibuki, T., Iida, M., Harada, S., Kato, S., Kuwabara, K., Hirata, A., Sata, M., Matsumoto, M., Osawa, Y., Okamura, T., Sugiyama, D., & Takebayashi, T. (2023).

(4) Cedernaes, J., Schönke, M., Westholm, J. O., Mi, J., Chibalin, A., Voisin, S., Osler, M., Vogel, H., Hörnaeus, K., Dickson, S. L., Lind, S. B., Bergquist, J., Schiöth, H. B., Zierath, J. R., & Benedict, C. (2018). Acute sleep loss results in tissue-specific alterations in genome-wide DNA methylation state and metabolic fuel utilization in humans. *Sci Adv*, *4*(8), eaar8590. https://doi.org/10.1126/sciadv.aar8590

(5) Craven, J., McCartney, D., Desbrow, B., Sabapathy, S., Bellinger, P., Roberts, L., & Irwin, C. (2022). Effects of Acute Sleep Loss on Physical Performance: A Systematic and Meta-Analytical Review. *Sports Med*, *52*(11), 2669-2690. https://doi.org/10.1007/s40279-022-01706-y

(6) Reilly, T., & Piercy, M. (1994). The effect of partial sleep deprivation on weight-lifting performance. *Ergonomics*, *37*(1), 107-115. https://doi.org/10.1080/00140139408963628

(7) Kayali, A. G., Young, V. R., & Goodman, M. N. (1987). Sensitivity of myofibrillar proteins to glucocorticoid-induced muscle proteolysis. *Am J Physiol*, *252*(5 Pt 1), E621-626. https://doi.org/10.1152/ajpendo.1987.252.5.E621

(8) Paciello, O., & Papparella, S. (2009). Histochemical and immunohistological approach to comparative neuromuscular diseases. *Folia Histochem Cytobiol*, *47*(2), 143-152. https://doi.org/10.2478/v10042-009-0066-3

(9) Stich, F. M., Huwiler, S., D'Hulst, G., & Lustenberger, C. (2022). The Potential Role of Sleep in Promoting a Healthy Body Composition: Underlying Mechanisms Determining Muscle, Fat, and Bone Mass and Their Association with Sleep. *Neuroendocrinology*, *112*(7), 673-701. https://doi.org/10.1159/000518691

(10) Xu, X., Wang, R., Sun, Z., Wu, R., Yan, W., Jiang, Q., & Shi, D. (2019). Trehalose enhances bone fracture healing in a rat sleep deprivation model. *Ann Transl Med*, *7*(14), 297. https://doi.org/10.21037/atm.2019.05.73

(11) (9)と同文献

(12) Ochs-Balcom, H. M., Hovey, K. M., Andrews, C., Cauley, J. A., Hale, L., Li, W., Bea, J. W., Sarto, G. E., Stefanick, M. L., Stone, K. L., Watts, N. B., Zaslavsky, O., & Wactawski-Wende, J. (2020). Short Sleep Is Associated With Low Bone Mineral Density and Osteoporosis in the Women's Health Initiative. *J Bone Miner Res*, *35*(2), 261-268. https://doi.org/10.1002/jbmr.3879

(13) Quevedo, I., & Zuniga, A. M. (2010). Low bone mineral density in rotating-shift workers. *J Clin Densitom*, *13*(4), 467-469. https://doi.org/10.1016/j.jocd.2010.07.004

(14) Zhao, J. M., Wang, B. Y., Huang, J. F., Xie, H. S., Chen, M. L., & Chen, G. P. (2022). Assessment of bone mineral density and bone metabolism in young men with obstructive sleep apnea: a cross-sectional study. *BMC Musculoskelet Disord*, *23*(1), 682. https://doi.org/10.1186/s12891-022-05644-8

(15) Swanson, C. M., Shea, S. A., Wolfe, P., Cain, S. W., Munch, M., Vujovic, N., Czeisler, C. A., Buxton, O. M., & Orwoll, E. S. (2017). Bone Turnover Markers After Sleep Restriction and Circadian Disruption: A Mechanism for Sleep-Related Bone Loss in

(22) Voldsbekk, I., Bjørnerud, A., Groote, I., Zak, N., Roelfs, D., Maximov, II, Geier, O., Due-Tønnessen, P., Bøen, E., Kuiper, Y. S., Løkken, L. L., Strømstad, M., Blakstvedt, T. Y., Bjorvatn, B., Malt, U. F., Westlye, L. T., Elvsåshagen, T., & Grydeland, H. (2022). Evidence for widespread alterations in cortical microstructure after 32 h of sleep deprivation. *Transl Psychiatry, 12*(1), 161. https://doi.org/10.1038/s41398-022-01909-x

(23) Lo, J. C., Loh, K. K., Zheng, H., Sim, S. K., & Chee, M. W. (2014). Sleep duration and age-related changes in brain structure and cognitive performance. *Sleep, 37*(7), 1171-1178. https://doi.org/10.5665/sleep.3832

(24) Chu, C., Holst, S. C., Elmenhorst, E. M., Foerges, A. L., Li, C., Lange, D., Hennecke, E., Baur, D. M., Beer, S., Hoffstaedter, F., Knudsen, G. M., Aeschbach, D., Bauer, A., Landolt, H. P., & Elmenhorst, D. (2023). Total Sleep Deprivation Increases Brain Age Prediction Reversibly in Multisite Samples of Young Healthy Adults. *J Neurosci, 43*(12), 2168-2177. https://doi.org/10.1523/jneurosci.0790-22.2023

(25) Ben Simon, E., & Walker, M. P. (2018). Sleep loss causes social withdrawal and loneliness. *Nature Communications, 9*(1), 3146. https://doi.org/10.1038/s41467-018-05377-0

(26) Tononi, G., & Cirelli, C. (2003). Sleep and synaptic homeostasis: a hypothesis. *Brain Res Bull, 62*(2), 143-150. https://doi.org/10.1016/j.brainresbull.2003.09.004

(27) Miyamoto, D. (2022). Neural circuit plasticity for complex non-declarative sensorimotor memory consolidation during sleep. *Neurosci Res*. https://doi.org/10.1016/j.neures.2022.12.020

(28) Mellman, T. A., Kumar, A., Kulick-Bell, R., Kumar, M., & Nolan, B. (1995). Nocturnal/daytime urine noradrenergic measures and sleep in combat-related PTSD. *Biol Psychiatry, 38*(3), 174-179. https://doi.org/10.1016/0006-3223(94)00238-x

(29) Picchioni, D., Duyn, J. H., & Horovitz, S. G. (2013). Sleep and the functional connectome. *Neuroimage, 80*, 387-396. https://doi.org/10.1016/j.neuroimage.2013.05.067

第8章

(1) 土屋裕睦．心理的ストレスと休養（メンタルコンディショニング）．休養学基礎　疲労を防ぐ！健康指導に活かす．一般社団法人 日本リカバリー協会（編）メディカ出版．2021年．pp67-76.

(2) Yang, Y., Bay, P. B., Wang, Y. R., Huang, J., Teo, H. W. J., & Goh, J. (2018). Effects of Consecutive Versus Non-consecutive Days of Resistance Training on Strength, Body Composition, and Red Blood Cells. *Front Physiol, 9*, 725. https://doi.org/10.3389/fphys.2018.00725

(3) Nedeltcheva, A. V., Kilkus, J. M., Imperial, J., Schoeller, D. A., & Penev, P. D. (2010). Insufficient sleep undermines dietary efforts to reduce adiposity. *Ann Intern Med, 153*(7), 435-441. https://doi.org/10.7326/0003-4819-153-7-201010050-00006

https://doi.org/10.1212/WNL.0000000000004373

(12) Kempermann, G., Gage, F. H., Aigner, L., Song, H., Curtis, M. A., Thuret, S., Kuhn, H. G., Jessberger, S., Frankland, P. W., Cameron, H. A., Gould, E., Hen, R., Abrous, D. N., Toni, N., Schinder, A. F., Zhao, X., Lucassen, P. J., & Frisén, J. (2018). Human Adult Neurogenesis: Evidence and Remaining Questions. *Cell Stem Cell, 23*(1), 25-30. https://doi.org/10.1016/j.stem.2018.04.004

(13) Li, W., Ma, L., Yang, G., & Gan, W. B. (2017). REM sleep selectively prunes and maintains new synapses in development and learning. *Nat Neurosci, 20*(3), 427-437. https://doi.org/10.1038/nn.4479
Zhou, Y., Lai, C. S. W., Bai, Y., Li, W., Zhao, R., Yang, G., Frank, M. G., & Gan, W. B. (2020). REM sleep promotes experience-dependent dendritic spine elimination in the mouse cortex. *Nat Commun, 11*(1), 4819. https://doi.org/10.1038/s41467-020-18592-5

(14) Scammell, T. E. (2015). Overview of sleep: the neurologic processes of the sleep-wake cycle. *J Clin Psychiatry, 76*(5), e13. https://doi.org/10.4088/JCP.14046tx1c

(15) Nielsen, T. A. (2000). A review of mentation in REM and NREM sleep: "Covert" REM sleep as a possible reconciliation of two opposing models. *Behavioral and Brain Sciences, 23*(6), 851-866. https://doi.org/10.1017/S0140525X0000399X

(16) Stickgold, R., Malia, A., Fosse, R., Propper, R., & Hobson, J. A. (2001). Brain-mind states: I. Longitudinal field study of sleep/wake factors influencing mentation report length. *Sleep, 24*(2), 171-179. https://doi.org/10.1093/sleep/24.2.171

(17) Siclari, F., Baird, B., Perogamvros, L., Bernardi, G., LaRocque, J. J., Riedner, B., Boly, M., Postle, B. R., & Tononi, G. (2017). The neural correlates of dreaming. *Nat Neurosci, 20*(6), 872-878. https://doi.org/10.1038/nn.4545

(18) Maquet, P., Laureys, S., Peigneux, P., Fuchs, S., Petiau, C., Phillips, C., Aerts, J., Del Fiore, G., Degueldre, C., Meulemans, T., Luxen, A., Franck, G., Van Der Linden, M., Smith, C., & Cleeremans, A. (2000). Experience-dependent changes in cerebral activation during human REM sleep. *Nat Neurosci, 3*(8), 831-836. https://doi.org/10.1038/77744

(19) Cai, D. J., Mednick, S. A., Harrison, E. M., Kanady, J. C., & Mednick, S. C. (2009). REM, not incubation, improves creativity by priming associative networks. *Proc Natl Acad Sci U S A, 106*(25), 10130-10134. https://doi.org/10.1073/pnas.0900271106

(20) Long, Z., Cheng, F., & Lei, X. (2020). Age effect on gray matter volume changes after sleep restriction. *PloS one, 15*(2), e0228473. https://doi.org/10.1371/journal.pone.0228473

(21) Voldsbekk, I., Groote, I., Zak, N., Roelfs, D., Geier, O., Due-Tønnessen, P., Løkken, L. L., Strømstad, M., Blakstvedt, T. Y., Kuiper, Y. S., Elvsåshagen, T., Westlye, L. T., Bjørnerud, A., & Maximov, II. (2021). Sleep and sleep deprivation differentially alter white matter microstructure: A mixed model design utilising advanced diffusion modelling. *Neuroimage, 226*, 117540. https://doi.org/10.1016/j.neuroimage.2020.117540

(2) Brodt, S., Inostroza, M., Niethard, N., & Born, J. (2023). Sleep-A brain-state serving systems memory consolidation. *Neuron, 111*(7), 1050-1075. https://doi.org/10.1016/j.neuron.2023.03.005
Miyamoto, D., Marshall, W., Tononi, G., & Cirelli, C. (2021). Net decrease in spine-surface GluA1-containing AMPA receptors after post-learning sleep in the adult mouse cortex. *Nat Commun, 12*(1), 2881. https://doi.org/10.1038/s41467-021-23156-2

(3) Bruder, J. C., Schmelzeisen, C., Lachner-Piza, D., Reinacher, P., Schulze-Bonhage, A., & Jacobs, J. (2021). Physiological Ripples Associated With Sleep Spindles Can Be Identified in Patients With Refractory Epilepsy Beyond Mesio-Temporal Structures. *Front Neurol, 12*, 612293. https://doi.org/10.3389/fneur.2021.612293

(4) Geva-Sagiv, M., Mankin, E. A., Eliashiv, D., Epstein, S., Cherry, N., Kalender, G., Tchemodanov, N., Nir, Y., & Fried, I. (2023). Augmenting hippocampal-prefrontal neuronal synchrony during sleep enhances memory consolidation in humans. *Nat Neurosci, 26*(6), 1100-1110. https://doi.org/10.1038/s41593-023-01324-5
Rasch, B., & Born, J. (2013). About sleep's role in memory. *Physiol Rev, 93*(2), 681-766. https://doi.org/10.1152/physrev.00032.2012

(5) Hablitz, L. M., Vinitsky, H. S., Sun, Q., Stæger, F. F., Sigurdsson, B., Mortensen, K. N., Lilius, T. O., & Nedergaard, M. (2019). Increased glymphatic influx is correlated with high EEG delta power and low heart rate in mice under anesthesia. *Sci Adv, 5*(2), eaav5447. https://doi.org/10.1126/sciadv.aav5447

(6) Helakari, H., Korhonen, V., Holst, S. C., Piispala, J., Kallio, M., Väyrynen, T., Huotari, N., Raitamaa, L., Tuunanen, J., Kananen, J., Järvelä, M., Tuovinen, T., Raatikainen, V., Borchardt, V., Kinnunen, H., Nedergaard, M., & Kiviniemi, V. (2022). Human NREM Sleep Promotes Brain-Wide Vasomotor and Respiratory Pulsations. *J Neurosci, 42*(12), 2503-2515. https://doi.org/10.1523/jneurosci.0934-21.2022

(7) Zavecz, Z., Shah, V. D., Murillo, O. G., Vallat, R., Mander, B. A., Winer, J. R., Jagust, W. J., & Walker, M. P. (2023). NREM sleep as a novel protective cognitive reserve factor in the face of Alzheimer's disease pathology. *BMC Medicine, 21*(1), 156. https://doi.org/10.1186/s12916-023-02811-z

(8) Maquet, P., Péters, J.-M., Aerts, J., Delfiore, G., Degueldre, C., Luxen, A., & Franck, G. (1996). Functional neuroanatomy of human rapid-eye-movement sleep and dreaming. *Nature, 383*(6596), 163-166. https://doi.org/10.1038/383163a0

(9) (1)と同文献

(10) Tsai, C. J., Nagata, T., Liu, C. Y., Suganuma, T., Kanda, T., Miyazaki, T., Liu, K., Saitoh, T., Nagase, H., Lazarus, M., Vogt, K. E., Yanagisawa, M., & Hayashi, Y. (2021). Cerebral capillary blood flow upsurge during REM sleep is mediated by A2a receptors. *Cell Rep, 36*(7), 109558. https://doi.org/10.1016/j.celrep.2021.109558

(11) Matthew, P. P., Jayandra, J. H., Natalie, A. G., Alexa, S. B., Claudia, L. S., Hugo, J. A., Robert, J. T., Daniel, J. G., Sandford, H. A., & Sudha, S. (2017). Sleep architecture and the risk of incident dementia in the community. *Neurology, 89*(12), 1244.

Neurophysiol, *9*(4), 673-690. https://doi.org/10.1016/0013-4694(57)90088-3

(12) Ohkubo, T., Imai, Y., Tsuji, I., Nagai, K., Watanabe, N., Minami, N., Kato, J., Kikuchi, N., Nishiyama, A., Aihara, A., Sekino, M., Satoh, H., & Hisamichi, S. (1997). Relation between nocturnal decline in blood pressure and mortality. The Ohasama Study. *Am J Hypertens*, *10*(11), 1201-1207. https://doi.org/10.1016/s0895-7061(97)00274-4

(13) Kario, K. (2018). Nocturnal Hypertension: New Technology and Evidence. *Hypertension*, *71*(6), 997-1009. https://doi.org/10.1161/hypertensionaha.118.10971

(14) Cuspidi, C., Tadic, M., Sala, C., Gherbesi, E., Grassi, G., & Mancia, G. (2019). Blood Pressure Non-Dipping and Obstructive Sleep Apnea Syndrome: A Meta-Analysis. *J Clin Med*, *8*(9). https://doi.org/10.3390/jcm8091367

(15) Beig, M. I., Dampney, B. W., & Carrive, P. (2015). Both Ox1r and Ox2r orexin receptors contribute to the cardiovascular and locomotor components of the novelty stress response in the rat. *Neuropharmacology*, *89*, 146-156. https://doi.org/10.1016/j.neuropharm.2014.09.012

(16) Li, T. L., Chen, J. Y. S., Huang, S. C., Dai, Y. E., & Hwang, L. L. (2018). Cardiovascular pressor effects of orexins in the dorsomedial hypothalamus. *Eur J Pharmacol*, *818*, 343-350. https://doi.org/10.1016/j.ejphar.2017.11.004

(17) Jackson, K. L., Dampney, B. W., Moretti, J. L., Stevenson, E. R., Davern, P. J., Carrive, P., & Head, G. A. (2016). Contribution of Orexin to the Neurogenic Hypertension in BPH/2J Mice. *Hypertension*, *67*(5), 959-969. https://doi.org/10.1161/hypertensionaha.115.07053

(18) Schwimmer, H., Stauss, H. M., Abboud, F., Nishino, S., Mignot, E., & Zeitzer, J. M. (2010). Effects of sleep on the cardiovascular and thermoregulatory systems: a possible role for hypocretins. *J Appl Physiol (1985)*, *109*(4), 1053-1063. https://doi.org/10.1152/japplphysiol.00516.2010

(19) Jennum, P., Thorstensen, E. W., Pickering, L., Ibsen, R., & Kjellberg, J. (2017). Morbidity and mortality of middle-aged and elderly narcoleptics. *Sleep Med*, *36*, 23-28. https://doi.org/10.1016/j.sleep.2017.03.029

(20) Feigin, V., Parag, V., Lawes, C. M., Rodgers, A., Suh, I., Woodward, M., Jamrozik, K., & Ueshima, H. (2005). Smoking and elevated blood pressure are the most important risk factors for subarachnoid hemorrhage in the Asia-Pacific region: an overview of 26 cohorts involving 306,620 participants. *Stroke*, *36*(7), 1360-1365. https://doi.org/10.1161/01.Str.0000170710.95689.41

第7章

(1) Braun, A. R., Balkin, T. J., Wesenten, N. J., Carson, R. E., Varga, M., Baldwin, P., Selbie, S., Belenky, G., & Herscovitch, P. (1997). Regional cerebral blood flow throughout the sleep-wake cycle. An H2(15)O PET study. *Brain*, *120 (Pt 7)*, 1173-1197. https://doi.org/10.1093/brain/120.7.1173

第6章

(1) AV, S. G. E. F., de Lima Cavalcanti, M. P., de Passos Junior, M. A., & Vechio Koike, B. D. (2022). The association between sleep deprivation and arterial pressure variations: a systematic literature review. *Sleep Med X*, *4*, 100042. https://doi.org/10.1016/j.sleepx.2022.100042

(2) Knutson, K. L., Van Cauter, E., Rathouz, P. J., Yan, L. L., Hulley, S. B., Liu, K., & Lauderdale, D. S. (2009). Association between sleep and blood pressure in midlife: the CARDIA sleep study. *Archives of internal medicine*, *169*(11), 1055-1061. https://doi.org/10.1001/archinternmed.2009.119

(3) McAlpine, C. S., Kiss, M. G., Rattik, S., He, S., Vassalli, A., Valet, C., Anzai, A., Chan, C. T., Mindur, J. E., Kahles, F., Poller, W. C., Frodermann, V., Fenn, A. M., Gregory, A. F., Halle, L., Iwamoto, Y., Hoyer, F. F., Binder, C. J., Libby, P., ... Swirski, F. K. (2019). Sleep modulates haematopoiesis and protects against atherosclerosis. *Nature*, *566*(7744), 383-387. https://doi.org/10.1038/s41586-019-0948-2

(4) Lo Martire, V., Silvani, A., Bastianini, S., Berteotti, C., & Zoccoli, G. (2012). Effects of ambient temperature on sleep and cardiovascular regulation in mice: the role of hypocretin/orexin neurons. *PloS one*, *7*(10), e47032. https://doi.org/10.1371/journal.pone.0047032
Silvani, A., Grimaldi, D., Vandi, S., Barletta, G., Vetrugno, R., Provini, F., Pierangeli, G., Berteotti, C., Montagna, P., Zoccoli, G., & Cortelli, P. (2008). Sleep-dependent changes in the coupling between heart period and blood pressure in human subjects. *Am J Physiol Regul Integr Comp Physiol*, *294*(5), R1686-1692. https://doi.org/10.1152/ajpregu.00756.2007

(5) Kobayashi, R., Koike, Y., Hirayama, M., Ito, H., & Sobue, G. (2003). Skin sympathetic nerve function during sleep--a study with effector responses. *Auton Neurosci*, *103*(1-2), 121-126. https://doi.org/10.1016/s1566-0702(02)00261-8

(6) Silvani, A. (2008). Physiological sleep-dependent changes in arterial blood pressure: central autonomic commands and baroreflex control. *Clin Exp Pharmacol Physiol*, *35*(9), 987-994. https://doi.org/10.1111/j.1440-1681.2008.04985.x

(7) Simor, P., van der Wijk, G., Nobili, L., & Peigneux, P. (2020). The microstructure of REM sleep: Why phasic and tonic? *Sleep Medicine Reviews*, *52*, 101305. https://doi.org/https://doi.org/10.1016/j.smrv.2020.101305

(8) Yoshimoto, M., Yoshida, I., & Miki, K. (2011). Functional role of diverse changes in sympathetic nerve activity in regulating arterial pressure during REM sleep. *Sleep*, *34*(8), 1093-1101. https://doi.org/10.5665/sleep.1168

(9) (7)と同文献

(10) el Mansari, M., Sakai, K., & Jouvet, M. (1989). Unitary characteristics of presumptive cholinergic tegmental neurons during the sleep-waking cycle in freely moving cats. *Exp Brain Res*, *76*(3), 519-529. https://doi.org/10.1007/bf00248908

(11) Dement, W., & Kleitman, N. (1957). Cyclic variations in EEG during sleep and their relation to eye movements, body motility, and dreaming. *Electroencephalogr Clin*

145(11), 1020-1026. https://doi.org/10.1001/jamaoto.2019.2435

(13) Leng, Y., McEvoy, C. T., Allen, I. E., & Yaffe, K. (2017). Association of Sleep-Disordered Breathing With Cognitive Function and Risk of Cognitive Impairment: A Systematic Review and Meta-analysis. *JAMA Neurology*, *74*(10), 1237-1245. https://doi.org/10.1001/jamaneurol.2017.2180

(14) Maas, M. B., Kim, M., Malkani, R. G., Abbott, S. M., & Zee, P. C. (2021). Obstructive Sleep Apnea and Risk of COVID-19 Infection, Hospitalization and Respiratory Failure. *Sleep Breath*, *25*(2), 1155-1157. https://doi.org/10.1007/s11325-020-02203-0

(15) Caia, J., Halson, S. L., Scott, A., & Kelly, V. G. (2020). Obstructive sleep apnea in professional rugby league athletes: An exploratory study. *J Sci Med Sport*, *23*(11), 1011-1015. https://doi.org/10.1016/j.jsams.2020.04.014

(16) Somers, V. K., Dyken, M. E., Clary, M. P., & Abboud, F. M. (1995). Sympathetic neural mechanisms in obstructive sleep apnea. *J Clin Invest*, *96*(4), 1897-1904. https://doi.org/10.1172/jci118235

(17) 磯野史朗．閉塞性睡眠時無呼吸に伴う周期的低酸素血症による酸化ストレス：そのメカニズムと治療による改善．Medical Gases, 21(1), 13-17. 2019. https://doi.org/10.32263/medicalgases.21.1_13

(18) Brooks, D., Horner, R. L., Kozar, L. F., Render-Teixeira, C. L., & Phillipson, E. A. (1997). Obstructive sleep apnea as a cause of systemic hypertension. Evidence from a canine model. *J Clin Invest*, *99*(1), 106-109. https://doi.org/10.1172/jci119120

(19) Ryan, S., Taylor, C. T., & McNicholas, W. T. (2005). Selective activation of inflammatory pathways by intermittent hypoxia in obstructive sleep apnea syndrome. *Circulation*, *112*(17), 2660-2667. https://doi.org/10.1161/circulationaha.105.556746

(20) Cao, Y., Song, Y., Ning, P., Zhang, L., Wu, S., Quan, J., & Li, Q. (2020). Association between tumor necrosis factor alpha and obstructive sleep apnea in adults: a meta-analysis update. *BMC Pulmonary Medicine*, *20*(1), 215. https://doi.org/10.1186/s12890-020-01253-0

(21) Row, B. W., Kheirandish, L., Neville, J. J., & Gozal, D. (2002). Impaired spatial learning and hyperactivity in developing rats exposed to intermittent hypoxia. *Pediatr Res*, *52*(3), 449-453. https://doi.org/10.1203/00006450-200209000-00024

(22) Rostampour, M., Noori, K., Heidari, M., Fadaei, R., Tahmasian, M., Khazaie, H., & Zarei, M. (2020). White matter alterations in patients with obstructive sleep apnea: a systematic review of diffusion MRI studies. *Sleep Medicine*, *75*, 236-245. https://doi.org/https://doi.org/10.1016/j.sleep.2020.06.024

(23) Castronovo, V., Scifo, P., Castellano, A., Aloia, M. S., Iadanza, A., Marelli, S., Cappa, S. F., Strambi, L. F., & Falini, A. (2014). White Matter Integrity in Obstructive Sleep Apnea before and after Treatment. *Sleep*, *37*(9), 1465-1475. https://doi.org/10.5665/sleep.3994

第5章

(1) Horner RL. Respiratory physiology: central neural control of respiratory neurons and motoneurons during sleep.
In: Kryger MH, Roth T, Goldstein CA , editors. Principles and practice of sleep medicine. 7th edition. St Louis (MO): Elsevier Saunders; 2022. p. 233-273.

(2) Siegel, J. J. (2022). Chapter 8: Rapid Eye Movement Sleep Control and Function. In M. H. Kryger, T. Roth, & C. A. Goldstein (Eds.), *Principles and Practice of Sleep Medicine* (7th ed., pp. 68-86). Elsevier Saunders.

(3) Eckert, D. J. (2022). Respiratory physiology: understanding the control of ventilation. . In M. H. Kryger, T. Roth, & C. A. Goldstein (Eds.), *Principles and practice of sleep medicine* (7th ed., pp. 245-251). Elsevier Saunders.

(4) Berthon-Jones, M., & Sullivan, C. E. (1982). Ventilatory and arousal responses to hypoxia in sleeping humans. *Am Rev Respir Dis*, *125*(6), 632-639. https://doi.org/10.1164/arrd.1982.125.6.632

(5) Tangel, D. J., Mezzanotte, W. S., & White, D. P. (1991). Influence of sleep on tensor palatini EMG and upper airway resistance in normal men. *J Appl Physiol (1985)*, *70*(6), 2574-2581. https://doi.org/10.1152/jappl.1991.70.6.2574

(6) Jordan, A. S., & White, D. P. (2008). Pharyngeal motor control and the pathogenesis of obstructive sleep apnea. *Respir Physiol Neurobiol*, *160*(1), 1-7. https://doi.org/10.1016/j.resp.2007.07.009

(7) Sowho, M., Amatoury, J., Kirkness, J. P., & Patil, S. P. (2014). Sleep and respiratory physiology in adults. *Clin Chest Med*, *35*(3), 469-481. https://doi.org/10.1016/j.ccm.2014.06.002

(8) Hudgel, D. W., & Devadatta, P. (1984). Decrease in functional residual capacity during sleep in normal humans. *J Appl Physiol Respir Environ Exerc Physiol*, *57*(5), 1319-1322. https://doi.org/10.1152/jappl.1984.57.5.1319

(9) Gould, G. A., Gugger, M., Molloy, J., Tsara, V., Shapiro, C. M., & Douglas, N. J. (1988). Breathing pattern and eye movement density during REM sleep in humans. *Am Rev Respir Dis*, *138*(4), 874-877. https://doi.org/10.1164/ajrccm/138.4.874

(10) Trinder, J., Whitworth, F., Kay, A., & Wilkin, P. (1992). Respiratory instability during sleep onset. *J Appl Physiol (1985)*, *73*(6), 2462-2469. https://doi.org/10.1152/jappl.1992.73.6.2462

(11) Benjafield, A. V., Ayas, N. T., Eastwood, P. R., Heinzer, R., Ip, M. S. M., Morrell, M. J., Nunez, C. M., Patel, S. R., Penzel, T., Pépin, J. L., Peppard, P. E., Sinha, S., Tufik, S., Valentine, K., & Malhotra, A. (2019). Estimation of the global prevalence and burden of obstructive sleep apnoea: a literature-based analysis. The Lancet. Respiratory medicine, 7(8), 687–698. https://doi.org/10.1016/S2213-2600(19)30198-5

(12) Kim, J.-Y., Ko, I., & Kim, D.-K. (2019). Association of Obstructive Sleep Apnea With the Risk of Affective Disorders. *JAMA Otolaryngology-Head & Neck Surgery*,

org/10.1016/j.jfma.2022.10.001

(26) Jiang, Y., Tang, Y. R., Xie, C., Yu, T., Xiong, W. J., & Lin, L. (2017). Influence of sleep disorders on somatic symptoms, mental health, and quality of life in patients with chronic constipation. *Medicine (Baltimore)*, *96*(7), e6093. https://doi.org/10.1097/md.0000000000006093

(27) Dinning, P. G., Wiklendt, L., Maslen, L., Patton, V., Lewis, H., Arkwright, J. W., Wattchow, D. A., Lubowski, D. Z., Costa, M., & Bampton, P. A. (2015). Colonic motor abnormalities in slow transit constipation defined by high resolution, fibre-optic manometry. *Neurogastroenterol Motil*, *27*(3), 379-388. https://doi.org/10.1111/nmo.12502

(28) Ferrie, J. E., Kivimäki, M., Akbaraly, T. N., Singh-Manoux, A., Miller, M. A., Gimeno, D., Kumari, M., Davey Smith, G., & Shipley, M. J. (2013). Associations between change in sleep duration and inflammation: findings on C-reactive protein and interleukin 6 in the Whitehall II Study. *Am J Epidemiol*, *178*(6), 956-961. https://doi.org/10.1093/aje/kwt072

(29) Yang, S., Li, S. Z., Guo, F. Z., Zhou, D. X., Sun, X. F., & Tai, J. D. (2022). Association of sleep duration with chronic constipation among adult men and women: Findings from the National Health and Nutrition Examination Survey (2005-2010). *Front Neurol*, *13*, 903273. https://doi.org/10.3389/fneur.2022.903273

(30) Liu, X., Liu, H., Wei, F., Zhao, D., Wang, Y., Lv, M., Zhao, S., & Qin, X. (2021). Fecal Metabolomics and Network Pharmacology Reveal the Correlations between Constipation and Depression. *J Proteome Res*, *20*(10), 4771-4786. https://doi.org/10.1021/acs.jproteome.1c00435

(31) Sundaram, S. S., Halbower, A., Pan, Z., Robbins, K., Capocelli, K. E., Klawitter, J., Shearn, C. T., & Sokol, R. J. (2016). Nocturnal hypoxia-induced oxidative stress promotes progression of pediatric non-alcoholic fatty liver disease. *J Hepatol*, *65*(3), 560-569. https://doi.org/10.1016/j.jhep.2016.04.010

(32) Rao, M., & Gershon, M. D. (2016). The bowel and beyond: the enteric nervous system in neurological disorders. *Nat Rev Gastroenterol Hepatol*, *13*(9), 517-528. https://doi.org/10.1038/nrgastro.2016.107

(33) Schuitenmaker, J. M., van Dijk, M., Oude Nijhuis, R. A. B., Smout, A., & Bredenoord, A. J. (2022). Associations Between Sleep Position and Nocturnal Gastroesophageal Reflux: A Study Using Concurrent Monitoring of Sleep Position and Esophageal pH and Impedance. *Am J Gastroenterol*, *117*(2), 346-351. https://doi.org/10.14309/ajg.0000000000001588

(34) Heitkemper, M. M., Han, C. J., Jarrett, M. E., Gu, H., Djukovic, D., Shulman, R. J., Raftery, D., Henderson, W. A., & Cain, K. C. (2016). Serum Tryptophan Metabolite Levels During Sleep in Patients With and Without Irritable Bowel Syndrome (IBS). *Biol Res Nurs*, *18*(2), 193-198. https://doi.org/10.1177/1099800415594251

combined with polysomnography - a pilot study. *Clin Exp Gastroenterol*, *8*, 327-332. https://doi.org/10.2147/ceg.S91964

(15) Keller, J., Gröger, G., Cherian, L., Günther, B., & Layer, P. (2001). Circadian coupling between pancreatic secretion and intestinal motility in humans. *Am J Physiol Gastrointest Liver Physiol*, *280*(2), G273-278. https://doi.org/10.1152/ajpgi.2001.280.2.G273

(16) (14)と同文献

(17) Jansson, C., Nordenstedt, H., Wallander, M. A., Johansson, S., Johnsen, R., Hveem, K., & Lagergren, J. (2009). A population-based study showing an association between gastroesophageal reflux disease and sleep problems. *Clin Gastroenterol Hepatol*, *7*(9), 960-965. https://doi.org/10.1016/j.cgh.2009.03.007

(18) Shepherd, K. L., James, A. L., Musk, A. W., Hunter, M. L., Hillman, D. R., & Eastwood, P. R. (2011). Gastro-oesophageal reflux symptoms are related to the presence and severity of obstructive sleep apnoea. *J Sleep Res*, *20*(1 Pt 2), 241-249. https://doi.org/10.1111/j.1365-2869.2010.00843.x

(19) Demeter, P., & Pap, A. (2004). The relationship between gastroesophageal reflux disease and obstructive sleep apnea. *J Gastroenterol*, *39*(9), 815-820. https://doi.org/10.1007/s00535-004-1416-8

(20) Fass, R., Fullerton, S., Tung, S., & Mayer, E. A. (2000). Sleep disturbances in clinic patients with functional bowel disorders. *Am J Gastroenterol*, *95*(5), 1195-2000. https://doi.org/10.1111/j.1572-0241.2000.02009.x

(21) Elsenbruch, S., Harnish, M. J., & Orr, W. C. (1999). Subjective and objective sleep quality in irritable bowel syndrome. *Am J Gastroenterol*, *94*(9), 2447-2452. https://doi.org/10.1111/j.1572-0241.1999.01374.x

(22) Buchanan, D. T., Cain, K., Heitkemper, M., Burr, R., Vitiello, M. V., Zia, J., & Jarrett, M. (2014). Sleep measures predict next-day symptoms in women with irritable bowel syndrome. *J Clin Sleep Med*, *10*(9), 1003-1009. https://doi.org/10.5664/jcsm.4038

(23) Vege, S. S., Locke, G. R., 3rd, Weaver, A. L., Farmer, S. A., Melton, L. J., 3rd, & Talley, N. J. (2004). Functional gastrointestinal disorders among people with sleep disturbances: a population-based study. *Mayo Clin Proc*, *79*(12), 1501-1506. https://doi.org/10.4065/79.12.1501

(24) Wells, M. M., Roth, L., & Chande, N. (2012). Sleep disruption secondary to overnight call shifts is associated with irritable bowel syndrome in residents: a cross-sectional study. *Am J Gastroenterol*, *107*(8), 1151-1156. https://doi.org/10.1038/ajg.2011.486

(25) Chen, K. H., Zeng, B. Y., Zeng, B. S., Sun, C. K., Cheng, Y. S., Su, K. P., Wu, Y. C., Chen, T. Y., Lin, P. Y., Liang, C. S., Hsu, C. W., Chu, C. S., Chen, Y. W., Yeh, P. Y., Wu, M. K., Tseng, P. T., & Hsu, C. Y. (2023). The efficacy of exogenous melatonin supplement in ameliorating irritable bowel syndrome severity: A meta-analysis of randomized controlled trials. *J Formos Med Assoc*, *122*(3), 276-285. https://doi.

(2) Vujović, N., Piron, M. J., Qian, J., Chellappa, S. L., Nedeltcheva, A., Barr, D., Heng, S. W., Kerlin, K., Srivastav, S., Wang, W., Shoji, B., Garaulet, M., Brady, M. J., & Scheer, F. (2022). Late isocaloric eating increases hunger, decreases energy expenditure, and modifies metabolic pathways in adults with overweight and obesity. *Cell Metab*, *34*(10), 1486-1498.e1487. https://doi.org/10.1016/j.cmet.2022.09.007

(3) Schneyer, L. H., Pigman, W., Hanahan, L., & Gilmore, R. W. (1956). Rate of flow of human parotid, sublingual, and submaxillary secretions during sleep. *J Dent Res*, *35*(1), 109-114. https://doi.org/10.1177/00220345560350010301

(4) Kahrilas, P. J., Dodds, W. J., Dent, J., Haeberle, B., Hogan, W. J., & Arndorfer, R. C. (1987). Effect of sleep, spontaneous gastroesophageal reflux, and a meal on upper esophageal sphincter pressure in normal human volunteers. *Gastroenterology*, *92*(2), 466-471. https://doi.org/10.1016/0016-5085(87)90143-0

(5) Orr, W. C., Elsenbruch, S., Harnish, M. J., & Johnson, L. F. (2000). Proximal migration of esophageal acid perfusions during waking and sleep. *Am J Gastroenterol*, *95*(1), 37-42. https://doi.org/10.1111/j.1572-0241.2000.01669.x

(6) Schey, R., Dickman, R., Parthasarathy, S., Quan, S. F., Wendel, C., Merchant, J., Powers, J., Han, B., van Handel, D., & Fass, R. (2007). Sleep deprivation is hyperalgesic in patients with gastroesophageal reflux disease. *Gastroenterology*, *133*(6), 1787-1795. https://doi.org/10.1053/j.gastro.2007.09.039

(7) Dickman, R., Green, C., Fass, S. S., Quan, S. F., Dekel, R., Risner-Adler, S., & Fass, R. (2007). Relationships between sleep quality and pH monitoring findings in persons with gastroesophageal reflux disease. *J Clin Sleep Med*, *3*(5), 505-513.

(8) Moore, J. G. (1991). Circadian dynamics of gastric acid secretion and pharmacodynamics of H2 receptor blockade. *Ann N Y Acad Sci*, *618*, 150-158. https://doi.org/10.1111/j.1749-6632.1991.tb27243.x

(9) Stacher, G., Presslich, B., & Stärker, H. (1975). Gastric acid secretion and sleep stages during natural night sleep. *Gastroenterology*, *68*(6), 1449-1455.

(10) (9)と同文献

(11) Schubert, M. L., & Peura, D. A. (2008). Control of gastric acid secretion in health and disease. *Gastroenterology*, *134*(7), 1842-1860. https://doi.org/10.1053/j.gastro.2008.05.021

(12) Brzozowski, T., Zwirska-Korczala, K., Konturek, P. C., Konturek, S. J., Sliwowski, Z., Pawlik, M., Kwiecien, S., Drozdowicz, D., Mazurkiewicz-Janik, M., Bielanski, W., & Pawlik, W. W. (2007). Role of circadian rhythm and endogenous melatonin in pathogenesis of acute gastric bleeding erosions induced by stress. *J Physiol Pharmacol*, *58 Suppl 6*, 53-64.

(13) Elsenbruch, S., Orr, W. C., Harnish, M. J., & Chen, J. D. (1999). Disruption of normal gastric myoelectric functioning by sleep. *Sleep*, *22*(4), 453-458.

(14) Haase, A. M., Fallet, S., Otto, M., Scott, S. M., Schlageter, V., & Krogh, K. (2015). Gastrointestinal motility during sleep assessed by tracking of telemetric capsules

(14) (12)と同文献

(15) Irwin, M., Mascovich, A., Gillin, J. C., Willoughby, R., Pike, J., & Smith, T. L. (1994). Partial sleep deprivation reduces natural killer cell activity in humans. *Psychosom Med*, *56*(6), 493-498. https://doi.org/10.1097/00006842-199411000-00004

(16) Wang, H., Chen, H., Fu, Y., Liu, M., Zhang, J., Han, S., Tian, Y., Hou, H., & Hu, Q. (2022). Effects of Smoking on Inflammatory-Related Cytokine Levels in Human Serum. *Molecules*, *27*(12). https://doi.org/10.3390/molecules27123715

(17) McAlpine, C. S., Kiss, M. G., Zuraikat, F. M., Cheek, D., Schiroli, G., Amatullah, H., Huynh, P., Bhatti, M. Z., Wong, L. P., Yates, A. G., Poller, W. C., Mindur, J. E., Chan, C. T., Janssen, H., Downey, J., Singh, S., Sadreyev, R. I., Nahrendorf, M., Jeffrey, K. L., ... Swirski, F. K. (2022). Sleep exerts lasting effects on hematopoietic stem cell function and diversity. *J Exp Med*, *219*(11). https://doi.org/10.1084/jem.20220081

(18) Uemura, N., Okamoto, S., Yamamoto, S., Matsumura, N., Yamaguchi, S., Yamakido, M., Taniyama, K., Sasaki, N., & Schlemper, R. J. (2001). Helicobacter pylori infection and the development of gastric cancer. *N Engl J Med*, *345*(11), 784-789. https://doi.org/10.1056/NEJMoa001999

(19) Hall, M. H., Smagula, S. F., Boudreau, R. M., Ayonayon, H. N., Goldman, S. E., Harris, T. B., Naydeck, B. L., Rubin, S. M., Samuelsson, L., Satterfield, S., Stone, K. L., Visser, M., & Newman, A. B. (2015). Association between sleep duration and mortality is mediated by markers of inflammation and health in older adults: the Health, Aging and Body Composition Study. *Sleep*, *38*(2), 189-195. https://doi.org/10.5665/sleep.4394

(20) Urade, Y., & Hayaishi, O. (2011). Prostaglandin D2 and sleep/wake regulation. *Sleep Med Rev*, *15*(6), 411-418. https://doi.org/10.1016/j.smrv.2011.08.003

(21) Ishimori, K. (1909). True cause of sleep - a hynogenic substance as evidenced in the brain of sleep-deprived animals. *Tokyo Igaku Zasshi*, *23*, 423-457.

(22) Johannsen, L., Wecke, J., Obál, F., Jr., & Krueger, J. M. (1991). Macrophages produce somnogenic and pyrogenic muramyl peptides during digestion of staphylococci. *Am J Physiol*, *260*(1 Pt 2), R126-133. https://doi.org/10.1152/ajpregu.1991.260.1.R126

(23) Beurel, E., Toups, M., & Nemeroff, C. B. (2020). The Bidirectional Relationship of Depression and Inflammation: Double Trouble. *Neuron*, *107*(2), 234-256. https://doi.org/10.1016/j.neuron.2020.06.002

第4章

(1) Takahashi, M., Ozaki, M., Miyashita, M., Fukazawa, M., Nakaoka, T., Wakisaka, T., Matsui, Y., Hibi, M., Osaki, N., & Shibata, S. (2019). Effects of timing of acute catechin-rich green tea ingestion on postprandial glucose metabolism in healthy men. *J Nutr Biochem*, *73*, 108221. https://doi.org/10.1016/j.jnutbio.2019.108221

Kidney Dis, *60*(5), 823-833. https://doi.org/10.1053/j.ajkd.2012.04.027

第3章

(1) Dantzer, R., & Kelley, K. W. (2007). Twenty years of research on cytokine-induced sickness behavior. *Brain, Behavior, and Immunity*, *21*(2), 153-160. https://doi.org/https://doi.org/10.1016/j.bbi.2006.09.006

(2) Aristotle. On Sleep and Sleeplessness. http://classics.mit.edu//Aristotle/sleep.html

(3) Verburg-van Kemenade, B. M. L., Cohen, N., & Chadzinska, M. (2017). Neuroendocrine-immune interaction: Evolutionarily conserved mechanisms that maintain allostasis in an ever-changing environment. *Developmental & Comparative Immunology*, *66*, 2-23. https://doi.org/https://doi.org/10.1016/j.dci.2016.05.015

(4) Everson, C. A., & Toth, L. A. (2000). Systemic bacterial invasion induced by sleep deprivation. *Am J Physiol Regul Integr Comp Physiol*, *278*(4), R905-916. https://doi.org/10.1152/ajpregu.2000.278.4.R905

(5) Prather, A. A., Janicki-Deverts, D., Hall, M. H., & Cohen, S. (2015). Behaviorally Assessed Sleep and Susceptibility to the Common Cold. *Sleep*, *38*(9), 1353-1359. https://doi.org/10.5665/sleep.4968

(6) Majde, J. A., & Krueger, J. M. (2005). Links between the innate immune system and sleep. *J Allergy Clin Immunol*, *116*(6), 1188-1198. https://doi.org/10.1016/j.jaci.2005.08.005

(7) Opp, M. R. (2005). Cytokines and sleep. *Sleep Med Rev*, *9*(5), 355-364. https://doi.org/10.1016/j.smrv.2005.01.002

(8) Imeri, L., & Opp, M. R. (2009). How (and why) the immune system makes us sleep. *Nature Reviews Neuroscience*, *10*(3), 199-210. https://doi.org/10.1038/nrn2576

(9) Drake, C. L., Roehrs, T. A., Royer, H., Koshorek, G., Turner, R. B., & Roth, T. (2000). Effects of an experimentally induced rhinovirus cold on sleep, performance, and daytime alertness. *Physiology & Behavior*, *71*(1), 75-81. https://doi.org/https://doi.org/10.1016/S0031-9384(00)00322-X

(10) (8)と同文献

(11) Lange, T., Dimitrov, S., & Born, J. (2010). Effects of sleep and circadian rhythm on the human immune system. *Ann N Y Acad Sci*, *1193*, 48-59. https://doi.org/10.1111/j.1749-6632.2009.05300.x

(12) Bollinger, T., Bollinger, A., Skrum, L., Dimitrov, S., Lange, T., & Solbach, W. (2009). Sleep-dependent activity of T cells and regulatory T cells. *Clin Exp Immunol*, *155*(2), 231-238. https://doi.org/10.1111/j.1365-2249.2008.03822.x

(13) Irwin, M., McClintick, J., Costlow, C., Fortner, M., White, J., & Gillin, J. C. (1996). Partial night sleep deprivation reduces natural killer and cellular immune responses in humans. *Faseb j*, *10*(5), 643-653. https://doi.org/10.1096/fasebj.10.5.8621064

N. (2013). Association of Sleep Disturbances With Reduced Semen Quality: A Cross-sectional Study Among 953 Healthy Young Danish Men. *American Journal of Epidemiology, 177*(10), 1027-1037. https://doi.org/10.1093/aje/kws420

(18) Palnitkar, G., Phillips, C. L., Hoyos, C. M., Marren, A. J., Bowman, M. C., & Yee, B. J. (2018). Linking sleep disturbance to idiopathic male infertility. *Sleep Med Rev, 42*, 149-159. https://doi.org/10.1016/j.smrv.2018.07.006

(19) Van Cauter, E., Polonsky, K. S., & Scheen, A. J. (1997). Roles of circadian rhythmicity and sleep in human glucose regulation. *Endocr Rev, 18*(5), 716-738. https://doi.org/10.1210/edrv.18.5.0317

(20) Maquet, P. (2000). Functional neuroimaging of normal human sleep by positron emission tomography. *J Sleep Res, 9*(3), 207-231. https://doi.org/10.1046/j.1365-2869.2000.00214.x

(21) Tuomi, T., Nagorny, C. L. F., Singh, P., Bennet, H., Yu, Q., Alenkvist, I., Isomaa, B., Östman, B., Söderström, J., Pesonen, A. K., Martikainen, S., Räikkönen, K., Forsén, T., Hakaste, L., Almgren, P., Storm, P., Asplund, O., Shcherbina, L., Fex, M., ... Mulder, H. (2016). Increased Melatonin Signaling Is a Risk Factor for Type 2 Diabetes. *Cell Metab, 23*(6), 1067-1077. https://doi.org/10.1016/j.cmet.2016.04.009

(22) Goforth, P. B., & Myers, M. G. (2017). Roles for Orexin/Hypocretin in the Control of Energy Balance and Metabolism. *Curr Top Behav Neurosci, 33*, 137-156. https://doi.org/10.1007/7854_2016_51

(23) Spiegel, K., Tasali, E., Penev, P., & Van Cauter, E. (2004). Brief communication: Sleep curtailment in healthy young men is associated with decreased leptin levels, elevated ghrelin levels, and increased hunger and appetite. *Ann Intern Med, 141*(11), 846-850. https://doi.org/10.7326/0003-4819-141-11-200412070-00008

(24) van Egmond, L. T., Meth, E. M. S., Engström, J., Ilemosoglou, M., Keller, J. A., Vogel, H., & Benedict, C. (2023). Effects of acute sleep loss on leptin, ghrelin, and adiponectin in adults with healthy weight and obesity: A laboratory study. *Obesity (Silver Spring), 31*(3), 635-641. https://doi.org/10.1002/oby.23616

(25) Rosinger, A. Y., Chang, A. M., Buxton, O. M., Li, J., Wu, S., & Gao, X. (2019). Short sleep duration is associated with inadequate hydration: cross-cultural evidence from US and Chinese adults. *Sleep, 42*(2). https://doi.org/10.1093/sleep/zsy210

(26) Brandenberger, G., Charloux, A., Gronfier, C., & Otzenberger, H. (1998). Ultradian rhythms in hydromineral hormones. *Horm Res, 49*(3-4), 131-135. https://doi.org/10.1159/000023159

(27) Hurwitz, S., Cohen, R. J., & Williams, G. H. (2004). Diurnal variation of aldosterone and plasma renin activity: timing relation to melatonin and cortisol and consistency after prolonged bed rest. *J Appl Physiol (1985), 96*(4), 1406-1414. https://doi.org/10.1152/japplphysiol.00611.2003

(28) Turek, N. F., Ricardo, A. C., & Lash, J. P. (2012). Sleep disturbances as nontraditional risk factors for development and progression of CKD: review of the evidence. *Am J*

Romijn, H. J., & Kalsbeek, A. (1999). Anatomical and functional demonstration of a multisynaptic suprachiasmatic nucleus adrenal (cortex) pathway. *Eur J Neurosci*, *11*(5), 1535-1544. https://doi.org/10.1046/j.1460-9568.1999.00575.x

(7) Son, G. H., Chung, S., Choe, H. K., Kim, H. D., Baik, S. M., Lee, H., Lee, H. W., Choi, S., Sun, W., Kim, H., Cho, S., Lee, K. H., & Kim, K. (2008). Adrenal peripheral clock controls the autonomous circadian rhythm of glucocorticoid by causing rhythmic steroid production. *Proc Natl Acad Sci U S A*, *105*(52), 20970-20975. https://doi.org/10.1073/pnas.0806962106

(8) Leproult, R., Copinschi, G., Buxton, O., & Van Cauter, E. (1997). Sleep loss results in an elevation of cortisol levels the next evening. *Sleep*, *20*(10), 865-870.

(9) Brabant, G., Prank, K., Ranft, U., Schuermeyer, T., Wagner, T. O., Hauser, H., Kummer, B., Feistner, H., Hesch, R. D., & von zur Mühlen, A. (1990). Physiological regulation of circadian and pulsatile thyrotropin secretion in normal man and woman. *J Clin Endocrinol Metab*, *70*(2), 403-409. https://doi.org/10.1210/jcem-70-2-403

(10) Schmid, S. M., Hallschmid, M., Jauch-Chara, K., Kück, M. C., Lehnert, H., & Schultes, B. (2013). Partial sleep restriction modulates secretory activity of thyrotropic axis in healthy men. *J Sleep Res*, *22*(2), 166-169. https://doi.org/10.1111/jsr.12004

(11) Shaw, N. D., Butler, J. P., Nemati, S., Kangarloo, T., Ghassemi, M., Malhotra, A., & Hall, J. E. (2015). Accumulated deep sleep is a powerful predictor of LH pulse onset in pubertal children. *J Clin Endocrinol Metab*, *100*(3), 1062-1070. https://doi.org/10.1210/jc.2014-3563

(12) Lejeune-Lenain, C., Van Cauter, E., Désir, D., Beyloos, M., & Franckson, J. R. (1987). Control of circadian and episodic variations of adrenal androgens secretion in man. *J Endocrinol Invest*, *10*(3), 267-276. https://doi.org/10.1007/bf03348129

(13) Luboshitzky, R., Herer, P., Levi, M., Shen-Orr, Z., & Lavie, P. (1999). Relationship between rapid eye movement sleep and testosterone secretion in normal men. *J Androl*, *20*(6), 731-737.

(14) Axelsson, J., Ingre, M., Akerstedt, T., & Holmbäck, U. (2005). Effects of acutely displaced sleep on testosterone. *J Clin Endocrinol Metab*, *90*(8), 4530-4535. https://doi.org/10.1210/jc.2005-0520

(15) Rahman, S. A., Grant, L. K., Gooley, J. J., Rajaratnam, S. M. W., Czeisler, C. A., & Lockley, S. W. (2019). Endogenous Circadian Regulation of Female Reproductive Hormones. *J Clin Endocrinol Metab*, *104*(12), 6049-6059. https://doi.org/10.1210/jc.2019-00803

(16) Kloss, J. D., Perlis, M. L., Zamzow, J. A., Culnan, E. J., & Gracia, C. R. (2015). Sleep, sleep disturbance, and fertility in women. *Sleep Med Rev*, *22*, 78-87. https://doi.org/10.1016/j.smrv.2014.10.005

(17) Jensen, T. K., Andersson, A.-M., Skakkebæk, N. E., Joensen, U. N., Jensen, M. B., Lassen, T. H., Nordkap, L., Olesen, I. A., Hansen, Å. M., Rod, N. H., & Jørgensen,

nerve activity during sleep in normal subjects. *N Engl J Med*, *328*(5), 303-307. https://doi.org/10.1056/nejm199302043280502

(12) Kontos, A., Baumert, M., Lushington, K., Kennedy, D., Kohler, M., Cicua-Navarro, D., Pamula, Y., & Martin, J. (2020). The Inconsistent Nature of Heart Rate Variability During Sleep in Normal Children and Adolescents. *Front Cardiovasc Med*, *7*, 19. https://doi.org/10.3389/fcvm.2020.00019

(13) Skarpsno, E. S., Mork, P. J., Nilsen, T. I. L., & Holtermann, A. (2017). Sleep positions and nocturnal body movements based on free-living accelerometer recordings: association with demographics, lifestyle, and insomnia symptoms. *Nat Sci Sleep*, *9*, 267-275. https://doi.org/10.2147/nss.S145777

(14) Lerner, A. B., Case, J. D., Mori, W., & Wright, M. R. (1959). Melatonin in Peripheral Nerve. *Nature*, *183*(4678), 1821-1821. https://doi.org/10.1038/1831821a0

(15) Lokhorst G. Descartes and the Pineal Gland. Stanford: The Stanford Encyclopedia of Philosophy 2015

(16) De Koninck, J., Gagnon, P., & Lallier, S. (1983). Sleep positions in the young adult and their relationship with the subjective quality of sleep. *Sleep*, *6*(1), 52-59. https://doi.org/10.1093/sleep/6.1.52

第2章

(1) Van Cauter, E., Blackman, J. D., Roland, D., Spire, J. P., Refetoff, S., & Polonsky, K. S. (1991). Modulation of glucose regulation and insulin secretion by circadian rhythmicity and sleep. *J Clin Invest*, *88*(3), 934-942. https://doi.org/10.1172/jci115396

(2) Brandenberger, G., & Weibel, L. (2004). The 24-h growth hormone rhythm in men: sleep and circadian influences questioned. *J Sleep Res*, *13*(3), 251-255. https://doi.org/10.1111/j.1365-2869.2004.00415.x

(3) Holl, R. W., Hartman, M. L., Veldhuis, J. D., Taylor, W. M., & Thorner, M. O. (1991). Thirty-second sampling of plasma growth hormone in man: correlation with sleep stages. *J Clin Endocrinol Metab*, *72*(4), 854-861. https://doi.org/10.1210/jcem-72-4-854

(4) Brandenberger, G., Gronfier, C., Chapotot, F., Simon, C., & Piquard, F. (2000). Effect of sleep deprivation on overall 24 h growth-hormone secretion. *Lancet*, *356*(9239), 1408. https://doi.org/10.1016/s0140-6736(00)02847-6

(5) Jaffe, C. A., Turgeon, D. K., Friberg, R. D., Watkins, P. B., & Barkan, A. L. (1995). Nocturnal augmentation of growth hormone (GH) secretion is preserved during repetitive bolus administration of GH-releasing hormone: potential involvement of endogenous somatostatin--a clinical research center study. *J Clin Endocrinol Metab*, *80*(11), 3321-3326. https://doi.org/10.1210/jcem.80.11.7593445

(6) Buijs, R. M., Wortel, J., Van Heerikhuize, J. J., Feenstra, M. G., Ter Horst, G. J.,

参考文献

第1章

(1) Berry, R. B., Brooks, R., Gamaldo, C., Harding, S. M., Lloyd, R. M., Quan, S. F., Troester, M. T., & Vaughn, B. V. (2017). AASM Scoring Manual Updates for 2017 (Version 2.4). *J Clin Sleep Med, 13*(5), 665-666. https://doi.org/10.5664/jcsm.6576

(2) Leary, E. B., Watson, K. T., Ancoli-Israel, S., Redline, S., Yaffe, K., Ravelo, L. A., Peppard, P. E., Zou, J., Goodman, S. N., Mignot, E., & Stone, K. L. (2020). Association of Rapid Eye Movement Sleep With Mortality in Middle-aged and Older Adults. *JAMA Neurol, 77*(10), 1241-1251. https://doi.org/10.1001/jamaneurol.2020.2108

(3) Sakurai, T., Amemiya, A., Ishii, M., Matsuzaki, I., Chemelli, R. M., Tanaka, H., Williams, S. C., Richardson, J. A., Kozlowski, G. P., Wilson, S., Arch, J. R., Buckingham, R. E., Haynes, A. C., Carr, S. A., Annan, R. S., McNulty, D. E., Liu, W. S., Terrett, J. A., Elshourbagy, N. A., ... Yanagisawa, M. (1998). Orexins and orexin receptors: a family of hypothalamic neuropeptides and G protein-coupled receptors that regulate feeding behavior. *Cell, 92*(4), 573-585. https://doi.org/10.1016/s0092-8674(00)80949-6

(4) Nishino, S., Ripley, B., Overeem, S., Lammers, G. J., & Mignot, E. (2000). Hypocretin (orexin) deficiency in human narcolepsy. *Lancet, 355*(9197), 39-40. https://doi.org/10.1016/s0140-6736(99)05582-8

(5) Shimura, A., Kanno, T., & Inoue, T. (2022). Ultra-low-dose early night ramelteon administration for the treatment of delayed sleep-wake phase disorder: case reports with a pharmacological review. *J Clin Sleep Med, 18*(12), 2861-2865. https://doi.org/10.5664/jcsm.10188

(6) Kräuchi, K., Cajochen, C., Werth, E., & Wirz-Justice, A. (1999). Warm feet promote the rapid onset of sleep. *Nature, 401*(6748), 36-37. https://doi.org/10.1038/43366

(7) Tan, X., Uchiyama, M., Shibui, K., Tagaya, H., Suzuki, H., Kamei, Y., Kim, K., Aritake, S., Ozaki, A., & Takahashi, K. (2003). Circadian rhythms in humans' delta sleep electroencephalogram. *Neurosci Lett, 344*(3), 205-208. https://doi.org/10.1016/s0304-3940(03)00475-0

(8) Van Someren, E. J. (2006). Mechanisms and functions of coupling between sleep and temperature rhythms. *Prog Brain Res, 153*, 309-324. https://doi.org/10.1016/s0079-6123(06)53018-3

(9) (6)と同文献

(10) Borbély, A. A., Daan, S., Wirz-Justice, A., & Deboer, T. (2016). The two-process model of sleep regulation: a reappraisal. *Journal of Sleep Research, 25*(2), 131-143. https://doi.org/https://doi.org/10.1111/jsr.12371

(11) Somers, V. K., Dyken, M. E., Mark, A. L., & Abboud, F. M. (1993). Sympathetic-

著者略歴――――
西多昌規　にしだ・まさき
早稲田大学教授、早稲田大学睡眠研究所所長、精神科医。1970年石川県生まれ、東京医科歯科大学卒業。国立精神・神経医療研究センター病院、ハーバード大学客員研究員、自治医科大学講師、スタンフォード大学客員講師などを経て、早稲田大学スポーツ科学学術院・教授。日本精神神経学会精神科専門医、日本睡眠学会総合専門医、日本スポーツ協会公認スポーツドクターなど。専門は睡眠医学、精神医学、身体運動とメンタルヘルス、アスリートのメンタルケア。著書に『自分の「異常性」に気づかない人たち』（草思社）、『休む技術』（大和書房）ほか多数。

眠っている間に体の中で
何が起こっているのか

2024年2月7日　第1刷発行
2024年4月5日　第3刷発行

著　者　西多昌規
装幀者　五十嵐徹（芦澤泰偉事務所）
発行者　碇　高明
発行所　株式会社草思社
〒160-0022　東京都新宿区新宿1-10-1
電話　営業 03(4580)7676　編集 03(4580)7680

本文組版　有限会社マーリンクレイン
印刷所　中央精版印刷株式会社
製本所　中央精版印刷株式会社

ISBN978-4-7942-2690-7　Printed in Japan　検印省略

造本には十分注意しておりますが、万一、乱丁、落丁、印刷不良などがございましたら、ご面倒ですが、小社営業部宛にお送りください。送料小社負担にてお取替えさせていただきます。